GESUND
VITAL
ERFOLGREICH

Mein neues Leben!

1. Auflage

© egoth Verlag GmbH
Untere Weißgerberstr. 63/12
1030 Wien
Österreich

ISBN: 978-3-903183-00-1

ISBN E-Book: 978-3-903183-51-3

Autorinnen und Autoren: Prof. Dr. Norbert Bachl, Marianne Mittendorfer,

Dr. Peter Renner, Dr. Angelika Sprüth, Dr. Marcus Täuber, Prof. Dr. Oliver Tobolski

Redaktionelle Bearbeitung: Egon Theiner

Lektorat: Lisa Krenmayr

Coverbild: Shutterstock.com
Bilder: Fotolia (S. 160, 162, 163, 172), Pixabay.com (S. 14-15, 25, 33, 38-39, 45, 50-51, 126-127, 160, 161, 162, 163, 171, 174, 176, 180, 186, 203, 225), Wikimedia / Tiago Bahi (S.164), Privatarchive
Alle anderen Bilder mit Lizenz von Shutterstock.com

Karikaturen: Alina Salzmann

Grafische Gestaltung und Satz: Clemens Toscani/Studio.Toscani.at

Printed in the EU

Gesamtherstellung: egoth Verlag GmbH

Aus Gründen der Lesbarkeit wurde im Buch auf eine Unterscheidung der weiblichen und männlichen Schreibweise verzichtet. Dies soll keinesfalls eine Geschlechterdiskriminierung oder eine Verletzung des Geschlechtergrundsatzes zum Ausdruck bringen.

Aktuelle medizinische
Erkenntnisse!

GESUND
VITAL
ERFOLGREICH

Mein neues Leben!

Inklusive Megatrend
DETOX

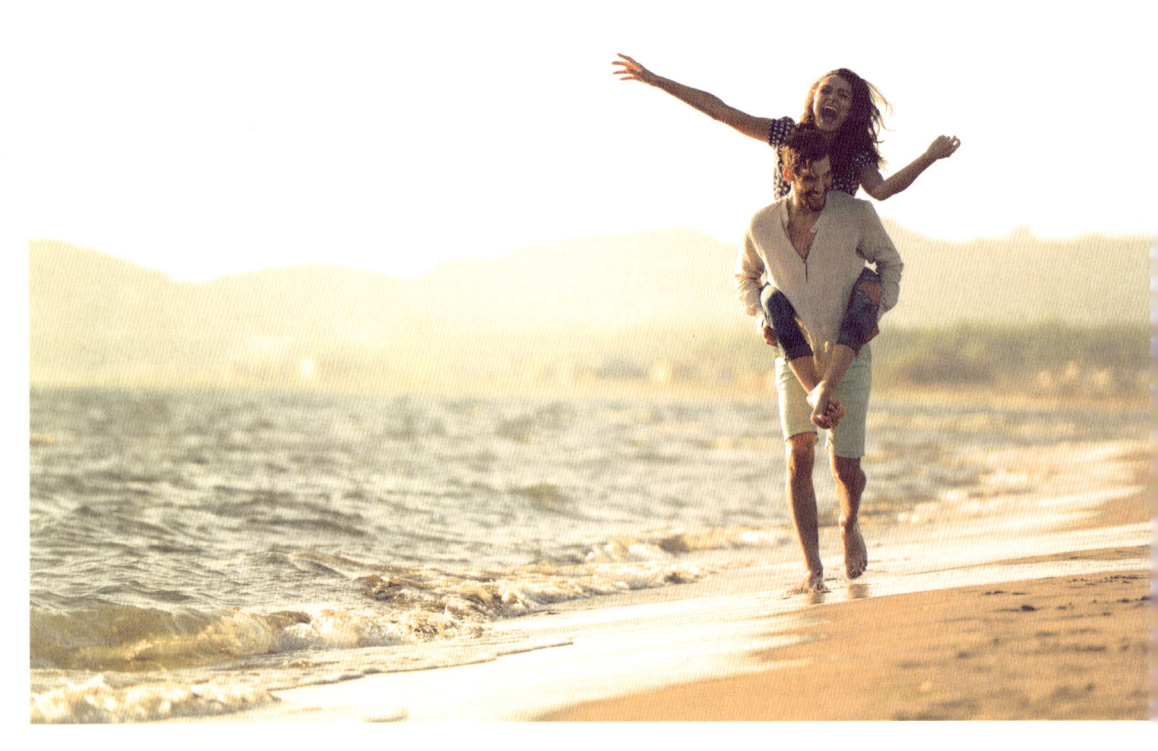

INHALTSVERZEICHNIS

EINFÜHRUNG

„Alles gut?" Die übliche Frage zur Begrüßung, die jedermann für gewöhnlich mit „ja" beantwortet. Aber ist bei uns wirklich alles gut – und was wäre, wenn wir mal mit „nein" antworten würden? Schlimmer geht natürlich immer – zumal wir uns oft selbst als Meister im „Jammern auf hohem Niveau" bezeichnen. Vielleicht sollten wir aber auch mal hinterfragen, woher dieses schlechte Bauchgefühl und dieses ständige Wehklagen eigentlich kommen. Natürlich steht die Menschheit insgesamt vor vielen großen Problemen. Da gibt es den Klimawandel, Kriege, Flüchtlinge, Armut und Hunger. Die Herausforderung, die sich aber ganz unmittelbar auf unser persönliches Wohlbefinden auswirkt, ist nicht auf anderen Kontinenten oder in der großen Politik zu finden – sie ist uns viel näher und eigentlich ganz banal: Wir leben schlecht und mit immer mehr unsere Gesundheit und Leistungsfähigkeit bedrohenden Schadstoffen in Umwelt und Nahrung.

Soweit die „bad news". Die positive Nachricht indes ist, dass wir selbst in einer feindlichen Umgebung einen großen Beitrag leisten können zu einem gesünderen, vitaleren und erfolgreichen Leben, und zwar
- durch gesündere Ernährung,
- durch die richtige Work-Life-Balance,
- regelmäßige körperliche Aktivität
- und durch Detox bzw. Entgiftung als immer wichtiger werdende Entlastung und auch innere Reinigung des Körpers, die von Menschen bereits seit Jahrtausenden praktiziert wird. Es ist diese eine immer wichtiger werdende Unterstützung der körpereigenen Entgiftungstätigkeit, die dafür sorgt, dass sich der Körper von den energieraubenden und krankmachenden Schadstoffen und Schwermetallen, die sich darin immer öfter ansammeln, befreien kann. Dadurch werden die in der heutigen Zeit ständig auf Hochtouren laufenden Entgiftungsorgane Leber und Nieren entlastet. Weiters werden die Darmfunktionen wieder verbessert. Da sich in Ihrem Darm 80 Prozent Ihrer Immunabwehrzellen befinden, ist Ihr Organ als „das Zentrum Ihres Immunsystems" besonders wichtig für eine erfolgreiche Immunabwehr und damit für Ihre Gesundheit. Durch Detox kann daher nicht nur eine deutliche Stärkung Ihrer Abwehrkräfte, sondern auch gleichzeitig eine erhöhte Leistungskraft für Beruf und Alltag erzielt werden.

Ein Leben lang auf dem Prüfstand

Unsere Vorfahren hatten sicherlich ein schweres Leben, bestehend aus harter körperlicher Arbeit und kaum Freizeit, um sich zu entfalten. Wir hingegen leben mit Entscheidungs- und Bewegungsfreiheit in einer Welt, in der einerseits alles reglementiert ist und in der andererseits auch unsere Individualität geschätzt wird. Doch trotz der größeren Sicherheit und der zahlreichen Annehmlichkeiten ist es nicht einfacher geworden. Es ist schwer, alle Ansprüche und Erwartungen an das Leben unter einen Hut zu bekommen, seine Träume zu verwirklichen, dabei aber auch die „Brötchen" zu verdienen. Immer jung, präsent, charismatisch, einzigartig und doch angepasst, motiviert und belastbar, flexibel und jederzeit erreichbar sein – das sind oft die Mindestvoraussetzungen bei Stellenausschreibungen.

Der Mitarbeiter bzw. die Mitarbeiterin muss seine/ihre gesamte Energie in die Arbeit

Wo bleibt die Work-Life-Balance?!

stecken, sich gleichzeitig aber um einen Ausgleich in der kaum vorhandenen Freizeit bemühen, damit die Karriere nicht in einem Burnout endet. Noch nie in unserer Geschichte wurde der einzelne Mensch so intensiv beobachtet und seine Leistung ständig bewertet und verglichen, wie es in unserer Leistungsgesellschaft der Fall ist.

Gesundheit – die Basis für ein gelungenes Leben

In einem gesunden Körper wohnt auch ein gesunder Geist und nur mit diesem Rüstzeug ausgestattet können wir ein gelungenes Leben führen, denn unsere Welt ist komplex und unser Leben ganz schön kompliziert. Das verursacht Stress, der wiederum für viele körperliche und psychische Erkrankungen mitverantwortlich ist.

Jeder Mensch möchte natürlich gesund sein, denn ohne körperliche, geistige und psychische Stabilität ist kein glückliches Leben vorstellbar. Das Problem liegt jedoch nicht darin, dass wir die Gesundheit nicht wertschätzen, sondern vielmehr darin, dass wir uns die Frage stellen müssen, was Gesundheit eigentlich ist und für uns bedeutet, und ob man in der heutigen Zeit überhaupt noch gesund leben kann.

Doch was ist „Gesundheit" eigentlich?

Die Definition der Weltgesundheitsorganisation WHO lautet: „Gesundheit ist ein Zustand des vollständigen körperlichen, geistigen und sozialen Wohlergehens und nicht nur das Fehlen von Krankheit oder Gebrechen." („Health is a state of complete physical, mental and social well-being and not merely the absence of disease or infirmity.") Dem Philosophen Friedrich Nietzsche wird folgende Definition zugeschrieben: „Gesundheit ist dasjenige Maß an Krankheit, das es mir noch erlaubt, meinen wesentlichen Beschäftigungen nachzugehen." Nach dem Soziologen Talcott Parsons ist Gesundheit eine funktionale Voraussetzung von Gesellschaft: „Gesundheit ist ein Zustand optimaler Leistungsfähigkeit eines Individuums, für die wirksame Erfüllung der Rollen und Aufgaben für die es sozialisiert worden ist."

In den Gesundheitswissenschaften besitzt Gesundheit eine körperliche, psychische, soziale und ökologische Dimension und kann deshalb nicht alleine durch naturwissenschaftliche und medizinische, sondern muss zusätzlich auch durch psychologische, soziologische, ökonomische und ökologische Analysen erforscht werden. Von gewissen Gesundheitswissenschaftlern wird Gesundheit in Anlehnung an die Definition der WHO verstanden als „Zustand des objektiven und subjektiven Befindens einer Person, der gegeben ist, wenn diese Person sich in den physischen, psychischen und sozialen Bereichen ihrer Entwicklung im Einklang mit den eigenen Möglichkeiten und Zielvorstellungen und den jeweils gegebenen äußeren Lebensbedingungen befindet."

Gesundheit ist also ein in kultureller und historischer Hinsicht vielschichtiger Begriff. Je nach wissenschaftlicher Disziplin wird er unterschiedlich verstanden, und auch der subjektive Gesundheitsbegriff jedes Einzelnen variiert stark, z. B. abhängig von Alter, Geschlecht, Bildung und kulturellem Hintergrund. Einem naturwissenschaftlich verstandenen engen Begriff von Gesundheit nach dem bio-medizinischen Modell steht in der heutigen Zeit ein ganzheitlicher Begriff von Gesundheit gegenüber. Gesundheit kann auch als Gegenbegriff zu Krankheit gefasst werden, und beschreibt dann den wünschenswerten „Normal"-Zustand als Abwesenheit von Krankheit. Gesundheit kann auch auf ein Kollektiv, z. B. die Bevölkerung, bezogen werden und beschreibt dann das Ausmaß einer geringen Krankheitslast in einer Population.

Gesundheit droht allerdings unbezahlbar zu werden. Die WHO hat allein für Deutschland die Ausgaben, die durch Inaktivität entstehen, mit jährlich 14,5 Milliarden Euro beziffert. Die Gesundheitskosten steigen rasant und bedeuten für unsere alternde Gesellschaft eine große Herausforderung – denn Tatsache ist: Unsere Gesellschaft ist, generell betrachtet, nicht gesund.

Es sind vier Gefahren die unsere Gesundheit bedrohen:
- Bewegungsmangel
- Fehlernährung und Übergewicht
- Umwelt- und Nahrungsmittel-Gifte
- das „Hamsterrad" der beruflichen Anforderungen

Dass Gifte in Umwelt und Nahrung rasant zunehmen und der E-Smog wie Handy- und Internet-Strahlung uns zusetzen, können wir mittlerweile nicht mehr leugnen. Tatsächlich sieht man aber, dass viele von uns die krankmachenden und leistungsschwächenden Bedrohungen um uns herum nur noch zur Kenntnis nehmen, ohne zu begreifen, welche Konsequenzen sie für uns alle haben und ohne nach einer Lösung zu suchen.

Die Entgiftung (Detox) als innere Reinigung und wichtige Entlastung des Körpers wird immer mehr von Ärzten empfohlen; sie hilft vor allem präventiv, aber auch begleitend zu laufenden Therapien. Selbstverständlich gibt es verschiedene Detox-Arten, weswegen unbedingt Wert darauf gelegt werden muss, welche Produkte man zu sich nimmt: unbedingt nur jene, die medizinisch geprüft wurden, die wissenschaftlich getestet und zugelassen sind, die höchste Qualität aufweisen und keine Nebeneffekte mit sich bringen, und natürlich mit der Kraft von 100 Prozent Natur wirken! Sparen am falschen Ort – bei Ihrer eigenen Gesundheit – ist nicht nur falsch, sondern fahrlässig.

Dieses Buch soll aufzeigen, welchen Gefahren wir heute ausgesetzt sind und Anregungen geben, wie wir mit einfachen Sofort-Maßnahmen unserer Gesundheit, die schließlich unser wertvollstes Gut ist und ohne welche „nichts geht", auf die Sprünge helfen. Und wie wir wieder neue Kraft und Energie für Beruf und Alltag gewinnen, um die steigenden Anforderungen gesund und erfolgreich bewältigen zu können. Kurz, wie wir das „GeschenkLeben" gestalten und genießen sollten.

DIE AUTORINNEN UND AUTOREN

Prof. Dr. Norbert Bachl

ist seit 1991 Univ.-Prof. für Sport- und Leistungsphysiologie am Zentrum für Sportwissenschaften der Universität Wien und ist nicht nur in Österreich eine führende Kompetenz der Sportmedizin. Bachl war von 1997 bis 2009 Präsident der Europäischen Gesellschaft für Sportmedizin (EFSMA), seit 1998 Mitglied und Vizepräsident der International Federation of Sports Medicine (FIMS) und innerhalb dieser Organisation seit 2014 Generalsekretär sowie Mitglied der medizinischen Kommissionen des IOC, EOC und ÖOC. „Bewegungschancen suchen, Bewegungschancen vermehren, Sport in der Freizeit betreiben – und genießen können, was man tut", lautet sein Motto für ein gesundes Leben.

Marianne Mittendorfer

ist ausgebildete Diätistin. Sie beschäftigt sich seit 30 Jahren mit den neuen Entwicklungen auf dem Gebiet der Ernährung und den diversen Ernährungstrends. Dabei befasste sie sich auch intensiv mit der chinesischen und ayurvedischen Ernährungslehre. Aktuell setzt sich die gebürtige Salzburgerin aus Straßwalchen mit den Hintergründen des Ernährungsverhaltens verschiedener Generationen auseinander. „Da wir an unserem eigenen Körper erfahren, dass wir in einer schnelllebigen Welt zu Hause sind, ist es mir wichtig zu hinterfragen und zu vermitteln, was uns gut tut", sagt Mittendorfer.

Dr. Peter Renner

„Die Störfaktoren in der Umwelt haben stark zugenommen und wir sind täglich mit diversen Schad- und Giftstoffen konfrontiert. Da muss man sich die Frage stellen, wie wir unseren Organismus schützen können, um trotz der vielen Belastungen fit zu bleiben", sagt Dr. med. Peter Renner. Er studierte Physik, Chemie und Humanmedizin, bildete sich zum HNO-Facharzt weiter, ließ sich 2001 in eigener Praxis in Bergheim nieder und ist seit 2007 gemeinsam mit Frau Dr. Sprüth in der HNO-Gemeinschaftspraxis Dr. Sprüth + Dr. Renner in Köln tätig. „In Ergänzung zur Schulmedizin ist der naturheilkundliche Ansatz gut geeignet, die eigentlichen Störfaktoren zu erkennen und somit eine kausale Behandlung zu ermöglichen", sagt Dr. Renner, der zahlreiche

Kurse und Weiterbildungen in Naturheilkunde, Homöopathie, Akupunktur und Osteopathie besuchte und besucht.

Dr. Angelika Sprüth

studierte Humanmedizin, absolvierte eine chirurgische Ausbildung in Köln und eine HNO-Facharztausbildung in Bonn. Zudem bildete sich Dr. Sprüth in Akupunktur, Allergologie und plastischer Operation in Duisburg weiter. Nach Gründung einer eigenen Praxis legte die Medizinerin Wert auf Fortbildungen in Naturheilverfahren und orthomolekularer Medizin. „Weil die Schulmedizin in meinem Fachbereich zu operationslastig ist und viele Probleme gar nicht lösen kann, lege ich Wert auf alternative Medizin", sagt Dr. Sprüth. „Alternative Therapien bieten oft eine gute Möglichkeit, um eine Heilung herbeizuführen."

Dr. Marcus Täuber

ist promovierter Neurobiologe, Lehrbeauftragter der Donau Universität Krems und diplomierter Mentaltrainer. Der Leiter des Instituts für mentale Erfolgsstrategien bringt die neuesten Erkenntnisse der Hirnforschung in die Praxis. Durch seine Mentaltipps in den Medien und sein gemeinsam mit der Bestsellerautorin Mag. Pamela Obermaier verfasstes Buch „Gewinner grübeln nicht – Richtiges Denken als Schlüssel zum Erfolg" ist der gebürtige Wiener einer breiteren Öffentlichkeit bekannt. Er ist gefragter Trainer für mentale Stärke in den Bereichen Business, Gesundheit und Persönlichkeit. Von ihm stammt der Beitrag „Work-Life-Balance" (Seite 210 – 226).

Prof. Dr. Oliver Tobolski

praktiziert seit 2001 in Köln mit dem Schwerpunkt Sportorthopädie und Sporttraumatologie. 2010 gründete er SPORTHOMEDIC – eine Praxisklinik spezialisiert auf Gelenkerkrankungen vornehmlich des Knie-, Sprung- und Schultergelenkes; weitere Behandlungsschwerpunkte sind die Fuß- und Handchirurgie. Seine Fachvorträge behandeln sportmedizinische Fragestellungen, wobei seine umfangreiche Expertise aus der Behandlung von Spitzensportlern einfließt. Sportverletzungen, Überlastungssyndrome, Bewegungsmangel: was Normalsportler vom Leistungssport lernen können – genau dies vermittelt Dr. Tobolski. „Mein Leitgedanke ist: Menschen von der Immobilität in die Mobilität zurückzubringen."

TEIL

Wohin Sie auch blicken: Gefahren, Gefahren, Gefahren!

»Ein Viertel aller Krankheiten und Todesfälle in der Europäischen Region sind auf Umweltschad- und Giftstoffe zurückzuführen!«

Quelle: WHO-Studie

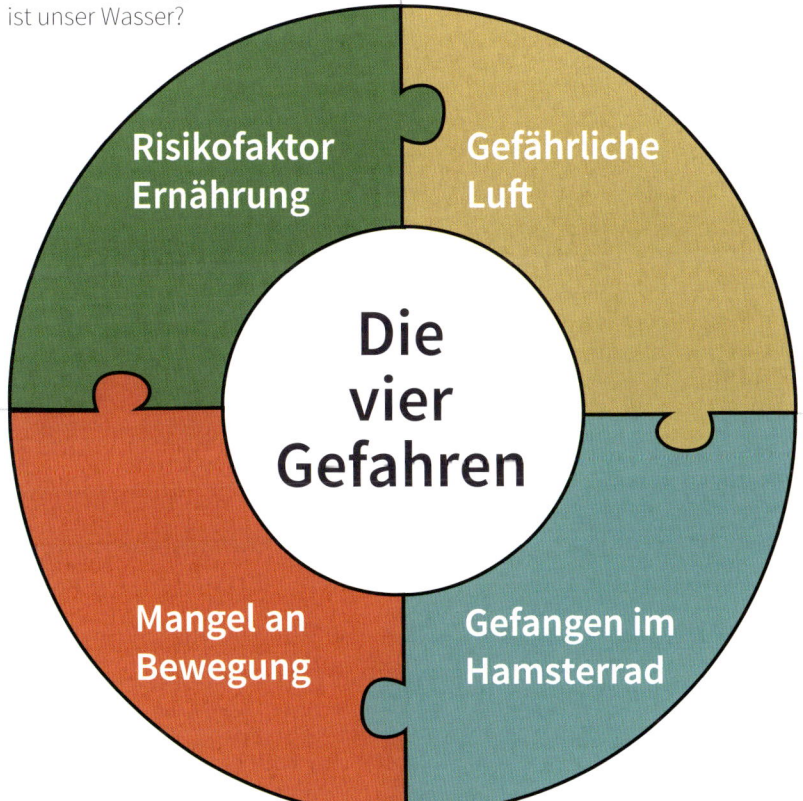

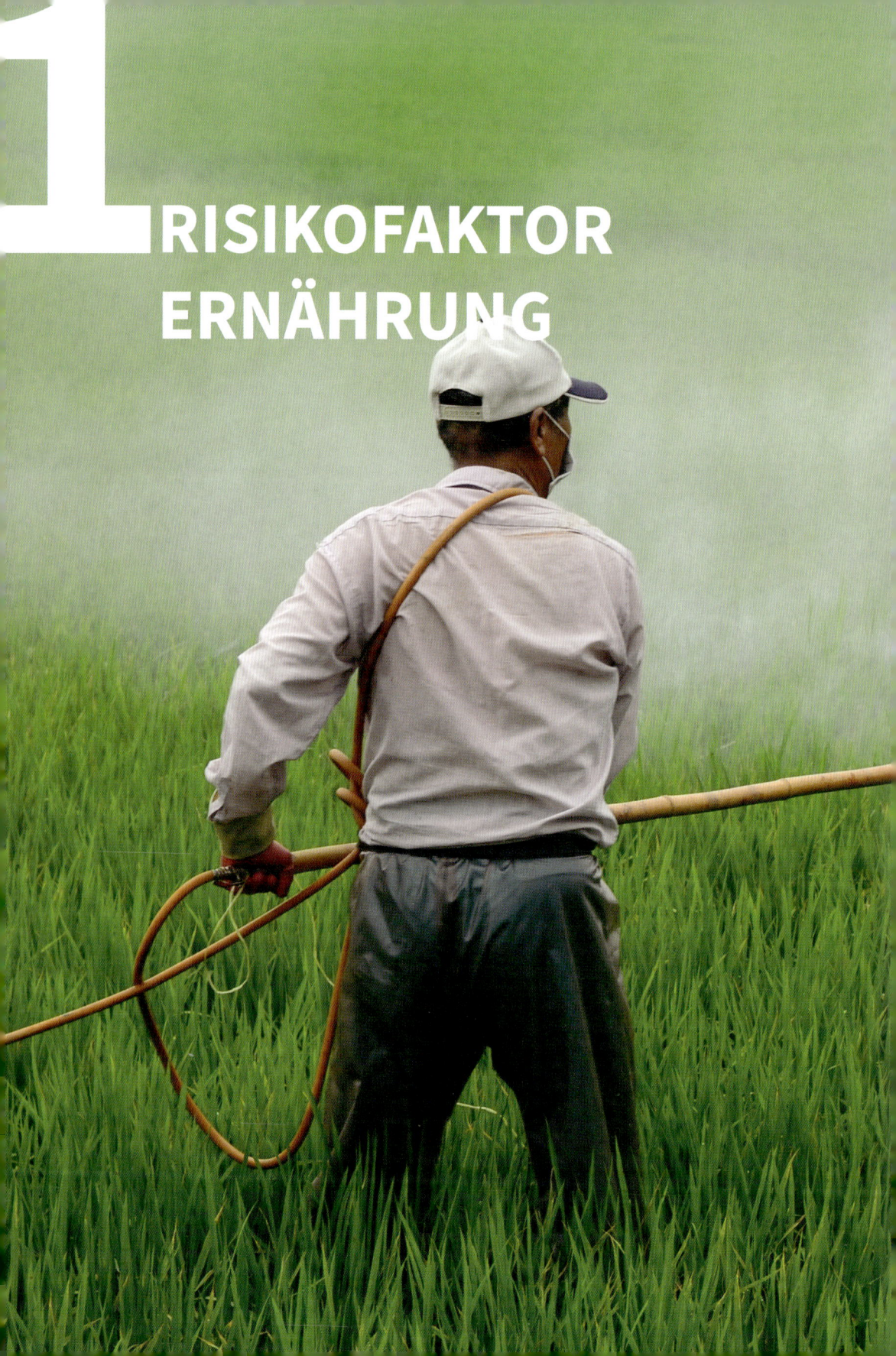

1

RISIKOFAKTOR
ERNÄHRUNG

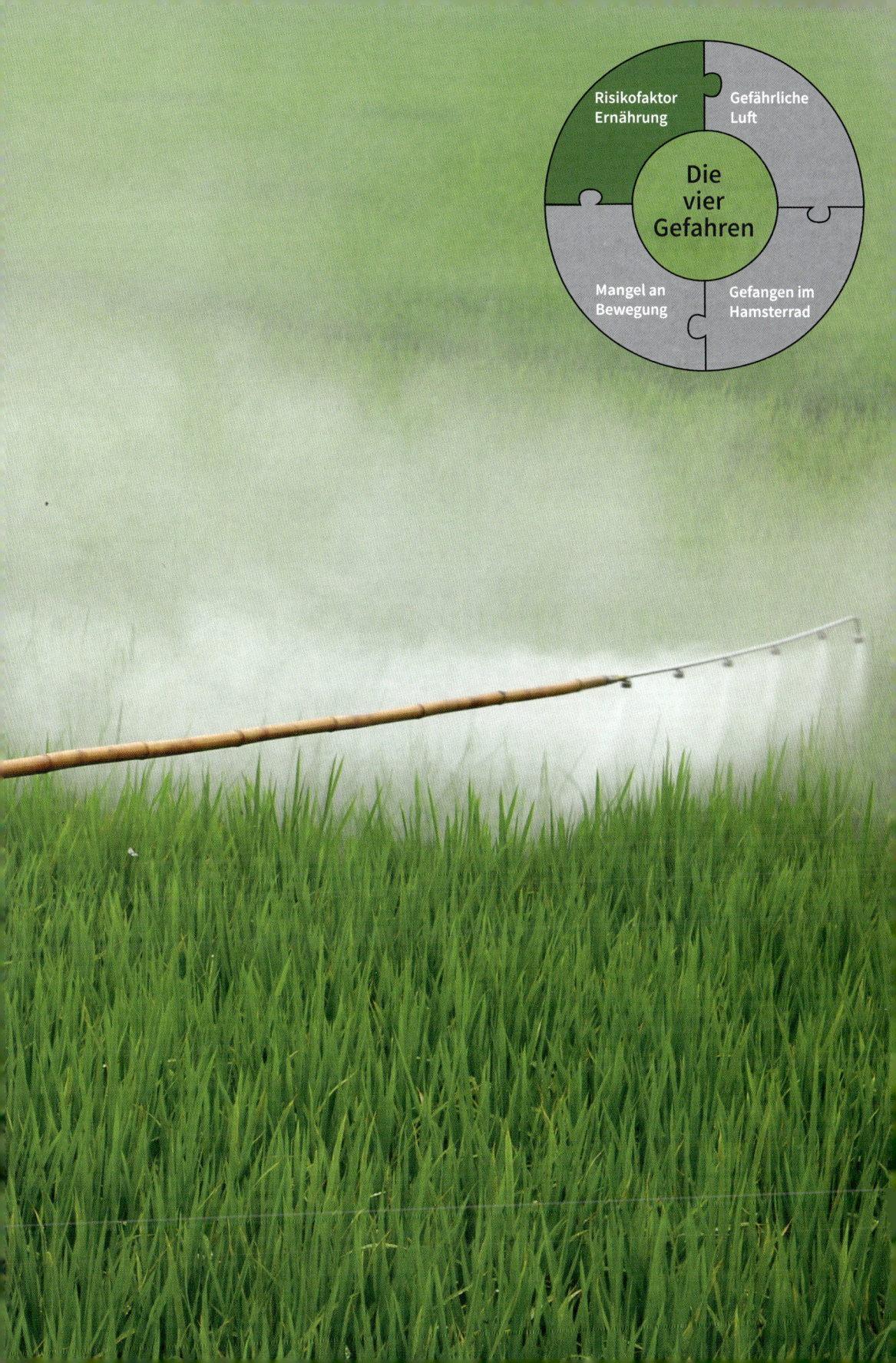

Die
vier
Gefahren

Risikofaktor
Ernährung

Gefährliche
Luft

Mangel an
Bewegung

Gefangen im
Hamsterrad

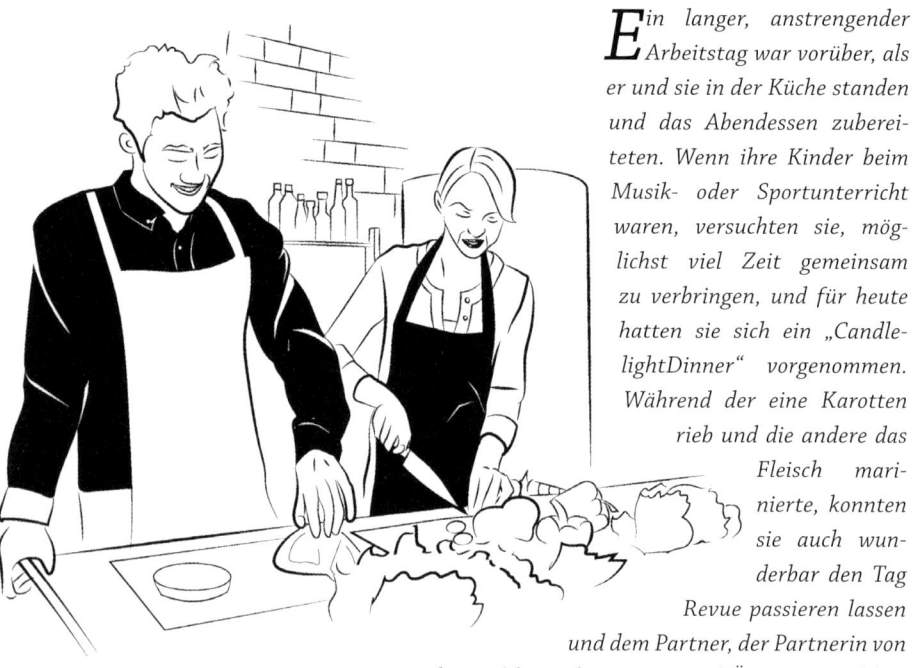

Ein langer, anstrengender Arbeitstag war vorüber, als er und sie in der Küche standen und das Abendessen zubereiteten. Wenn ihre Kinder beim Musik- oder Sportunterricht waren, versuchten sie, möglichst viel Zeit gemeinsam zu verbringen, und für heute hatten sie sich ein „CandlelightDinner" vorgenommen. Während der eine Karotten rieb und die andere das Fleisch marinierte, konnten sie auch wunderbar den Tag Revue passieren lassen und dem Partner, der Partnerin von den Erfolgen, den Sorgen und Ängsten erzählen. Derweil kochte das Wasser und der Topf schien nur darauf zu warten, mit Nudeln gefüllt zu werden.

„Bei uns in der Firma sind immer mehr Personen kränklich", meinte sie. „Das wird wohl an der kalten Jahreszeit liegen und daran, dass man einfach nicht mehr gut genug auf sich selbst schaut. Wenn ich sehe, was andere zu Mittag verspeisen oder auf die Schnelle zum Würstelstand oder in ein Fast-Food-Restaurant laufen – das kann doch nicht gesund sein."

„Uns wird es sicher guttun, dass wir auch auf unsere Kinder schauen und wir uns alle dementsprechend ernähren, mit viel Obst und Gemüse", erwiderte er.

Sie lachte. „Na ja, denke nur nicht, dass unser Nachwuchs, wenn der allein unterwegs ist, die Richtlinien gesunder Ernährung befolgt. Der wird auch heute Abend mit anderen Halbwüchsigen wieder irgendeinen Schrott verzehren und, einmal daheim angekommen, keinen Appetit mehr haben. Da müssen wir fast schon froh sein, dass sich unser Bub und unser Mädel noch die Zähne putzen, damit die ganzen Süßigkeiten nicht nur an den Hüften, sondern auch an den Zähnen keine gröberen Schäden anrichten."

„Dabei achten wir ja sehr auf unsere Ernährung", sagte er nachdenklich. „Vielleicht sind wir altmodisch … Wenn ich sehe, dass die Regale mit den Fertigprodukten in den Supermärkten immer länger und länger werden, denke ich mir ab und zu, dass Kochen eigentlich aus der Mode kommen müsste. Einfach das Zeug in die Mikrowelle geben, fünf Minuten warten und essen."

„Aber schmeckt dir das denn?", fragte sie mit einem ungläubigen Blick.

Er zuckte mit den Achseln. „Eh nicht. Und ich kann mir auch vorstellen, dass diese Nahrung nicht allzu gesund ist. Aber …"

„Nahrung. Dass ich nicht lache. Das ist keine Nahrung. Das ist maximal Energie mit Geschmacksverstärkern."

Candlelight Dinner, Fast Food, Kalorien

„Wenn wir bedenken, dass die Fertigprodukte billiger, dass Kochkünste nicht mehr gefragt und dass es nur ein paar Minuten bis zur fertigen Mahlzeit sind, dann häufen sich doch ein paar Vorteile an", versuchte er einen erneuten, halbherzigen Anlauf. Er öffnete nochmals den Mund, um anzufügen, dass dann auch mehr Zeit bliebe für die eine oder andere Zusatzarbeit, doch dann ließ er es doch lieber bleiben.

Die Stimmung schien zu kippen. „Du kannst ja morgen gerne was anderes essen, am besten auch gleich auf dem Heimweg. Aber wundere dich nicht, wenn du dann auch an Infekten erkrankst, leistungsschwächer wirst und dich noch mehr dem Burnout näherst. Du vernachlässigst deine eigenen Bedürfnisse ohnehin schon über Gebühr."

„Nun sei nicht gleich beleidigt. Ich schätze es sehr, dass wir zu Hause kochen und essen, dass wir großen Wert auf die Zutaten unserer Ernährung legen und dass wir wirklich gesund leben. Das andere ginge halt einfacher, schneller und billiger."

„Und was ist dir lieber? Gesund und lange leben oder ungesund zugrunde gehen?"

Damit war die Diskussion beendet. Bei Tisch prosteten sie sich mit einem Glas Rotwein zu, aßen einen kleinen Teller Spaghetti Carbonara als Vorspeise, Lungenbraten mit gebratenen Kartoffeln und gemischtem Salat als Haupt-

gang und zum Nachtisch holte sie Tiramisu aus dem Kühlschrank. „Nicht selber gemacht", gab sie mit einem Grinsen zu. „Das kommt aus deinem Tiefkühlfach im Supermarkt."

Das CandlelightDinner verlief dann doch harmonisch – und ganz im Zeichen der Kalorien. Und auch die vielen künstlichen Geschmacksverstärker und Haltbarkeits-Chemikalien, gegen die der Körper bzw. das Immunsystem permanent anzukämpfen hat, gingen (wie immer) unter.

***

Klar ist jedenfalls: Ohne zu essen und zu trinken kann kein Mensch überleben. Wir brauchen die Energie aus der Nahrung nicht nur für unser tägliches Tun, sie liefert uns auch den Treibstoff für zahlreiche Vorgänge in unserem Körper. Jede Zelle besteht aus Substanzen, die wir aufgenommen, zersetzt und weiterverwertet haben. Unser Körper ist sozusagen eine riesige Recycling-Fabrik, die sich selbst instand hält und daher Material braucht, mit dem sie arbeiten kann.

Dabei ist es wichtig, dass die benötigten Stoffe grob in einem richtigen Verhältnis aufgenommen werden, denn viele davon kann der Körper nicht für schlechtere Zeiten speichern. Wenn sich das Verhältnis der Nährstoffe zu stark in eine Richtung verschiebt, kann es zu Mangelzuständen und in weiterer Folge zu Krankheiten kommen. Die häufigste Mangelerkrankung weltweit ist der Eisenmangel, der auch in Deutschland vorkommt. Diesem könnte man ganz einfach vorbeugen oder ihn ausgleichen, indem man Hülsenfrüchte, Hafer, Spinat, Hirse und Fenchel auf den Speiseplan setzt. Natürlich sind auch tierische Produkte gute Eisenlieferanten.

Ein Mangel an Kalium, Calcium, Zink, Jod, Magnesium, Folsäure, Vitamin B12, Vitamin D und Vitamin E kommt auch in Deutschland häufiger vor. Muskelschwäche, Störungen im Fettstoffwechsel und Wasserhaushalt, Nervenerkrankungen, Osteoporose, Haarausfall, Verdauungsstörungen, allzu vielfältig sind die möglichen Erkrankungen durch Mangelzustände in unserem Körper.
Das heißt also: wenn wir gesund sein wollen, müssen wir nicht nur „das Richtige" essen, sondern auch in einem guten Verhältnis. „Das

Richtige" bedeutet in diesem Zusammenhang, dass wir eine Kombination aus Lebensmitteln essen müssen, die uns alle benötigten Haupt- und Begleitnährstoffe liefert. Das hört sich schon mal kompliziert an. Muss ich jetzt wirklich Ernährungswissenschaften studieren, um mich gesund ernähren zu können? Natürlich ist es nicht verkehrt, etwas über gesunde Ernährung zu wissen, aber um gesund zu sein, muss kein Mensch gleich zu ernährungswissenschaftlichen oder medizinischen Fachbüchern greifen. Die Grundregel lautet, dass wir gut essen, wenn wir abwechslungsreich essen. Dabei sollten die Lebensmittel möglichst unverarbeitet und nicht mit zu vielen Zusatzstoffen versetzt sein. Wenn sich die Zutatenliste so liest, wie ein Chemiebaukasten, dann sollte man dreimal überlegen, ob sich nicht eine gesündere Alternative finden lässt.

Doch können wir mit unserer Nahrung dem Körper das zuführen, was er benötigt? Und was ist eigentlich gesundes Essen?

Unsere Lebensmittel sorgen regelmäßig für Schlagzeilen – für Negativ-Schlagzeilen allerdings! Mit aussagekräftigen Titeln, wie „Glykol-Wein", „Gammelfleisch-Skandal" oder „Pferdefleisch-Lasagne", halten sie sich auch im Laufe der Jahre und Jahrzehnte in Erinnerung. Wenn man nun denkt, dass dies Ausnahmen sind, die die Regel bestätigen und unsere Nahrungsmittel prinzipiell gesund und rein sind, dann ist dies leider nicht richtig. Die Skandale, die an die Oberfläche poppen, sind nichts anderes als die Spitze des Eisbergs. Sie wissen oder ahnen es auch: Wir ernähren uns nicht gesund. Wir essen Lebensmittel, die stark industriell verarbeitet und mit fragwürdigen Zusatzstoffen versehen worden sind. Unsere Sinnesorgane, die uns vor Giftstoffen waren, weil von ihnen beißende Schärfe oder faulige Gerüche ausgehen, sind bei modernen, wohlriechenden chemischen Substanzen überfordert. Wussten Sie, dass die Nahrungsmittelindustrie über 3000 chemische Zusätze verwendet und die Nahrungsmittelverarbeitung mehr als 10.000 chemische Lösungsmittel, Weichmacher und Konservierungsmittel einsetzt, um die Ware zu „stylen"?

Die meisten dieser chemischen Zusätze waren vor einigen Jahrzehnten noch nicht vorhanden. Immer mehr Gesundheitsexperten sehen auch hierin eine Verbindung zu verschiedenen Krebs- und Autoimmunerkrankungen bzw. Allergien, denn der menschliche Körper muss

– neben den immer größer werdenden beruflichen Anforderungen – täglich dagegen ankämpfen. Und da diese Chemie-Keulen in unserem Magen- und Darmbereich landen, wo sich auch 80 Prozent (!) unserer Immunabwehrzellen befinden, wird das Immunsystem permanent geschwächt. Erste Anzeichen sind immer ein schleichender Leistungsabfall sowie eine erhöhte Infektanfälligkeit.

Geschmacks-verstärker und toxische Substanzen

Eigentlich wissen wir ja, was ungesund ist. Aber wissen wir überhaupt noch, was „gesundes Essen" bedeutet? Ist gespritztes Obst und Gemüse gesund? Sind Bio-Eier aus Massentierhaltung gesund? Ist es wirklich gesund, wenn wir im Winter exotische Früchte aus Übersee in rohen Mengen verzehren und dafür nonchalant in Kauf nehmen, dass die Umwelt durch die langen Transportwege nachhaltig durch Abgase, Abrieb, Verpackungen und vieles andere mehr belastet wird? Was viele vergessen und was verschwiegen wird ist, dass auf dem langen Weg mit dem LKW von Südspanien bis in die Regale unserer Supermärkte auch

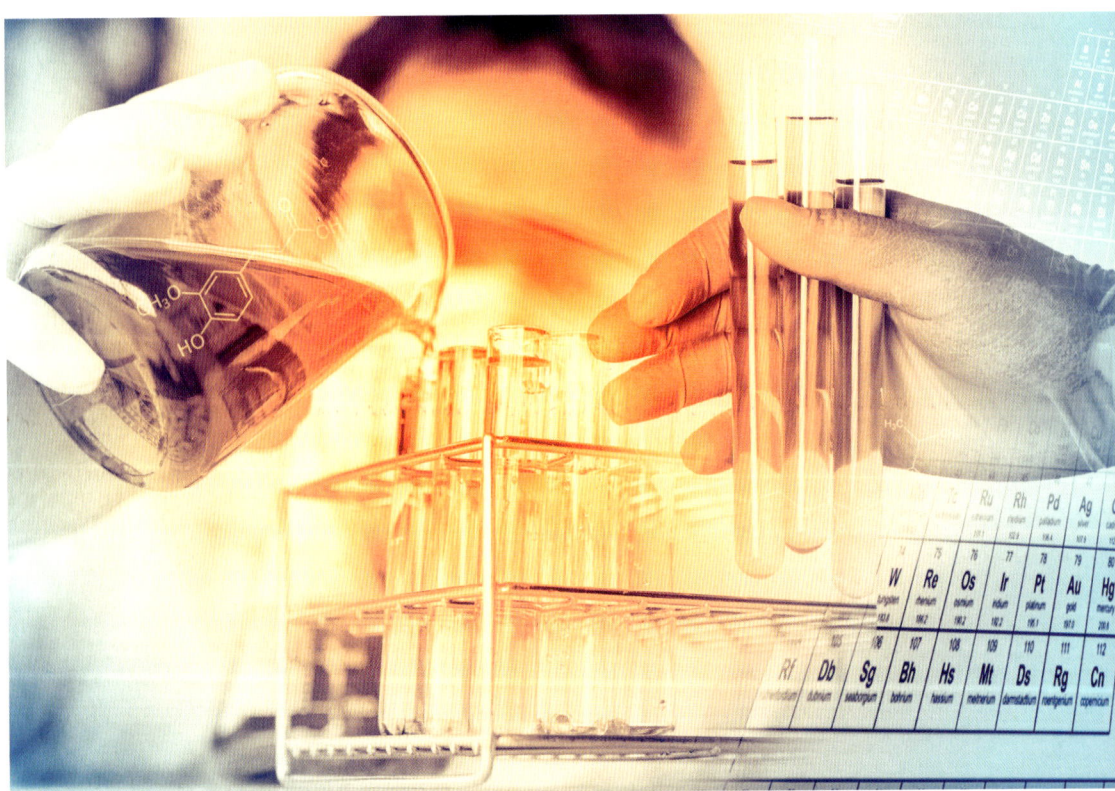

die Erdbeeren und anderen Früchte die ganze Zeit den stinkenden und giftigen Abgasen auf der Autobahn ausgeliefert sind. Denn es ist nicht nur die Umwelt, die wir belasten. Jedes Gift, das wir in die Luft, das Wasser und die Erde gelangen lassen, kommt wie ein Bumerang zu uns zurück: Wir atmen die verschmutzte Luft, wir trinken das verunreinigte Wasser, wir essen Pflanzen, die in einem giftigen Boden „gedeihen" und Tiere, die genauso vergiftet sind wie wir und dazu auch noch mit starken Medikamenten behandelt und unter unwürdigen Umständen gehalten und gemästet werden. In unserem Kühlschrank finden wir Fleisch, Fisch, Geflügel oder Milchprodukte wie Eier, die mit Schwermetallen, Hormonen oder Medikamentenrückständen belastet sind. Gemüse und Obst, mit Leitungswasser bewässert, weisen Chlor, toxische Metalle, Hormone und Antibiotika auf. Guten Appetit!

Doch nicht nur das, was wir zu uns nehmen, ist zweifelhaft, sondern auch die Dosierung. Ausgewogen soll die Ernährung sein, wir sollen nicht nur richtig essen, sondern auch im richtigen Verhältnis. Die Grundregel lautet, abwechslungsreich zu essen, wobei die Lebensmittel möglichst unverarbeitet oder mit möglichst wenigen Zusatzstoffen verunreinigt sein sollen.

Aber wie geht dies am besten? Lesen Sie unsere Ernährungs-Tipps ab Seite 126.

Mit diesen wenigen Richtlinien im Kopf betreten Sie den Supermarkt und stellen fest, dass die Auswahl an geeigneten Produkten eigentlich gar nicht so groß ist. Regale um Regale voll mit Konserven, Fertigprodukten, Backmischungen, glänzend roten und grünen Äpfeln, Fleisch im Regal, das aufgrund von angepasster Beleuchtung frischer aussieht, als es eigentlich sein kann – natürlich oder naturbelassen ist davon eigentlich nichts. Tütensuppen, für den Backvorgang vorbereitete Pizza, raffiniert gemischte Saucen für Nudeln wachsen nicht auf Bäumen. Mag es nicht unseren hehren gesundheitlichen Vorstellungen entsprechen, so ist es allemal praktisch, wenigstens auf einen Teil des lästigen Kochvorgangs zu verzichten und trotzdem ein leckeres Mahl zu genießen. So ändern sich die Einstellung und der Blick auf eine damals wie heute vergleichbare Tätigkeit. Wir schwärmen von den Kochkünsten unserer Großmütter und Mütter, haben heute ungleich mehr elektrische Gerätschaft zur Verfügung, um zu schneiden, schlagen, quirlen, und dennoch bedeutet für viele von uns Kochen nur, ein Fertigpulver anzurühren oder in der Mikrowelle was Essbares zu wärmen.

Die Entscheidung für gesundes Essen fällt uns aber nicht nur deshalb schwer, weil wir alle so wenig Zeit haben und nicht kochen können. Fast unser ganzes Leben lang sind wir umgeben von Werbeaussagen, die uns suggerieren, dass die italienische „Mamma" immer Spaghetti mit Tomatensauce aus der Packung kocht, dass Mütter ihren Kindern auch getrost Bonbons mit zugesetzten Vitaminen geben können, anstatt sie mit echtem Obst zu quälen und dass Schnitten mit Milchcremefüllung eine sportliche Zwischenmahlzeit mit viel gesunder Milch darstellen. Unfassbar: hier werden Kindern und Eltern nur gesunde Vorteile suggeriert, tatsächlich handelt es sich jedoch um Zuckerbomben. Und gleichzeitig steigen die Diabetes-Erkrankungen speziell bei jungen Leuten rapide an. Wir werden von der Werbung mit falschen Vorbildern gefüttert, bis wir glauben, uns nur noch gut zu fühlen, wenn wir um halb zehn vormittags eine Waffelschnitte essen dürfen.

Wir könnten uns aber bessern, wenn wir nur hart genug daran arbeiteten, unsere Gewohnheiten und unser Denken zu ändern. Sind nicht genau dafür die immer wechselnden Diät-Trends da? Aber nicht nur verlieren wir dann einen gesunden Bezug zum Essen, wir ignorieren damit auch eine wichtige Gefahrenquelle. Eine Vielzahl an Problemen, die durch Ernährung hervorgerufen werden, hängt auch mit den Giften darin zusammen. Auch wenn wir es nicht sehen können, unser Essen trägt noch die ganzen Spuren seines Herstellungsprozesses: vom Cadmium-Gehalt des Bodens, in dem es angebaut wurde, über Pflanzenschutz-Cocktails, mit denen es vor Fressfeinden geschützt wurde, bis hin zu den zahlreichen Farb- und Konservierungsstoffen, Emulgatoren, Stabilisatoren und Geschmacksverstärkern. Das sind alles Gifte, Gifte, Gifte – unsichtbar und unsere Gesundheit bedrohend!

Wenn Unwohlsein oder Leistungsschwäche auftritt, wird dies häufig mit Wetterfühligkeit begründet, doch immer öfter sind die Ursachen in versteckten Giften und Schadstoffen zu suchen, gegen die der Körper gerade ankämpfen muss. Und dadurch die Energie für diesen internen Kampf abzieht.

In der Regel fühlen wir uns in unserem Land sicher. Alles ist in Ordnung und bis ins kleinste Detail geregelt. Die Bananen haben alle die gleiche Krümmung und die Äpfel sind alle gleich groß. Natürlich haben die Repräsentanten der Europäischen Union (EU) auch die Grenzwerte für schädliche Stoffe geregelt. So kann man sich darauf verlassen, dass Obst und Gemüse, das wir im Supermarkt kaufen, nicht unbegrenzt mit Pflanzenschutzmitteln belastet sein darf.

Der Grenzwert-Betrug

Was schadet ab wann Ihrer Gesundheit? Auch wenn es Grenzwerte gibt, schützt das Gesetz nicht immer davor, dass diese dennoch überschritten werden. Außerdem werden diese Werte von der EU regelmäßig angepasst, was häufig bedeutet, dass sie, meist auf Druck von Lobbys, erhöht werden, damit weniger Abfall bei der Herstellung produziert wird. So können zum Beispiel auch höher belastete Ernten zu Tierfutter verarbeitet werden; auf diesem Wege kommen die Gifte über den Nahrungskreislauf wieder zu uns zurück! Beim Thema Anpassung der Grenzwerte stellt sich aber noch eine ganz andere Frage: Häufig werden die Grenzwerte angepasst, weil es neue Erkenntnisse zum Gefahrenpotential oder zur Unbedenklichkeit eines Mittels gibt. Sogenannte Langzeitstudien gehen oder gingen über zwei oder drei Jahre – was denken Sie denn: Ist dies eine lange Zeit?

Leider bedeutet dies im Umkehrschluss auch, dass man vorher von falschen Tatsachen ausgegangen ist. Die aktuellen Grenzwerte bleiben also nur so lange aktuell, bis sie aufgrund neuer Erkenntnisse geändert werden müssen. Geraten Substanzen auf die Verbotsliste, wie zum Beispiel das Insektizid Dichlordiphenyltrichlorethan (DDT), dann sind sie immer noch nicht aus unserem Leben und Essen verbannt. Pestizide können sich im Boden anreichern, sodass sie noch nach Jahrzehnten nicht nur dort, sondern auch im Blut der Menschen nachgewiesen werden können. Darüber hinaus gelangt DDT noch immer durch ausländische Importe, zum Beispiel Gewürze, in unsere Küchen.

Für einen Verbraucher ist es unmöglich zu beurteilen, ob Grenzwerte für verschiedene Chemikalien angemessen sind. Wie viel ist wirklich zu viel bei Substanzen, deren Wirkungsweise nicht einmal vollständig bekannt ist?

Was das Thema Gifte und Schadstoffe angeht, ist es nicht immer populär, darüber zu berichten, denn es gibt zu viele Interessenskonflikte und der Imageschaden für die Lebensmittelkonzerne kann enorm sein. Es ist auch vorstellbar, dass kaum eine Behörde Interesse daran hat, bei den Verbrauchern Panik auszulösen, weil vertretbare Alternativen fehlen. Polemisch formuliert ergibt sich der Eindruck, dass es in der Lebensmittelindustrie mitunter ähnlich zugeht wie im Profi-Radrennsport der 1990er und 2000er Jahre: Wer seine Leistung nicht künstlich steigern kann, der braucht nicht anzutreten. Es gilt das 11. Gebot: nur nicht erwischen lassen.

***

Wenn Sie nach einem Restaurantbesuch an einer Lebensmittelvergiftung erkranken, dann werden Sie dieses Gasthaus in Zukunft meiden und vermutlich auch bei Freunden und Bekannten Negativwerbung machen. Sie können aus dieser Situation klare Konsequenzen ziehen und so zu verhindern versuchen, dass diese Situation nochmals eintritt. Wenn Sie aber durch Lebensmittel, die Sie täglich zu sich nehmen, schleichend krank werden, dann können Sie keinen Schuldigen ausmachen. Das Verursacherprinzip greift in diesem Fall nicht und die Schuld verteilt sich auf so viele Instanzen, dass der Versuch einer Schuldzuweisung praktisch sinnlos wäre. Auf diese Weise scheint es unmöglich, sinnvolle Konsequenzen für Ihr Leben zu ziehen. Außerdem ist der Schaden, der dann bereits entstanden ist, oft irreparabel. Zu Recht ist uns das Thema Ernährung wichtig. Es wird in allen Medien ständig thematisiert, es werden Diäten empfohlen oder die Vorzüge einer vegetarischen, veganen oder der Paleo-Ernährungsweise angepriesen.

GIFTE AUF OBST UND GEMÜSE

Wenn es um gesunde Ernährung geht, sind pflanzliche Produkte in aller Munde. Nach wie vor genießen sie ein gutes Image, weil sie (angeblich) reich an Vitalstoffen und gleichzeitig fettarm sind. Selbst wenn wir gar nicht mehr wissen, was überhaupt noch gesund ist – auf Obst und Gemüse kann man sich immer verlassen, oder? Grundsätzlich gelten Obst und Gemüse als gesund, weil sie uns wichtige Nährstoffe, wie Vitamine, Mineralien und sekundäre Pflanzenstoffe, liefern. Allerdings finden sich in ihnen auch viele Stoffe, die wir lieber nicht essen sollten. Zum einen sind noch Rückstände aus der Landwirtschaft vorhanden, weil die großflächig angebauten und anfälligen Monokulturen vor Insekten, Pilzen, Bakterien, Schnecken, Milben, Fadenwürmern und einigem mehr geschützt werden müssen. Zum anderen finden sich darin auch Umweltgifte, die sich in Boden, Luft und Wasser angereichert haben, wie zum Beispiel Aluminium, Cadmium und Arsen. Auch lassen sich auf pflanzlichen Produkten sogar Reste von Antibiotika und resistenten Bakterien nachweisen – ein Problem, das eigentlich von der Fleischproduktion bekannt ist. Im Gemüse stammen diese aber von der Düngung mit Tierdung.

In der Landwirtschaft wird immer mehr gespritzt, das lässt sich anhand der Pestizidrückstände nachweisen. Unter Pestiziden versteht man Substanzen, welche die Pflanzen vor Schädlingen schützen. Meistens werden diese Schädlinge entweder direkt abgetötet oder in Wachstum und Fortpflanzung gehemmt. Leider gibt es bisher keine Obergrenze, wie viele verschiedene Pestizide gleichzeitig eingesetzt werden dürfen, sodass immer häufiger von „Pestizid-Cocktails" die Rede ist.

Unter Herbiziden versteht man Substanzen, die eingesetzt werden, um Unkraut zu reduzieren, da dieses die Ernteerträge stört. Normalerweise könnte Unkraut mit Hilfe von Maschinen oder manuell entfernt werden. Doch dies dauert zu lange und kostet zu viel Geld, sodass man lieber auf wirkungsvolle Chemikalien setzt.

Auch Pilze und ihre Sporen sind in der Landwirtschaft unerwünscht, weil sie den Ertrag schmälern und zum Teil giftig für Mensch und Tier

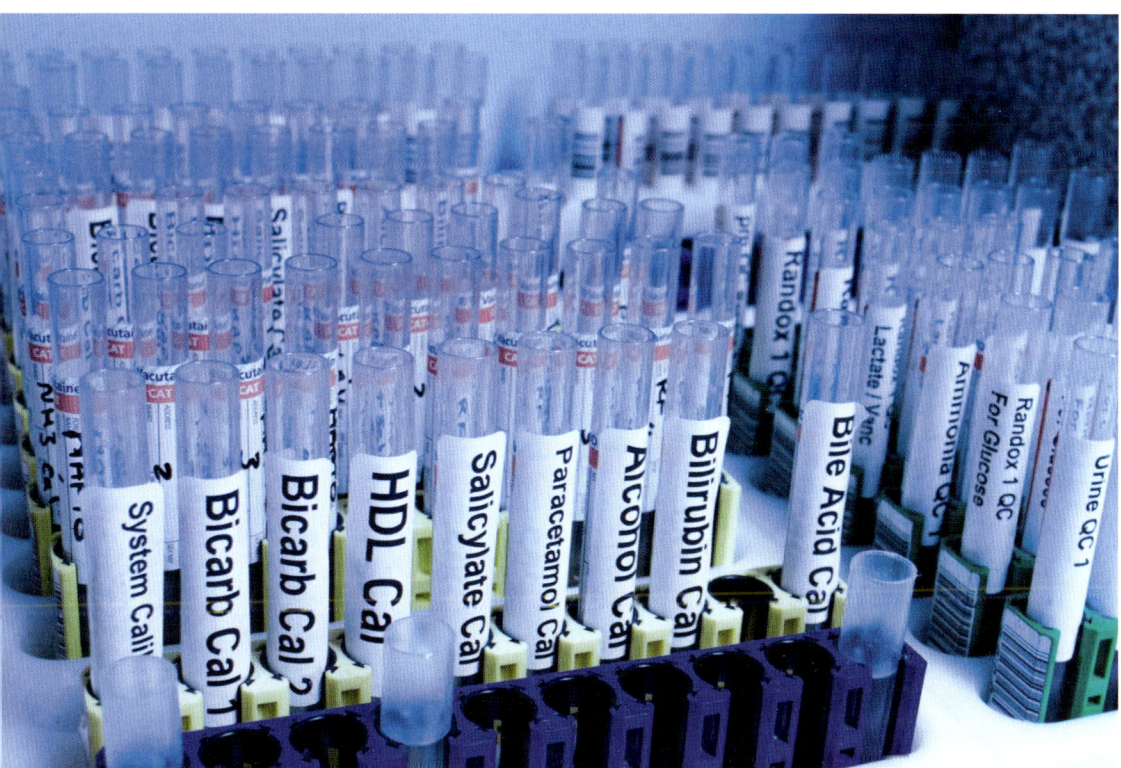

sind. Fungizide töten diese ab und lösen das Problem – zumindest aus landwirtschaftlicher Sicht. Besonders „praktisch" sind Kombipräparate, die einen Wirkstoffmix aller drei genannten Stoffe enthalten, und bei denen man nur mutmaßen kann, wie sie sich auf den menschlichen Körper auswirken. Klar ist nur: Abwaschen lässt sich davon nur wenig.

Pestizide

Es ist nicht nur ein geringer Anteil, sondern fast achtzig Prozent des Obstes – beispielsweise Paprika, Birnen, Tafeltrauben aus der Türkei, Kopfsalat aus Italien, Gurken aus Spanien, aber auch Tafeltrauben und Äpfel aus Deutschland – aus konventionellem Anbau und mehr als 55 % des konventionell erzeugten frischen Gemüses (einschließlich frischer Kräuter), enthalten Pestizide. Klar, werden doch Obstplantagen in unseren Breitengraden während eines Jahres bis zu neunmal bespritzt! Die Obstgenossenschaften schicken, um auf Nummer sicher zu gehen, ihren Bauern Textnachrichten auf die Mobiltelefone, damit einer guten und vor allem schönen Ernte zuliebe zum richtigen Zeitpunkt die richtigen Gifte gesprüht werden.

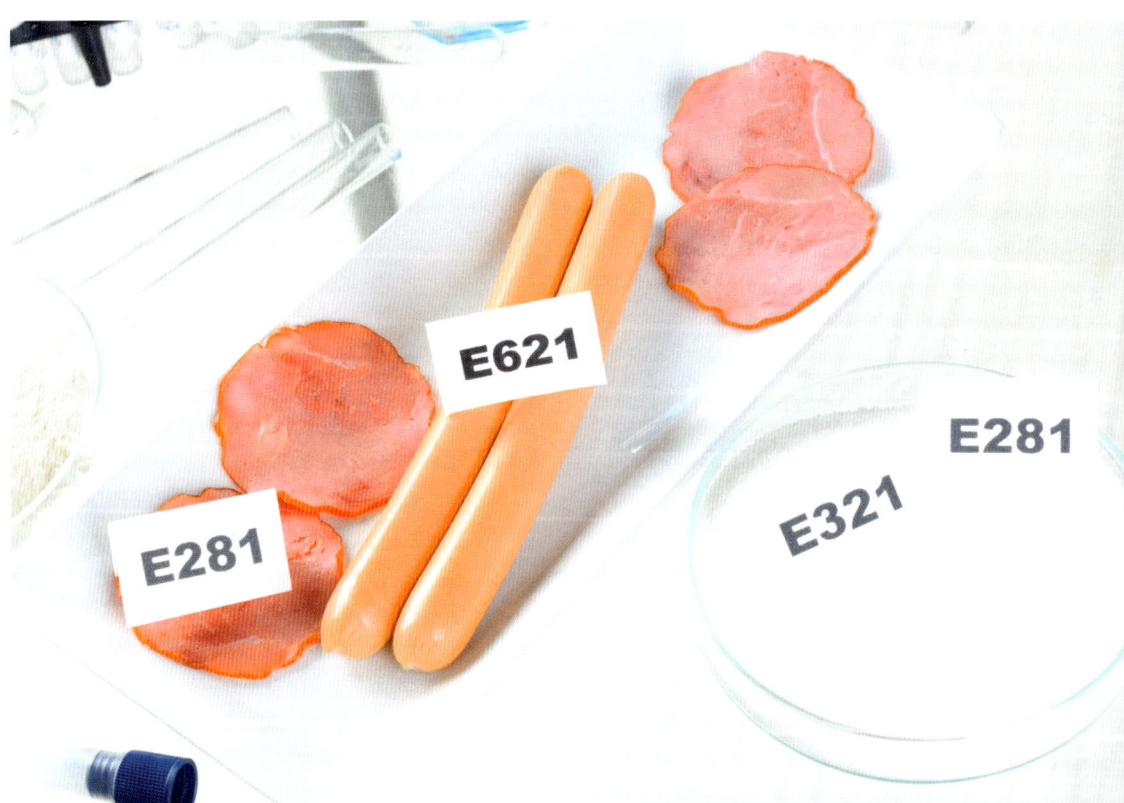

Ist nur die Oberfläche der Lebensmittel benetzt, dann kann man diese Rückstände teilweise mit lauwarmem Wasser abwaschen oder sie durch Schälen entfernen. Allerdings wird man bei letzterem Prozess auch einen großen Teil der Nährstoffe los, die sich direkt unter der Schale befinden. Abgesehen davon werden manche Pestizide in der Wachstumsphase verwendet, lagern sich dabei im Inneren der Früchte ab und können vor dem Verzehr nicht entfernt werden. Auf diese Weise erreicht ein bedenklich hoher Anteil an Pestiziden unseren Körper bzw. unseren Darm, wo sich ja 80 % unser Immunabwehrzellen befinden. Diese müssen wiederum dagegen ankämpfen und ziehen so wertvolle Energie, die wir für Job und Alltag benötigen würden, ab. . Indirekt kriegen wir den Rest durch das Trinkwasser oder durch tierische Produkte, wie Fleisch, Fisch und Eier, da Tiere ebenfalls mit Futter aus landwirtschaftlicher Erzeugung gemästet werden. Laut Greenpeace gilt als nahezu gesichert, dass Pestizide neben vielen gesundheitlichen Schäden auch eine Ursache für Parkinson-Erkrankungen darstellen.

Unser Körper, eine Giftdeponie?

Manche Pestizide reichern sich so wie viele andere Gifte in unserem Fettgewebe an. Es entsteht eine Giftdeponie. Wenn allerdings Fett wieder abgebaut wird – durch eine Diät, Krankheit, durch Ernährungsumstellung –, dann wird der Körper mit den bis dahin eingeschlossenen Giftstoffen überschwemmt. Gifte, die im Fettgewebe gespeichert werden, sind zum Beispiel das schon vor Jahrzehnten verbotene DDT (ein krebserregendes Dioxin) und der Weichmacher PCB. Diese werden, wie gesagt, wieder freigesetzt, wenn bei einer Diät Fett abgebaut wird. Dann müssen sich die stark überforderten Entgiftungsorgane um die Ausscheidung kümmern. Viele kennen die starken Kopfschmerzen, Migräne, psychische Gereiztheit usw., die mit einer Diät nach zwei, drei Tagen einhergehen (siehe dazu auch Seite XY: Kein erfolgreiches Abnehmen ohne gleichzeitiges Entgiften).

Der Nachteile nicht genug. Pestizide lagern sich schließlich nicht nur auf den behandelten Pflanzen und in weiterer Folge in unserem Fettgewebe ab, sondern gelangen in den Boden und dadurch auch in unsere Gewässer. Die Verunreinigung der Böden durch den Anbau von Äpfeln ist nur eines von vielen Beispielen. Äpfel sind unser „belastetstes" Lieblingsobst, entsprechend essen wir reichlich davon.

Exkurs Die Umweltschutzorganisation Greenpeace berichtete im März 2015 über zahlreiche Pestizide und Agrargifte, die sie sowohl im Boden als auch im Wasser in der Region Altes Land bei Hamburg nachweisen konnten. Altes Land ist das größte zusammenhängende Apfelanbaugebiet in Deutschland. Greenpeace-Mitarbeiter stellten fest, dass dort sieben von zehn Proben belastet sind. Bei den gefundenen Giften ist zum Teil noch ungeklärt, wie sie sich überhaupt auf den menschlichen Organismus auswirken. Genau deshalb ist es unbegreiflich, dass es für die meisten Pestizide keine vorgeschriebenen Grenzwerte für Gewässer gibt. Auch was die Vergiftung des Bodens angeht, gibt es keinerlei rechtliche Einschränkungen.

Insgesamt nahmen Mitarbeiter von Greenpeace Proben in zwölf Ländern Europas, das Ergebnis war eindeutig. 37 verschiedene Pestizide fanden sich in 49 Bodenproben und 38 Agrargifte in insgesamt 36 Wasserproben. Zu Recht weist Greenpeace darauf hin, dass es nicht ausreicht, wenn die Äpfel, die wir im Laden kaufen, nicht zu stark belastet sind. Der verunreinigte Boden und das vergiftete Wasser werden nämlich zusätzlich und dauerhaft zum Problem. In zwei der Proben aus Deutschland fand sich gar das verbotene Insektizid DDT. Man kann zwar annehmen, dass es sich um Reste aus der Zeit vor dem Verbot handelt, trotzdem sollte es uns stutzig machen, dass solche Giftstoffe den Boden, auf dem unser Gemüse und Obst wächst, und das Wasser, das zur Bewässerung verwendet wird, dermaßen nachhaltig belasten. Noch schockierender ist die Feststellung, dass sich Stoffe wie DDT noch Jahrzehnte nach ihrem Verbot nicht nur in Böden, sondern sogar im Blut vieler Menschen nachweisen lassen!

KRANKMACHENDE LEICHT- UND SCHWERMETALLE

Selbst wenn wir es schaffen würden, ganz auf Pestizide zu verzichten, wäre das Problem mit den Gift- und Schadstoffen in unserer Nahrung noch lange nicht gelöst. In der Natur kommen nämlich zahlreiche Elemente vor, die für den Menschen in größeren Mengen bedenklich sind. In dem Maße, in welchem sie ursprünglich in der Natur vorkamen, haben sie uns kaum Probleme gemacht. Durch unsere ständigen Eingriffe durch Bergbau, Tagebau, Deponierung von Altlasten und

Schadstoffen, wie Klärschlämmen und Schlacken, werden jedoch viele Stoffe in Umlauf gebracht, verarbeitet oder ausgestoßen. Wenn sich Schwermetalle im Boden anreichern, kann sich dieser davon nicht mehr erholen. Infolge der Anreicherung kann es durch chemische Reaktionen zu gefährlichen Nebenprodukten kommen.

Cadmium

Cadmium beispielsweise ist ein Schwermetall, das auf der Erde weit verbreitet ist. Natürlicherweise stammt es aus verwittertem Gestein oder gelangt durch Vulkanausbrüche in die Umwelt. Auch der Mensch hat dazu beigetragen, dass Cadmium verstärkt freigesetzt worden ist, und zwar durch Industrie, Landwirtschaft und Bergbau. Auf diesem Weg gelangt noch mehr von diesem Schwermetall in die Umwelt, vor allem in Böden und Gewässer. Wie viel Cadmium sich tatsächlich in unserem Wasser und Boden befindet, hängt stark von der Region ab. In der Industrie wird Cadmium vor allem für die Herstellung der beliebten wiederaufladbaren Batterien, mit der Abkürzung „NiCd-Akkus", verwendet. Die größte Emission von Cadmium finden wir aber bei der Verbrennung fossiler Rohstoffe, bei der Schrottverwertung, Metallgewinnung und -verarbeitung. In der Vergangenheit wurde Cadmium bei der Herstellung vieler Kunststoffe verwendet, wie zum Beispiel für den weit verbreiteten Bodenbelag PVC.

Problematisch bei Cadmium ist, dass es sich nicht nur im Boden, sondern auch im Gewebe von Pflanzen und Tieren anreichern kann. Am Ende findet es sich auf diese Weise auch in unserem Essen wieder. Versuche mit Tieren haben gezeigt, dass selbst geringste Konzentrationen von Cadmium schädlich sind. Dabei stellte sich heraus, dass Cadmium nicht nur krebserregend ist, sondern auch das Erbgut schädigt und Fehlbildungen bei Föten und Embryos verursacht. Beim Menschen kann das Verschlucken von zu viel Cadmium (in Form von Cadmium-Salzen) zu sofortigen Symptomen, wie Erbrechen, Krämpfen, Verdauungsstörungen und Leberschädigungen führen. Bei der Inhalation von giftigen Dämpfen reagiert der Körper mit Kopfschmerzen und Reizungen der Atemwege.

Raucher und ständige Passivraucher erhalten tagtäglich eine zusätzliche Cadmium-Dosis, bei Rauchern sind es etwa 0,002 bis 0,004 mg pro Tag. Über das Essen nehmen wir sogar 0,01 bis 0,035 mg pro Tag auf. Die Lebensmittel mit der höchsten Cadmium-Belastung sind Meeresfrüchte, Innereien, Wildpilze und Ölsaaten. Die langfristigen Folgen einer schleichenden Vergiftung mit Cadmium sind vielfältig und können beim Auftreten nur schwer zugeordnet werden. Es wurden zum Beispiel Blutarmut, Ausfall des Geruchssinns, gelbe Verfärbung der Zahnhälse, Wirbelschmerzen und in gravierenden Fällen sogar Knochenmarkschädigungen und Osteoporose festgestellt.

Aluminium

Aluminium in der Nahrung wird seit einiger Zeit als ernstzunehmende Gesundheitsbedrohung diskutiert. Erst 2012 hat die Europäische Union ihre Verordnung in Bezug auf die Grenzwerte von Aluminium in Lebensmittelzusatzstoffen auf Anraten der EFSA (Europäische Behörde für Lebensmittelsicherheit) deutlich verschärft. Die EFSA hat einen Wert von einem Milligramm pro Kilogramm Körpergewicht und pro Woche festgesetzt. Wenn jemand also 60 Kilogramm wiegt, darf er lebenslang jede Woche 60 Milligramm Aluminium zu sich nehmen, vermutlich ohne, dass er zu Schaden kommt. Zuerst einmal klingt das nach ziemlich viel Aluminium, aber wenn man bedenkt, dass wir mittlerweile von Produkten aus Aluminium umringt sind, so gibt es sicherlich viele Menschen, die diesen Grenzwert regelmäßig überschreiten. Wir dürfen nicht übersehen, dass wir nicht nur durch die Nahrungsaufnahme, sondern auch durch Koch- und Backutensilien, Lebensmittelverpackungen, Kosmetikprodukte, Impfstoffe, Medikamente und viele weitere Produktgruppen mit Aluminium in Berührung kommen.

Aluminium ist ein Leichtmetall, das ganz natürlich auf der Erde zu finden ist, jedoch in höheren Konzentrationen als Umweltgift gilt. Industriell wird Aluminium aus Bauxitgestein gewonnen, dessen Hauptvorkommen unglücklicherweise an Stellen ist, die für unser Ökosystem am wichtigsten sind: in der Erde unter den Regenwäldern. Durch die Gewinnung von Aluminium wird also jede Menge Regenwald zerstört. Für die Herauslösung des Aluminiums aus dem Gestein benötigt man tonnenweise Natronlauge. Bei Überdruck und einer hohen Temperatur entsteht dann Aluminiumhydroxid und ein ungelöster Rückstand. Dieser Rückstand, auch Rotschlamm genannt, kann aufgrund seiner Giftigkeit nicht so einfach entsorgt werden. Neben einer stark ätzenden Natronlauge enthält der Schlamm noch Eisenoxid, Arsen, Blei, Chrom, Nickel, Fluoride und Sulfate – und obendrein ist er auch noch leicht radioaktiv. Wenn man diese Fakten liest, wird man das nächste Mal vielleicht nicht mehr so unbeschwert zur Alufolie greifen …

Immer wieder entfachen sich Diskussionen darüber, welche Auswirkungen es hat, wenn man tagtäglich Aluminium in geringen Mengen aufnimmt. Einmal in den Körper gelangt, bleibt natürlich nicht das ganze Aluminium dort. Ein Teil wird über die Nieren ausgeschieden, es bleibt aber immer ein Rest, der sich in unseren Lungen, Knochen und, was noch gefährlicher ist, im Gehirn festsetzt. Bisher ist zwar nicht eindeutig nachgewiesen, ob und inwiefern Aluminium im Zusammenhang mit Brustkrebs und Alzheimer steht. Fakt ist jedoch, dass bei Alzheimer-Patienten erhöhte Aluminium-Werte im Gehirn nachgewiesen werden konnten.

Wir haben Aluminium auf unserem Speiseplan, wenn wir bestimmtes Gemüse, Soja-Produkte und Käse essen. Im Laugengebäck zum Beispiel findet man unter Umständen bis zu 83 mg Aluminium pro Kilogramm. Das kommt daher, dass dieses Gebäck vor dem Backvorgang in Lauge getaucht wird, damit es seine charakteristische Farbe erhält. Wenn es dann auf ein Backblech aus Aluminium gelegt wird, löst die Lauge Aluminiumsalze aus dem Backblech, und das völlig gleichgültig, ob das Blech beschichtet ist oder nicht. Darüber hinaus findet sich Aluminium auch in Kaffeekapseln. Bei der Zubereitung des Kaffees wird die Kapsel durchstoßen, wobei Partikel in den Kaffee gelangen können. Das gilt auch für Tee: durch die darin enthaltenen Säuren kann Aluminium aus Teekannen gelöst werden. Dieser Prozess wird beispielsweise durch die Zugabe von Zitronensäure noch verstärkt.

Aluminium allein kann führen zu: Muskelschmerzen, Osteoporose, Dickdarmentzündung, Nieren-, Magen- und Lebererkrankungen, Hyperaktivität, Kopfschmerzen, Sodbrennen. Arsen ist verantwortlich für: Kopfschmerzen, Hautausschläge, Muskelschwäche, Bluthochdruck, Müdigkeit, Verwirrung. Kupfer ruft hervor: Arthritis, Arteriosklerose, Depressionen, Schizophrenie. Mangan ist verantwortlich für: emotionale Instabilität, Demenz, Gewalttätigkeit, Kopfschmerzen, Muskelschwäche, Gleichgewichtsstörungen, Parkinson. Nun überlegen Sie, was ein „Giftcocktail" an Metallen in Ihrem Körper anrichten kann ...

Die Metalle in Ihrer Psyche

Wie obige Aufzählung, die selbstverständlich keinen Anspruch auf Vollständigkeit erhebt, aufzeigt, schlagen sich Metalle nicht nur auf die Physis, sondern auch auf die Psyche. Sie verändern die Persönlichkeit des Menschen und beeinträchtigen Denken und Handeln. Dies geschieht, weil die Leitfähigkeit des Gewebes und der Nerven manipuliert wird, weswegen Wahrnehmungen von außen und auch innere Informationen manipuliert aufgenommen und transportiert werden. Somit ändert sich das Verhalten des Menschen, er ist entweder langsam oder überdreht, und er ist seelisch verändert: gehemmt oder zügellos, depressiv oder aggressiv, schüchtern oder gierig.

Sie wollen wissen, wer Sie eigentlich wirklich sind?!

Dann werden Sie zuerst einmal die Metalle in Ihrem Körper los! Immer mehr Experten raten auch deshalb zu Detox.

MILCH UND FLEISCH: HORMONE, ANTIBIOTIKA UND RESISTENTE BAKTERIEN

Stillende Mütter genießen besonderen Schutz. Auf gefährliche Lebensmittel sollen sie verzichten, bei Erkrankungen keine Medikamente nehmen, sondern auf schonende, beispielsweise homöopathische Mittel zurückgreifen. All dies für das eine Ziel: damit es dem Baby gut geht, denn alles, was die Mutter aufnimmt, gelangt in die Muttermilch. Auch mütterlicher Stress wirkt sich negativ aus, sodass die Milch auch schon mal „sauer" werden kann.

Die Prinzipien, die für den Menschen gelten, treffen auf alle Säugetiere zu. Um die Massenproduktion von Milch und die dadurch erforderliche Massentierhaltung zu ermöglichen, wird allerdings kräftig in den Medikamentenschrank gegriffen. Sowohl bei den Masttieren als auch bei den Milchkühen werden Antibiotika großflächig zur Prophylaxe eingesetzt. Auf diese Weise wird erreicht, dass mehr Tiere auf engem Raum zusammengepfercht werden können, ohne dass gleich eine Epidemie nach der anderen ausbricht. Damit ein Rind schneller wächst und mehr Fleisch produziert, werden gezielt Hormone eingesetzt. Dabei produzieren die Tiere selbst einen ganzen Hormoncocktail, weil sie unter einem immensen Stress stehen, und das nicht nur vor und während der Schlachtung.

Medikamente und Hormone lagern sich im Fett, Fleisch und Knochen ab und kommen dadurch auf unseren Teller. Bei den Milchkühen geht ein großer Teil in die Milch über, insbesondere die Antibiotika reichern sich gern in Milch und daraus entstehenden Milchprodukten

an. Damit der Ertrag stetig steigt, wurde die moderne Kuh derart ge-
züchtet, dass ihre Milchleistung die natürliche Menge weit übersteigt.
Die Nebenwirkungen dabei: schwerere Geburten, Euterentzündungen
und dadurch noch mehr Antibiotika-Gaben. Es ist ein Teufelskreis.

Sobald unsere Menschenbabys also nicht mehr gestillt werden, ist es
scheinbar vollkommen in Ordnung, dass sie mit einer Milch zurechtkommen müssen, die unter wesentlich geringeren Vorsichtsmaßnah-
men erzeugt wurde, als es bei der eigenen Mutter der Fall war. Nach
der kurzen Stillzeit genießen wir das ganze Leben lang Milch, die die
gegenteiligen Kriterien erfüllt. Und in ihrem pasteurisierten und ultra-
hocherhitzten Zustand bringt sie uns nicht einmal mehr die vorteilhaf-
ten Milchsäurebakterien, nur damit sie im Kühlschrank nicht vorzeitig
sauer wird. Wenn die Milch dann aber irgendwann doch schlecht wird,
dann wird sie nicht durch Milchsäurebakterien sauer, sondern verfault
am Ende durch die sich darin wohlig vermehrenden Fäulnisbakterien.

Dem Fleisch generell haftet seit einiger Zeit das Etikett eines prob-
lematischen Lebensmittels an. Durch die Massentierhaltung werden
nicht nur moralische Bedenken vieler Menschen bezüglich artgerechter
Tierhaltung geweckt, auch die Qualität der Fleischerzeugnisse ist durch

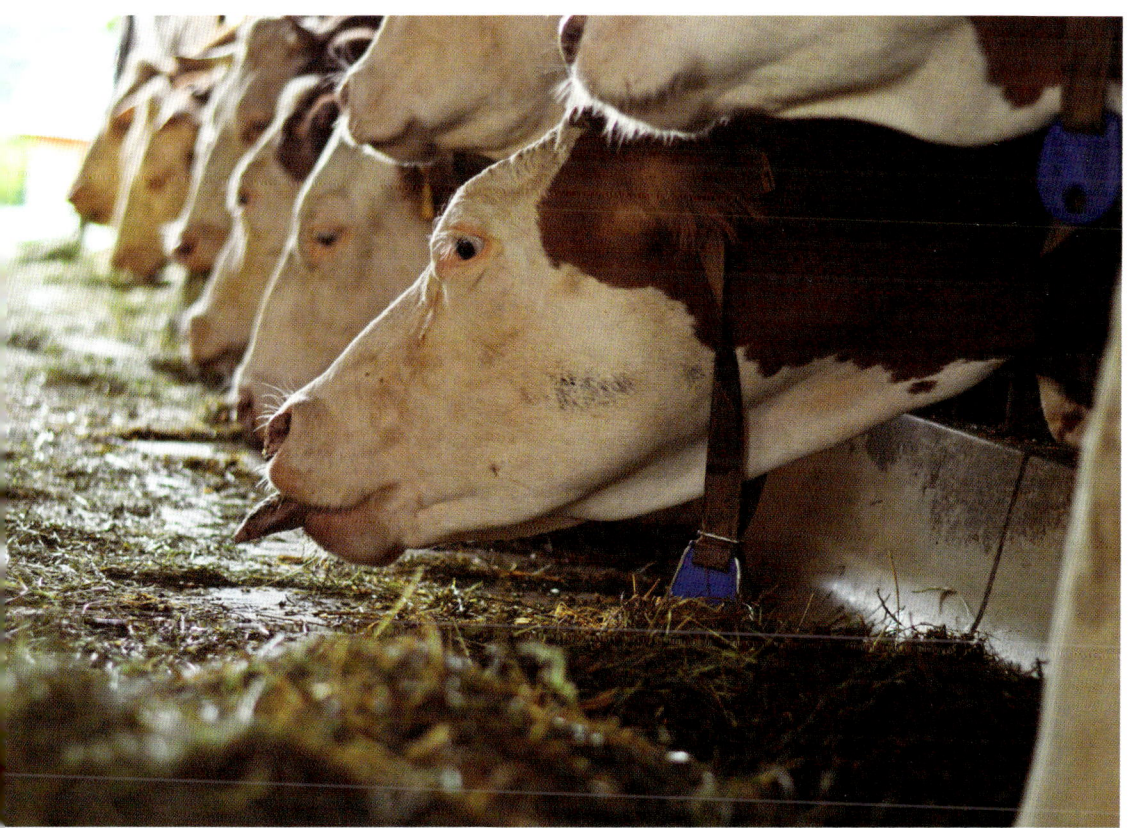

die Fütterung mit durch Pflanzenschutzmittel belastetem, unter Umständen gentechnisch verändertem Kraftfutter und den vorbeugenden Einsatz von Antibiotika in höchstem Maße zweifelhaft. Durch den zunehmenden Preiskampf bei Fleischprodukten unter allen Anbietern und Discountern können sich die Züchter heute keinen Ausfall mehr durch Krankheiten bei ihren Tieren leisten. Durch den Verzehr von Fleisch nehmen wir also ständig geringe Dosen verschiedenster Antibiotika auf – mit der Folge, dass die Immunkräfte in unserem Körper ausgezeichnete Chancen bekommen, sich an diese Substanzen zu gewöhnen. Werden wir dann krank, wirken Antibiotika oftmals nicht mehr, weil unsere Bakterien längst Resistenzen dagegen gebildet haben.

GIFTMÜLLDEPONIE FISCH

Lachs ist in Deutschland ein Verkaufsschlager und findet sich in jedem Supermarkt. Da Lachs und andere fetthaltige Fischarten immer als gesund galten, weil sie reich an wichtigen und gesunden Fetten sind, machen wir uns in der Regel keine besonderen Gedanken beim Verzehr. Dies ist allerdings ein Fehler. Alle Organismen nehmen Gifte und Schadstoffe aus der Umwelt auf. Viele davon werden gern im Fettgewebe gespeichert. Nun ist der Lachs besonders reich an Fettgewebe, und dieser Umstand lässt ihn beinahe zu einer kleinen Giftmülldeponie werden, die alles enthält, womit dieser Fisch im Laufe seines Lebens in Berührung gekommen ist. Wenn man die Mittel, die in Aquafarmen eingesetzt werden in Betracht zieht, dann vergeht einem schnell der Appetit auf Lachs.

DAS GIFTIGSTE LEBENSMITTEL DER WELT!
Nach neuesten Untersuchungen der Universität Bergen gilt der Zuchtlachs – und 99 Prozent des von uns verzehrten Lachs' ist Zuchtlachs – als das giftigste Lebensmittel der Welt. Der Fisch enthält neben Antibiotika auch Wachstumshormone, krankmachende Keime und Zusatzstoffe. Empfehlung von Experten: ganz auf Zuchtlachs verzichten!

Doch die Fischzucht ist zu einer Industrie innerhalb der Lebensmittelindustrie geworden. Überall auf der Welt gibt es Farmen, Fabriken und tonnenweise Chemikalien zur Haltung und Fütterung der Fische.

Viele werden mit einem genetischen Schaden geboren, können zum Beispiel ihr Maul nicht schließen. Das Fazit aus dieser Misere ist, dass aus einem gesunden und wertvollen Lebensmittel eine echte Gefahrenquelle für unsere Gesundheit geworden ist. Zuchtlachs enthält mittlerweile deutlich mehr gefährliche Substanzen, als jedes andere im Supermarkt verfügbare Lebensmittel. Kein Wunder, dass Toxikologen und Onkologen mittlerweile dazu raten, entweder ganz auf Zuchtlachs zu verzichten oder dessen Verzehr stark zu beschränken.

Das gefährliche Spiel mit den Chemikalien in der Fischindustrie kommt von dem Bestreben, Fisch als Massenware zu produzieren. Dazu werden sie in einer unnatürlichen Enge gehalten und mit Tiermehl alles andere als artgerecht in kürzester Zeit gemästet. Die Krankheitsanfälligkeit bekämpft man genauso wie in der Fleischindustrie mit dem massenhaften Einsatz von Medikamenten. Die anscheinend gesunde, leuchtende Farbe erhalten die Fische übrigens durch Farbstoffe, die den Futterpellets beigemischt werden. Wir unwissenden Verbraucher essen also mit dem Fisch auch all die krankmachenden Gifte, Medikamente, Farbstoffe und andere Chemikalien, die sich wunderbar im Fettgewebe der Tiere ablagern. Gesund und leistungsfähig zu bleiben wird damit heute zu einer immer größeren Herausforderung.

PROSIT! ABER WIE GESUND IST UNSER WASSER?

Wasser ist unser Lebenselixier. Das merken wir insbesondere daran, dass wir ein quälendes Durstgefühl verspüren, wenn wir nicht regelmäßig trinken. Ganz ohne Wasser kann der Mensch normalerweise lediglich drei bis vier Tage überleben. Bei diesem wichtigen Thema sollten wir also noch einmal genauer hinschauen, was wir unserem Körper zuführen. Zunächst einmal stellt sich die Frage, was eigentlich „gutes Wasser" ist. Viele würden sagen, dass gutes Wasser möglichst natürlich und rein ist, was voraussetzt, dass die Gegend, aus der das Wasser entnommen wird, nicht unter der üblichen Umweltverschmutzung leidet und auch die natürlichen Belastungen aus dem Gestein nicht zu hoch sind. Reines Quellwasser wird diesen Anforderungen wohl noch am meisten gerecht. Leider leben die meisten von uns weit weg von diesen wenigen kostbaren Quellen und müssen wohl oder übel mit weniger Qualität vorliebnehmen. Das Wasser, das die meisten von uns trinken, stammt entweder aus Plastikflaschen oder aus der Leitung.

Die Meldungen, die wir über die Qualität unseres Leitungswassers hören, sind widersprüchlich. Leitungswasser gilt einerseits als das am besten kontrollierte Lebensmittel in Deutschland und wurde bereits mit der Note „sehr gut" ausgezeichnet. Andererseits wurde es auch schon auf die gleich schlechte Stufe gestellt wie das Wasser auf Malta, wo Wiederaufbereitungsanlagen nicht das hohe Niveau wie in Deutschland aufweisen. Was zutrifft ist, dass das deutsche Trinkwasser strengen Auflagen unterliegt. Diese sind mitunter sogar wesentlich strenger als die Richtlinien für Mineralwasser: Laut Trinkwasserverordnung darf Mineralwasser fünfmal mehr Arsen und Blei enthalten als unser Leitungswasser. Zunächst einmal klingt das paradox, denn Mineralwasser ist wesentlich teurer und sollte aus diesem Grund auch eine bessere Qualität haben. Oberflächlich betrachtet hat Leitungswasser also die Nase weit vorn: ein bestens kontrolliertes Produkt in hervorragender Lebensmittelqualität und das zu einem unschlagbar niedrigen Preis.

Mineralwasser kommt zumeist in Plastikflaschen und die meisten dieser Kunststoffflaschen sind aus PET (Polyethylenterephthalat), das wiederum aus Erdöl hergestellt wird. Mineralwässer aus PET-Flaschen sind laut einer Studie zu 78 % mit Östrogenen belastet. Weiters waren 33 % der Mineralwässer in Glasflaschen ebenfalls mit Östrogenen verunreinigt. Diese Östrogene wirken wie aktive Hormone in unserem Körper – ein Gesundheitsrisiko, dessen Folgen noch nicht abzuschätzen sind.

Sind die derzeitigen Kontrollen ausreichend?!

Es sieht also so aus, als könne man Mineralwasser nicht bedenkenlos als das Mittel der Wahl ansehen. Nicht nur, dass unser Leitungswasser günstiger ist und strengere Vorschriften erfüllen muss, als das Mineralwasser – Leitungswasser wird auch insgesamt auf mehr Stoffe hin untersucht als das Mineralwasser, wie zum Beispiel Pestizide und Nitrate aus der Landwirtschaft. Wenn es also ums Leitungswasser geht, werden mehr Parameter überprüft, jedoch insgesamt nur dreiunddreißig. Angesichts der Flut der Chemikalien, die aber durch Landwirtschaft, Tierhaltung, Industrie und durch den Menschen in die Natur eingeschleust werden, ist das erstaunlich wenig. In der Realität lassen sich allein bis zu zweihundert verschiedene Medikamente im Trinkwasser nachweisen, darüber hinaus Keime, wie beispielsweise Pseudomonaden oder Legionellen, die durch das Raster fallen, weil sie gar nicht erst getestet werden. Während auf einige Bakterienarten kontrolliert wird, wird überhaupt nicht geschaut, welche Viren in unserem Trinkwasser zu finden sind. Tatsächlich aber sind schon Fälle vorgekommen, wo Noro-Viren-Epidemien mit dem Trinkwasser in Verbindung gebracht werden konnten. Wenn man etwas nicht sucht, wird man es auch nicht finden, scheint hier das Motto zu sein.

Wie ist es also generell um unser Leitungswasser bestellt? Grundsätzlich kann man sagen, dass die Qualität des Wassers aus der Leitung ganz stark davon abhängt, in welcher Region man lebt – die Qualität schwankt sogar je nachdem, welche Jahreszeit gerade ist. Wenn in Berlin beispielsweise Wassertiefstand herrscht, wird der Anteil des Grundwassers geringer und derjenige aus Gewässern größer. Das Uferfiltrat ist aber zum Teil Wasser, das bereits schon einmal geklärt worden ist. Im schlimmsten Fall trinkt man dann bei jedem Liter Wasser ein Schnapsglas geklärtes Wasser mit, so Prof. Dr.-Ing. Ralf Otterpohl (Lehrstuhlinhaber des Institutes für Abwasserwirtschaft und Gewässerschutz an der Technischen Universität Hamburg).

Wenn man sich damit beschäftigt, wie unsere Klärwerke arbeiten, so wird man feststellen, dass sie keinesfalls darauf ausgelegt sind, unser Abwasser ausreichend zu klären. Viele arbeiten vor allem wirtschaftlich und bereiten das Wasser gerade so auf, dass es den notwendigen Kriterien entspricht, kaum jemand tut freiwillig mehr. Darüber hinaus kommen immer neue Probleme hinzu, wie die Belastung mit Nanopartikeln und Mikroplastik, die beispielsweise durch das Waschen von Kleidungsstücken in das Grundwasser gelangen. Die kleinen Mikroplastik-Fasern finden sich nicht nur im Leitungswasser, sondern nachweislich auch in Mineralwasser und Bier. Was mit diesen kleinsten Partikeln geschieht, wenn sie in unserem Körper landen, ist noch nicht absehbar. Wir stellen also fest, dass wir in der Zwickmühle sitzen, auch was das Wasser angeht. Wir können nicht herausfinden, was wir am besten trinken sollen, weil es an echten Alternativen fehlt und müssen uns am Ende für das kleinere Übel entscheiden.

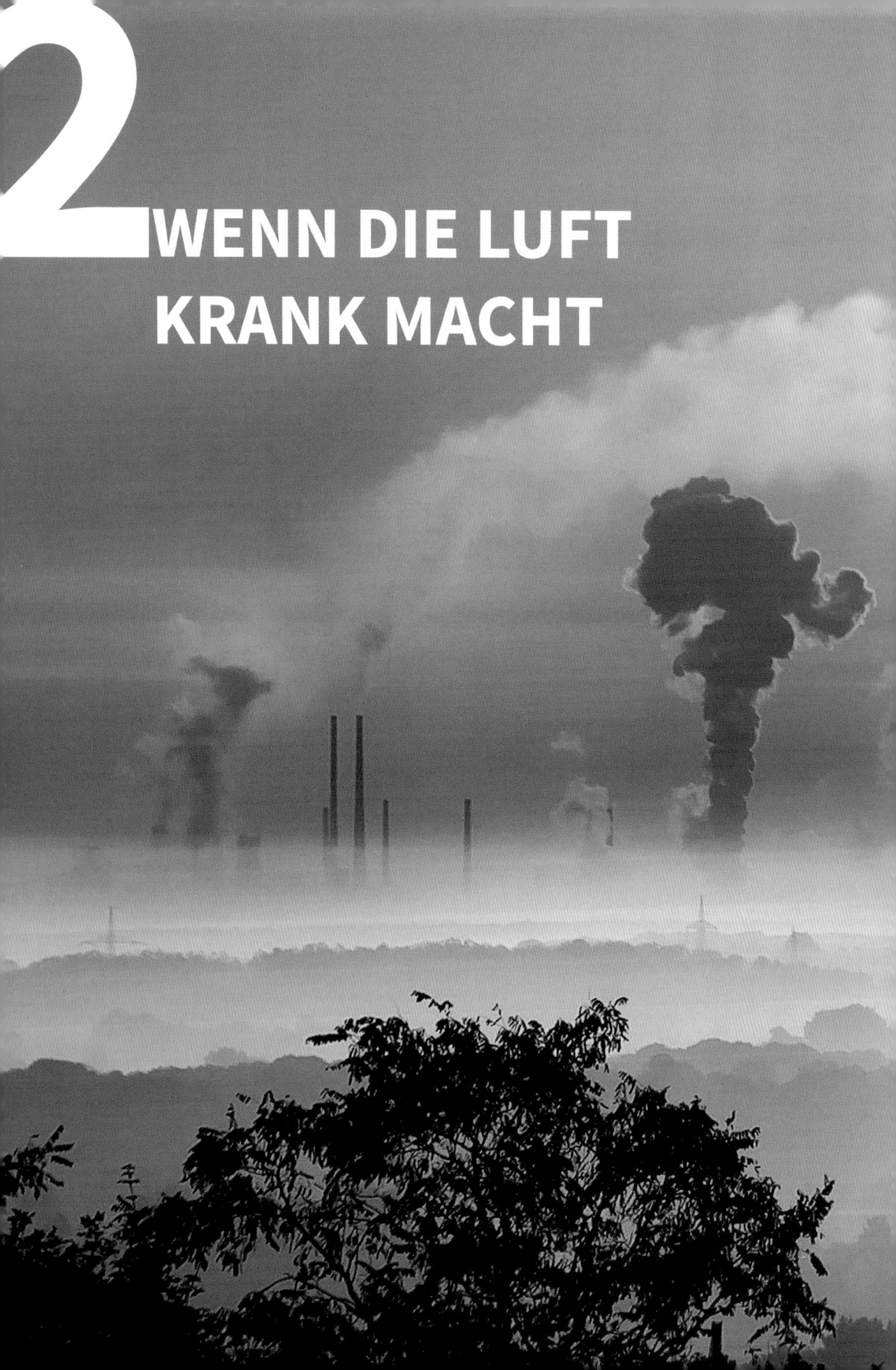

2 WENN DIE LUFT KRANK MACHT

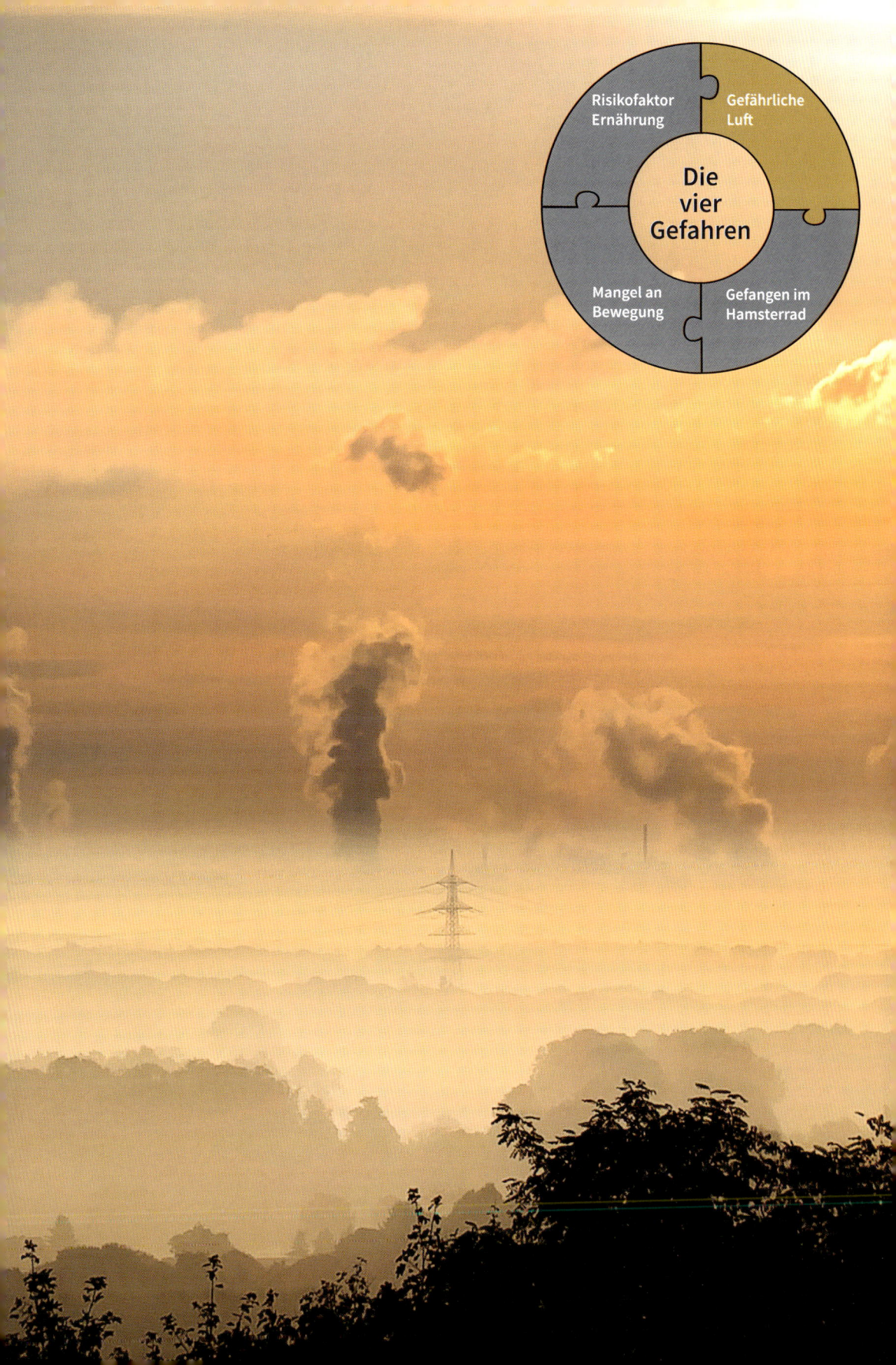

Die
vier
Gefahren

Risikofaktor
Ernährung

Gefährliche
Luft

Mangel an
Bewegung

Gefangen im
Hamsterrad

Mag nicht alles gesund sein, was wir essen – immerhin atmen wir, könnte man (aufatmend) sagen. Es gibt so viele schöne Gegenden, in denen wir uns in unseren Arbeitspausen aufhalten können, auf Bergen und Stränden oder in Luftkurorten. Wenn die Arbeit uns krank macht, dann müssen wir einfach tief und oft durchatmen und schon geht es uns besser!

Sauerstoff ist Leben.

Mit jedem Atemzug gelangt Sauerstoff aus der Luft in unsere Lunge und von dort aus über die feinen Lungenbläschen in die Blutgefäße. Im Blut kümmern sich die roten Blutkörperchen um die Verteilung des Sauerstoffs im ganzen Körper. Sie transportieren ihn über die großen und kleinen Gefäße bis zu den kleinsten Gefäßverzweigungen, den Kapillaren, wo der Sauerstoff schließlich an die Zellen abgeben wird. In den Zellen wird aus Sauerstoff Energie gemacht, so, als würde man ihn als Strom benutzen, um den „Akku" der Zelle aufzuladen. Er liefert sozusagen die chemische Energie für alle Zellfunktionen. Und diese Energie benötigen wir für jeden einzelnen Prozess in unserem Körper, auch für den Schlaf. Der Mensch nimmt Sauerstoff also über die Atemwege auf und wird gleichzeitig das Abfallprodukt Kohlendioxid wieder los. Es steht fest, dass der Mensch atmen muss, um zu leben. Am gesündesten ist die tiefe Bauchatmung, bei der besonders viel Sauerstoff aufgenommen wird und gleichzeitig der Darm und die übrigen Bauchorgane durch die Bewegung des Zwerchfells massiert werden. Und weil Atmung lebensnotwendig ist, muss sich der Mensch auch keine Gedanken darum machen, denn sie wird durch einen speziellen Bereich des Gehirns praktisch ferngesteuert.

Allerdings nehmen wir nicht nur reinen Sauerstoff und somit reine Energie auf, sondern auch eine ganze Reihe von anderen Stoffen. Die Einatmungsluft enthält 21 % Prozent Sauerstoff, 78 % Stickstoff, 0,03 % Kohlendioxid und andere Stoffe – unter diesen auch Reizstoffe und Umweltgifte. Somit liegen die Umweltgifte, die aufgenommen werden, unter einem Prozent. Das klingt nicht nach viel, aber bedenken Sie, dass die Aufnahme dieser Gifte pro Atemzug erfolgt, also 12 bis 20 Mal pro Minute (dies entspricht einer Herzfrequenz von 60 bis 80 Schlägen/Minute), 700 bis 1200 Mal pro Stunde, 17.000 bis 25.000 Mal pro Tag. Tausende von Malen nehmen wir also über unsere Luftwege Umweltgifte auf, in geringem Ausmaß zwar, aber es kann sicherlich nicht einmal ein schwacher Trost sein, dass in unserer Luft immerhin mehr

Sauer- als Schadstoff enthalten ist. Die Welt-Gesundheitsorganisation der UNO hat festgestellt, dass jährlich rund acht Millionen Menschen an Folgen der Schadstoffe in der Luft sterben.

Nun kennen wir alle die Bilder, auf denen große asiatische oder südamerikanische Städte zu Zeiten des Smogalarms gezeigt werden, und hören die Nachrichten, dass der Autoverkehr eingeschränkt wurde und dass sogar die Industrie mit ihrer Produktion zurückfahren oder diese gar stoppen musste, um den Ausstoß von Schadstoffen zu verringern. Doch wir liegen falsch, wenn wir die Luftverschmutzung als außereuropäisches Problem abtun. Die globale Umweltverschmutzung betrifft wie die globale Klimaerwärmung jeden von uns – ein Entkommen ist unmöglich. Immer öfter erreichen uns auch in Deutschland und Österreich Feinstaub-Warnungen, und nicht nur in Großstädten!

Im Jahr 2014 hat die Europäische Umweltagentur EUA eine Studie präsentiert, in der die Luft und deren Verschmutzung in 400 Städten unter die Lupe genommen worden war. Das Fazit war ernüchternd: In neun von zehn europäischen Städten atmen wir stark verschmutzte Luft ein, die für 400.000 vorzeitige Todesfälle pro Jahr verantwortlich sei. „Fast alle Stadtbewohner sind Schadstoffen in einer Höhe ausgesetzt, die von der Weltgesundheitsbehörde als gefährlich eingestuft wird", hieß es in einer Erklärung. Herzkrankheiten und Schlaganfälle sind mit 80 Prozent demnach die am weitesten verbreiteten Todesfolgen wegen der Luftverschmutzung. Danach folgen Lungenkrankheiten und Krebs. In dem EUA-Bericht hieß es, die Luftverschmutzung habe „beachtliche wirtschaftliche Auswirkungen" in Milliardenhöhe durch eine kürzere Lebensspanne, höhere Gesundheitskosten und verringerte Produktivität.

Die Verschmutzung der Luft kommt aufgrund verschiedener Faktoren zustande, und seit jeher hat die Industrie einen großen Anteil daran. Werden fossile Brennstoffe – Öl, Kohle beispielsweise – verbrannt, entstehen Kohlendioxid und Ruß, die in der Atmosphäre landen. Bei der Produktion von Erdöl durch Raffinerien werden Kohlenwasserstoffe und Feinstaub, beim Tagebau werden verschiedenste Teilchen, darunter sogar Uran und Schwermetalle, in die Luft freigesetzt. Doch nicht nur die Industrie ist schuld: Fahrzeuge, Öfen und Heizungen produzieren ebenfalls Feinstaub.

Die Luft- und Atemqualität hat Konsequenzen für Menschen, Tiere und Pflanzen. Beispielsweise tötet die Luftverschmutzung viele Pflanzen ab, welche die Luft reinigen. Sterben diese ganz aus, wird sich die Luftqualität nochmals dramatisch verschlechtern. Auf Dauer reagieren wir sehr sensibel auf schlechte Luftqualität. Die Erkrankungen, die damit in Zusammenhang stehen, sind zum Beispiel Schlaganfälle, Herzkranzgefäß-Erkrankungen und chronische Lungenerkrankungen. Sie zählen zu den häufigsten Todesursachen infolge der verschmutzten Luft.

Verschmutzte Luft befindet sich auch dort, wo wir sie nicht sehen. Wir sehen qualmende Auspuffrohre von Autos, rauchende Schlote von Fabriken und sagen uns: Ja, das ist Luftverpestung. Die können wir sehen und riechen und nachvollziehen. Aber hätten Sie vermutet, dass mehr Todesfälle auf die Luftverschmutzung in Innenräumen zurückgeführt werden können als auf die Umgebungsluftverschmutzung? Die weltweiten Todesfälle der Luftverschmutzung der Umgebung haben sich zwischen 2008 und 2012 von 1,3 Millionen auf 3,7 Millionen fast verdreifacht, und die Qualität der Luft verschlechtert sich immer weiter. Daheimbleiben ist auch keine Lösung. Laut WHO sind für 4,3 Millionen Todesfälle die häusliche Luftverschmutzung durch Rauchen, Brennstoffe und Reinigungsmittel verantwortlich.

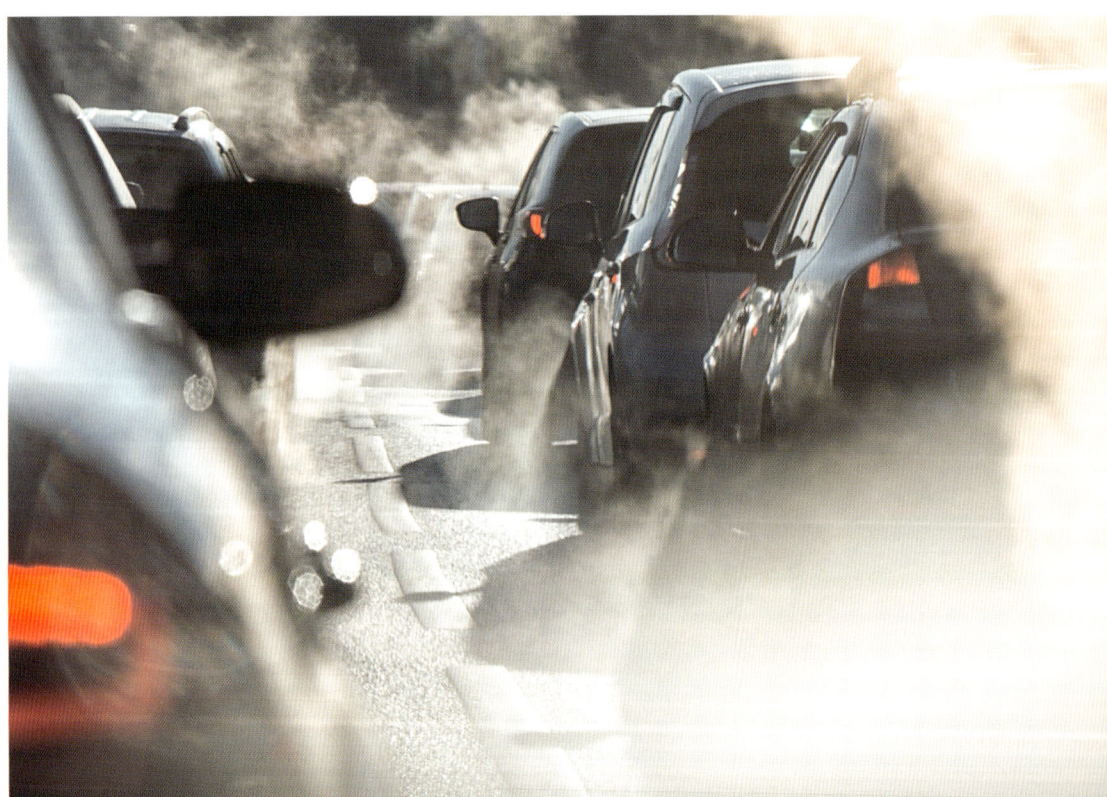

Die Luftverschmutzung nimmt aufgrund von Rauch, Haushaltsreinigern, auch aufgrund der Gebäude und deren Konstruktion selbst immer weiter zu. Und wie begegnet die Gesellschaft dieser Gefahr? Eigentlich – gar nicht. Die Zahl der in Deutschland gemeldeten Autos steigt weiter an, 2015 wurde ein neuer Höchststand von 62 Millionen Fahrzeugen registriert. 86 Prozent sind Kraftfahrzeuge und füllen Straßen und Autobahnen: zwei Drittel aller Berufstätigen nutzen das Auto als Transportmittel, um den Arbeitsplatz zu erreichen.

Schadstoffe, die durch eine Autofahrt in die Luft ausgestoßen werden, sind vor allem Kohlenmonoxid, Treibhausgase, flüchtige Kohlenwasserstoffe, Stickoxide und der Feinstaub. Nicht nur als Anwohner vielbefahrener Straßen sind Sie diesen Stoffen ausgesetzt, sondern ganz besonders auch als Autofahrer. Eine niederländische Studie zeigt, dass die Konzentration der Giftstoffe, denen wir beim Autofahren ausgesetzt sind, etwa sechsmal höher ist, als beim Radfahren. Können Sie sich vorstellen, wie viele Menschen an Folgen der Luftverschmutzung sterben? In Deutschland waren es im Jahr 2010 siebentausend Personen. Somit war das Risiko, durch Abgase zu sterben, doppelt so hoch wie durch einen Unfall im Straßenverkehr direkt. Paradox, oder?

Was nicht sofort ins Auge springt, ist die Umweltverschmutzung durch den Abrieb von Reifen und Bremsbelägen. Dadurch gelangt jedes Jahr eine große Menge Schwermetalle in die Umwelt, genauer gesagt über 2000 Tonnen Zink, über 900 Tonnen Kupfer und etwa 80 Tonnen Blei. Zusammen mit dem Abrieb der Fahrbahnen und der Ausrüstung der Verkehrswege mit verzinkten Leitplanken und Schilderbrücken verunreinigt der Straßenverkehr unsere Umwelt mittlerweile erheblich mehr als die Industrie.

Doch nicht nur der Personenverkehr steht am Pranger. Auf dem Transportsektor bietet sich ein weiteres düsteres Bild. Es werden mehr denn je Güter hin und her verschoben und meistens per LKW. Der Luftverkehr erlebt, wohl auch dank sinkender Preise und andauernder „Schnäppchen" einen Aufwärtstrend, der sich in der Zahl der transportierten Passagiere festhalten lässt. Theoretisch wollen wir Emissionen verringern und unsere Umwelt schützen. Das ist bizarr, denn tatsächlich kaufen wir Autos, die immer mehr Motorleistung haben und reisen mehr mit dem Flugzeug denn je. Damit verbrauchen wir immer mehr Kraftstoff und pumpen immer mehr Kohlendioxid in die Atmosphäre.

Nicht nur Autos und Flugzeuge:
Auch Tank- und Kreuzfahrtschiffe gehören zu den Umweltverpestern der Gegenwart!

Allein der CO2-Ausstoß der beliebten SUVs ist so enorm, dass er die Kohlendioxid-Einsparungen, die durch sparsamere Fahrzeuge möglich gewesen wären, praktisch zunichte gemacht hat.

Die Langzeitwirkungen von Feinstaub und Stickstoffdioxid sind gravierend: Die Sterblichkeit nimmt zu, genauso wie das Auftreten von Krebserkrankungen (vor allem Lungenkrebs), Herz-Kreislauf- und Atemwegserkrankungen. Bei Frauen zum Beispiel, die näher als fünfzig Meter an einer Hauptverkehrsstraße wohnten, war die Sterblichkeitsrate um mehr als 30 Prozent erhöht. In den meisten Fällen starben sie an den Folgen von Herz-Kreislauf-Erkrankungen. Es ist erwiesen: Steigende Feinstaub- und Stickstoffdioxid-Werte führen zur langfristigen Schädigung der Herz-Kreislauf-Funktion. Erschreckend ist bei alledem, dass selbst eine geringe Erhöhung der Verkehrsemissionen sich sofort nachweisbar auf unsere Atemwege auswirkt. Dabei treten häufig chronischer Husten oder Bronchitis auf und insgesamt werden wir anfälliger für Atemwegsinfekte.

Welche Konsequenzen sollten wir aus all diesen beunruhigenden Fakten ziehen? Die Qualität der Luft wird immer schlechter, obwohl wir saubere Luft dringend für ein gesundes Leben brauchen. Wir haben keine Wahl, als die Luft zu atmen, die uns umgibt. Wenn es noch auf der Welt saubere Luft gibt, dann sind diese Orte weit von unserer Zivilisation entfernt. Vielleicht sollten wir unsere zukünftigen Urlaube lieber in so genannten Luftkurorten verbringen? Diese müssen wesentlich strengere Auflagen erfüllen und werden in Deutschland nach dem Kurorte Gesetz geprüft. Aber was sind schon vier oder sechs Wochen guter Luft zu den restlichen 46 Wochen Dauerbelastung? Oder gibt es doch noch andere Auswege?!

WHO warnt!

Eine der größten Gefahren der Nahrungsmittel, Luft- und Wasserverschmutzung ist, dass sie zum allergrößten Teil nicht erkennbar ist. Uns fällt es schwer, uns mit Unsichtbarem auseinanderzusetzen. Wir denken einfach nicht daran, und wenn, dann nehmen wir die Gefahren in Kauf, drücken die Daumen und hoffen, dass die Dosis, die wir abbekommen, schon nicht zu hoch sein wird. Die Weltgesundheitsorganisation WHO hält in ihrer Bestandsaufnahme im April 2015 fest, dass **„ein Viertel aller Krankheiten und Todesfälle in der Europäischen Region auf Umweltschad- und Giftstoffe zurückzuführen ist" Eine unglaubliche Zahl!**

Offiziell sind es dann Herz-Kreislauf-, Atemwegs-, und Krebserkrankungen sowie Typ-2-Diabetes. Rund 80 Prozent der Menschen in der Europäischen Region sterben aufgrund dieser Erkrankungen.

Eines der Ziele der WHO ist es, besonders Kinder vor giftigen Chemikalien und deren Auswirkungen zu schützen. Kinder sind noch in der Entwicklung, und ihr Körper reagiert besonders sensibel auf Gifte. Doch die Umsetzung ist mehr als problematisch. Die Anzahl der Chemikalien, die aktuell im Umlauf sind, hat sich in den letzten Jahren verdoppelt. Nun ist der menschliche Körper rund 140.000 Chemikalien ausgesetzt. Es kümmern sich etwa die Hälfte der Länder in Europa kaum darum, wirksame Maßnahmen zu ergreifen, um uns vor Stoffen zu schützen, die Krebs erregen, das Erbgut verändern und unsere Fortpflanzung gefährden können. So ist es nicht verwunderlich, dass sich Toxine auch in der Muttermilch anreichern. Egal, wie sehr man auf das Wohl seines neugeborenen Kindes achtet, durch die Vergiftung des mütterlichen Körpers ist es nahezu unmöglich, sein Kind vor Umweltgiften zu schützen. Forscher berichten, dass die Mutter ihrem Kind heute bereits über 30 Gifte über die Nabelschnur „mitgibt".

UNSICHTBARE GEFAHR: E-SMOG

Moderne Technik gehört seit einigen Jahren so sehr zu unserem Leben dazu, dass sie nicht mehr wegzudenken ist. Elektrischer Strom ist die Voraussetzung, um sie nutzen zu können, und um die Energieversorgung zu gewährleisten, sind im Laufe der Zeit viele Einrichtungen und Leitungen entstanden. Dazu gehören Kraftwerke, Transformatorenstationen, Hochspannungsleitungen, Mittelspannungsleitungen und Versorgungskabel, die den Strom in unser Haus bringen. Sie alle erzeugen elektrische und elektromagnetische Felder, die zu einer unsichtbaren aber dennoch vorhandenen Belastung der Umwelt beitragen. Dazu gehören auch alle elektrischen Geräte, die wir in unseren Wohnungen oder Häusern vorfinden.

Im komplett digitalisierten Haushalt ...

All diese Geräte und Einrichtungen bilden zusammen das Niederfrequenznetz. Zusätzlich gibt es noch hochfrequente elektromagnetische Wellen, die zum Beispiel

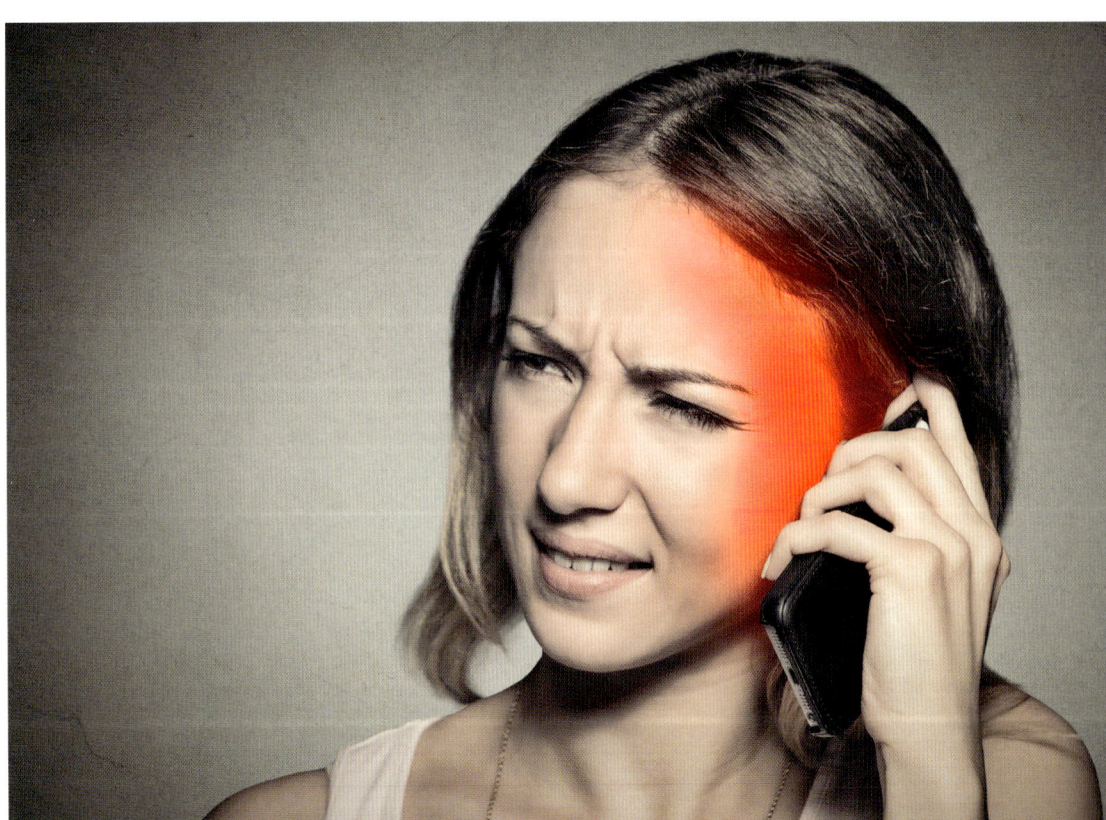

für Mobilfunk, Fernsehen, Radio und Radar eingesetzt werden. Jegliche Formen der drahtlosen Kommunikation gehören dazu, auch das weit verbreitete WLAN. Elektromagnetische Felder kommen auch auf natürliche Weise auf der Erde vor, und unser Planet als ganzer ist von einem eigenen Magnetfeld umgeben, das vor schädlicher Strahlung aus dem All schützt. All diese verschiedenen magnetischen, elektrischen und elektromagnetischen Felder begleiten uns Tag für Tag, wie eine Art Smog, den wir nicht sehen und nicht riechen können. Daher spricht man bei dieser neuen Art von Umweltverschmutzung auch von Elektrosmog oder kurz E-Smog.

Wie wirkt sich E-Smog auf unsere Gesundheit aus?

Einige der Symptome, die mit elektromagnetischen und elektrischen Feldern in Verbindung gebracht werden, sind Erschöpfung, Tagesmüdigkeit, eingeschränkte körperliche Leistungsfähigkeit, Konzentrationsschwäche, Kopfschmerzen, Kopfschwindel.

Exkurs

In einem Forschungsbericht berichteten die Forscher Warnke und Hensinger im Jahre 2013 über 50 wissenschaftliche Arbeiten, die besagen, dass elektromagnetische Felder sowohl oxidativen als auch nitrosativen Stress verursachen. Oxidativer Stress, abgleitet vom lateinischen Begriff Oxygenium für Sauerstoff, beschreibt eine Situation im Korper, bei der mehr sogenannte „Sauerstoffradikale" entstehen, als vom Körper abgefangen und neutralisiert werden können. Diese Sauerstoffradikale sind reaktive Sauerstoffverbindungen, die sozusagen in ständiger Bereitschaft sind, sich mit anderen Stoffen zu verbinden. Dadurch „stören" sie wichtige Prozesse, die in unserem Körper stattfinden. Genau dasselbe trifft auch auf den nitrosativen Stress (vom lateinischen Begriff Nitrogenium für Stickstoff) zu, der durch hochreaktive Stickstoffverbindungen ausgelöst wird (Stickstoffmonoxid-Radikale, NO-Radikale). Auch diese verhalten sich aggressiv gegenüber den Körperzellen.

Die Beobachtungen, dass elektromagnetische Felder oxidativen und nitrosativen Stress verursachen, konnten sogar mit dem Entstehen von Multisystem-Erkrankungen, wie Burnout-Syndrom (BOS) und Chronischem Erschöpfungssyndrom (Chronic Fatigue Syndrome, CFS) in Verbindung gebracht werden. Die Ergebnisse wurden von einer anderen Forschergruppe aus der Ukraine bestätigt: sie konnten in ihren Literaturrecherchen zeigen, dass von achtzig verfügbaren Studien sechsundsiebzig Arbeiten zu dem Resultat kamen, dass Funkwellen oxidativen Stress verursachen – und das sind immerhin 92,5 Prozent. Oxidativer Stress entsteht also dann, wenn es zu viele Radikale gibt und zu wenig Antioxidantien zur Verfügung stehen, um diese zu neutralisieren. Wenn diese nicht unschädlich gemacht werden, dann können sie zu Schäden an Proteinen, Lipiden und sogar an der DNA führen. Obwohl dieser Effekt sehr lange bezweifelt und sogar geleugnet wurde, veranlasste die Studienlage auch die WHO/IARC im Jahre 2011 dazu, Funkwellen als potentiell krebserregend einzustufen, nachdem Niederfrequenzen bereits seit 2002 als potentiell krebserregend gelten.

Wird der E-Smog totgeschwiegen?

Nun könnte man sich berechtigterweise fragen, warum wir so wenig über Elektrosmog und seine Gefahren wissen: Es gibt weder offizielle Anweisungen noch Warnhinweise auf den Geräten, die uns Auskunft darüber geben, wie wir mit dieser Gesundheitsbedrohung umzugehen haben. Leider spricht immer mehr dafür, dass das Risiko bereits seit geraumer Zeit bekannt ist, aber immer wieder „unter den Teppich gekehrt" wurde. Prof. Dr. Hecht, der vor Jahren vom Bundesamt für Telekommunikation beauftragt wurde, zu diesem Thema eine Übersicht zu erstellen, gibt an, dass sein aussagekräftiger Bericht unveröffentlicht im Archiv abgelegt wurde, anstatt an die Öffentlichkeit zu gelangen. Er veröffentlichte die Studie später selbst und stellte sie auf Kongressen vor. Er betonte, dass die Langzeitfolgen der elektromagnetischen Felder erst nach drei bis fünf Jahren, in manchen Fällen sogar nach wesentlich längerer Zeit auftraten. Diese Erkenntnis sorgte bei den US-amerikanischen Wissenschaftlern für Unruhe, da ihre Studien üblicherweise auf zwei Jahre angelegt sind und ihnen aus diesem Grund wichtige Erkenntnisse über Langzeitfolgen entgangen sein könnten. Sind sie in die „Kurzzeitstudienfalle" getappt? Es scheint so, als spielten Interessenskonflikte bei diesem Thema eine große Rolle, weshalb allem Anschein nach die Aufklärung der Verbraucher nicht an oberster Stelle steht.

Handys, und vor allem Smartphones, sind überall. Sie sind mit WLAN-Netzen und Mobilfunknetzen verbunden und Tag und Nacht in Betrieb. Die WHO schätzt, dass etwa 6,9 Milliarden Menschen im Jahre 2014 einen Anschluss an ein Mobilfunknetz hatten. Handys arbeiten in einem Frequenzbereich zwischen 450 und 2700 MHz und zählen somit zu den hochfrequenten Sendern und Empfängern. Diese haben die Eigenschaft, dass sich die Belastung durch das elektromagnetische Feld stark verringert, je weiter weg die Quelle ist. Daher empfiehlt es sich in jedem Fall beim Telefonieren auf ein Headset zurückzugreifen oder aber mehr Kurznachrichten zu verfassen und auf lange Telefonate zu verzichten. Die Anzahl und Dauer der Telefonate sowie die Empfangsqualität entscheidet ebenfalls darüber, wie hoch die Belastung für den einzelnen Handynutzer ist. Vorsorge ist jedenfalls angesagt, elektromagnetische Felder werden u. a. als potentiell krebserregend eingestuft.

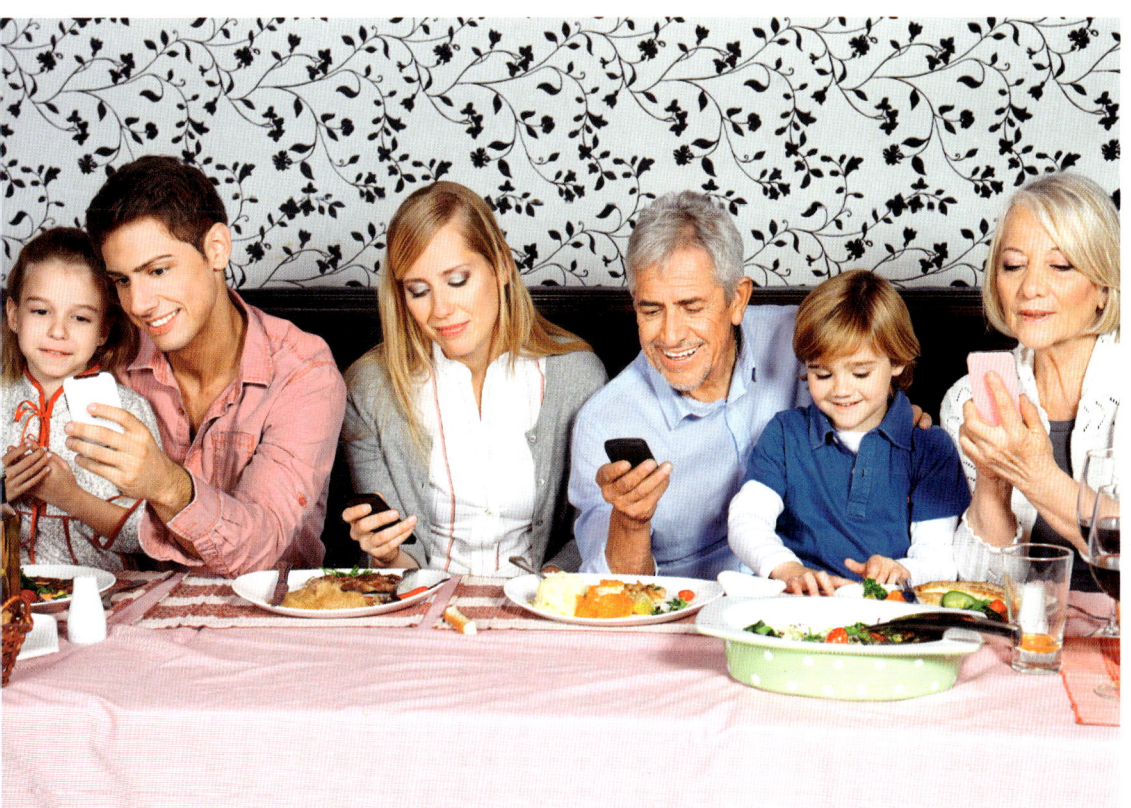

3

DAS „HÖHER, SCHNELLER, STÄRKER" IN DER ARBEITSWELT

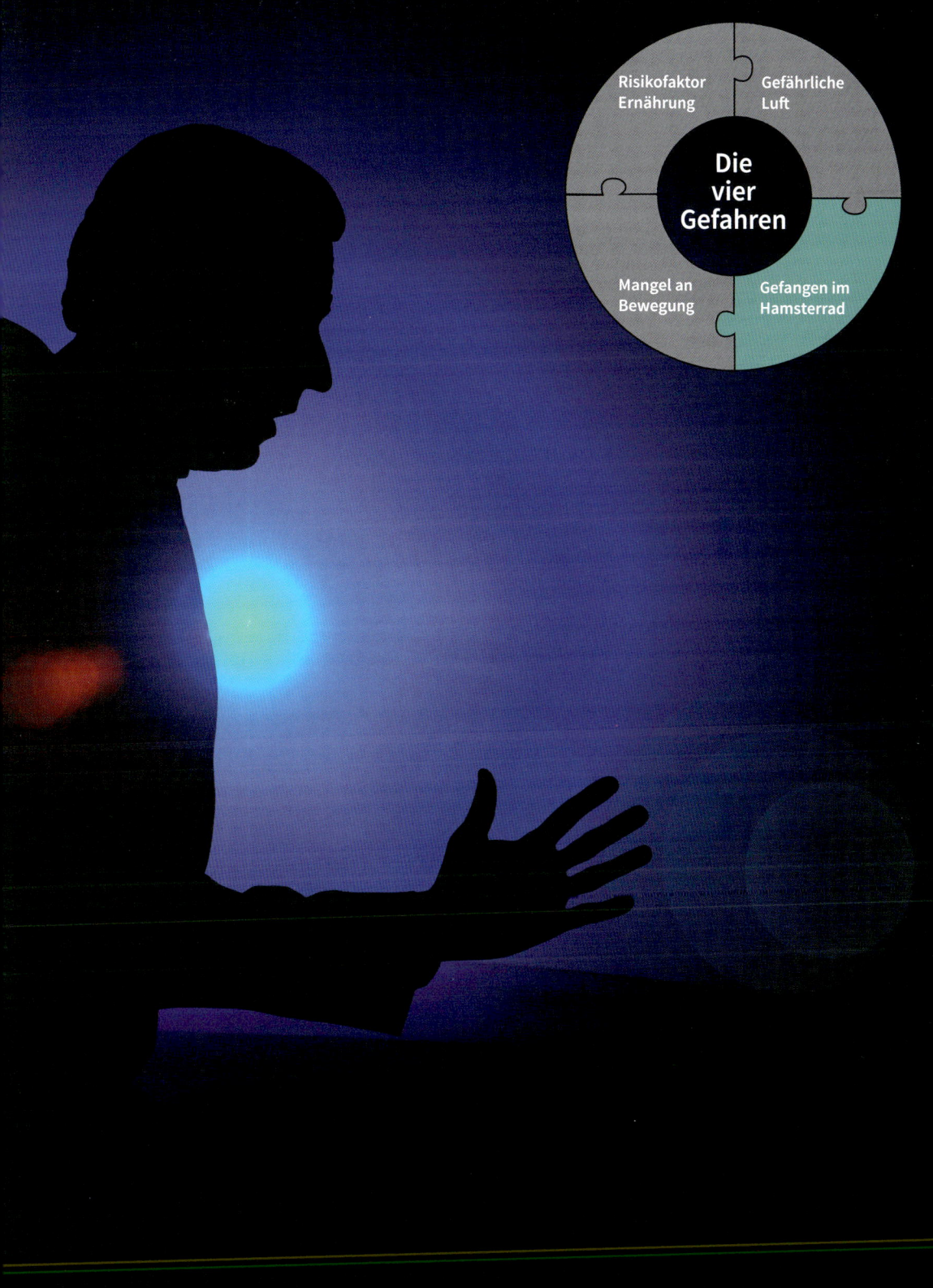

Die
vier
Gefahren

Risikofaktor
Ernährung

Gefährliche
Luft

Mangel an
Bewegung

Gefangen im
Hamsterrad

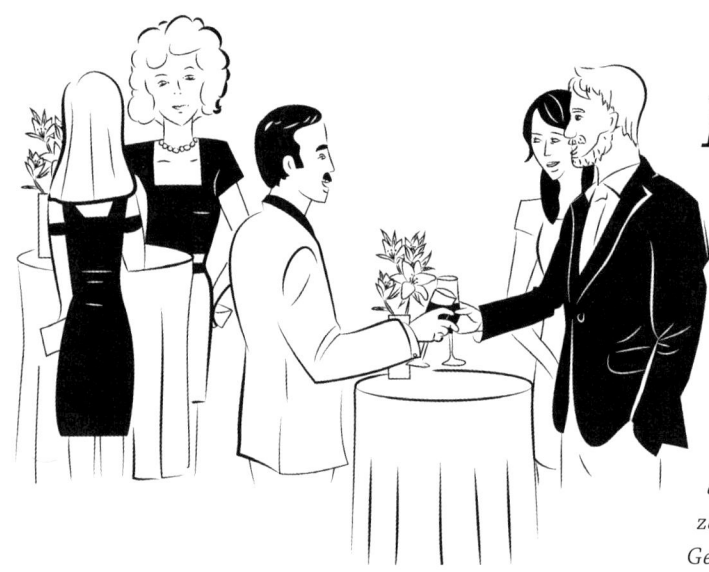

*E*ines muss man schon sagen – wir leben in einer Zeit, in der wir alle Möglichkeiten haben und unseren Ideen und Wünschen keine Grenzen gesetzt sind", schwärmte der eine bei der alljährlichen Firmenfeier, bei der steigende Umsatzzahlen und noch größere Gewinne bejubelt wurden. „Absolut", pflichtete ein anderer bei. „Wenn ich daran denke, für einen Städtetrip übers Wochenende nach New York fliegen zu können, dann bin ich dankbar, jetzt zu leben – und nicht vor 50 oder 100 Jahren, wo gewisser Luxus einfach nicht vorhanden war." Die Männer, beide etwas über 50 Jahre alt, gehörten zum oberen Management. Und so stießen sie mit Sekt auf ihre Gehaltserhöhungen und Boni an.

„Daheim bist du allerdings nie", mischte sich die Frau des einen in die Unterhaltung ein und kam seinem Einwand auch gleich zuvor: „Ja, ja, ich weiß, viel zu tun ... du weißt allerdings schon, dass sich die Kindererziehung und der Haushalt nicht von alleine erledigen. Aber du musst ja immerzu an das Wohl der Firma denken und dich für sie aufopfern." Sie schien sich in Rage zu reden: „Immer mehr und mehr und mehr. Nie seid ihr zufrieden. Ach, meine Nerven!"

Neben dem Trio nippte eine Angestellte an ihrem Apfelsaft und sinnierte in sich hinein: dass die Frau schon recht hätte, dass dies aber das Los von jenen sei, die im Hamsterrad der Wirtschaft gefangen wären. Dass sie auch Dienst nach Vorschrift machen und täglich um 17 Uhr heimgehen könnte – mit dem Risiko, von der nächsten Entlassungswelle betroffen zu sein. „Ich bin schon dankbar diesen Job zu haben, es gibt zu viel Arbeitslosigkeit und ich darf mir nicht erlauben, meine Arbeit zu verlieren. Wer weiß, ob ich etwas Äquivalentes finden würde", sagte sie sich. „Dummer All-Inclusive-Vertrag, den ich damals unterschrieben habe. Aber was soll's. Ich mache meine Arbeit gerne und die Zeit bis zur Pensionierung ist überschaubar." Sie rechnete im Geiste nach. „Es sind noch sieben, acht Jahre …"

Dermaßen in Gedanken verloren hatte sie die Person, die sich an ihre Seite gestellt hatte, nicht weiter beachtet. Erst als die Frau das Wort an sie richtete, zuckte sie zusammen. Sie sprach mit der Geschäftsführerin des Betriebs, einer erfahrenen Frau, die den Ruf besaß, 16 Stunden täglich zu arbeiten, an Wochen- und Feiertagen gleichermaßen, und wenn es sein musste, auch noch länger im Büro zur verweilen. Der Erfolg gab ihr Recht.

„Amüsieren Sie sich", fragte die CEO ihre Angestellte, „ist doch eine nette Party".

„Äh, ja, danke, alles sehr fein hier."

„Hoffen wir nur, dass die Feier nicht ausufert wie im vorigen Jahr, mit zu viel Alkohol und Lärm … sogar zu Sexeskapaden soll es gekommen sein. Und morgen muss ja die Arbeit weitergehen, es gibt immer viel zu tun!"

„Sagen Sie, wie bewältigen Sie denn nur Ihre ganze Arbeitslast?

„Ach, Kindchen", sagte die Ältere zur weniger Älteren. „Wenn Sie sich entschieden haben, diesen Berufsweg zu gehen, dann gibt es keinen Ausweg mehr. Nur den Tod."

Die Angestellte zuckte innerlich zusammen und blickte in einen Saal voller Managerinnen und Manager, voller Arbeiterinnen und Arbeiter und ihren Lebensgefährtinnen und gefährten . Und sie sah lauter Tote.

***

Finden Sie sich in einer der Figuren dieser Firmenfeier wieder? Zählt nicht auch in Ihrem Leben, oder in Teilbereichen Ihres Lebens, das „Schneller, Höher, Stärker" – das ursprüngliche olympische Motto aus dem Jahr 1894 hat im 21. Jahrhundert eine ganz andere Bedeutung erhalten. Alles, was gemacht wird, muss schneller erledigt werden. Es geht immer höher hinauf, wo immer man auf der Karriereleiter gerade steht, oder welche Gewinne verbucht worden sind.

Stagnation bedeutet Stillstand, also Rückschritt, und Rückschritt bedeutet Niederlage. Das darf nicht sein, man will, nein: muss, immer stärker sein als andere.

Leistungsdruck hat es immer schon gegeben. Von einem Schmied im Mittelalter erwartete man sich gleichermaßen gute Arbeit wie von einem Bauern, der für seine Lehnsherren die Felder bestellte. Unsere Vorfahren hatten ein schweres Leben, das aus harter körperlicher Arbeit bestand und kaum Freizeit, um sich zu entfalten. Wir hingegen leben im Spannungsfeld zwischen Regulierung und Individualität. Auch wenn sich Lebens- und Arbeitsbedingungen verändert haben, ist es für uns deswegen nicht einfacher geworden.

Im Gegenteil.

Nun gut – mit dem Tod wird zwar niemand von uns bestraft, wenn eine Arbeit nicht zur Zufriedenheit des Managements oder der Chefs durchgeführt wird. Kündigungen und der damit eventuell verbundene finanzielle und/oder soziale Abstieg sind aber auch nicht gerade reizvoll. Deswegen müssen Mann und Frau, die sich selbst verwirklichen wollen und dabei auch Geld verdienen sollen, heute sogenannte „Wunderwuzzis", Alleskönner sein. Charismatisch, belastbar, jederzeit bereit waren auch unsere Eltern oder Großeltern, doch neue Technologien bewirkten, dass sich das Tempo in der Arbeitswelt vervielfachte. Es ist, als wäre man gestern noch mit einem VW Käfer durch die Landschaft getuckert und heute in einem Ferrari unterwegs. Noch vor 30 Jahren steckte das Internet für die große Masse in den Kinderschuhen, gab es Mobiltelefone für einige wenige Auserwählte, wusste man nicht, was ein E-Mail ist. Da wurde eine Nachricht in den Computer geklopft, ausgedruckt, mit einem Faxgerät versandt. Und dann wartete man oft tagelang auf eine Antwort. Wird heute nicht innerhalb weniger Stunden auf eine E-Mail-Anfrage reagiert, liegt als erste Vermutung nahe, dass der Empfänger verstorben sein könnte.

Wer unter permanentem Leistungsdruck steht, der gibt diesen Druck bewusst oder unbewusst an sein berufliches und privates Umfeld weiter, der verlangt immer mehr von Geschäftspartnern, Zulieferern und auch Kunden. Es gibt keine Ausreden mehr. Sollte ein Anruf verpasst worden sein, so zeichnen die Computer der Mobiltelefone auf, wer sich wann gemeldet hat. Und warum wird dann nicht zurückgerufen?! E-Mails können weltweit, mehr und mehr auch in Flugzeugen, gelesen (und beantwortet) werden. Noch nie in der Geschichte der Menschheit wurde das Individuum so intensiv beobachtet und dessen Leistung ständig bewertet und verglichen, wie es in unserer heutigen Leistungsgesellschaft der Fall ist.

Der Umkehrschluss ist an Banalität nicht zu überbieten. Je größer der berufliche Stress ist, je besser man erreichbar ist, umso länger wird gearbeitet, umso weniger Zeit bleibt, sich und seinem Körper Erholungsphasen zu gönnen. Es ist eben nur vordergründig Urlaubszeit, wenn man am Strand liegend alle 10 oder 15 Minuten die Börsenkurse kontrolliert oder auf den Anruf eines Kollegen wartet, weil man ja so wichtig und unersetzbar ist.

Dem Hamsterrad entrinnt man nicht. Provokant formuliert: Es gibt in der heutigen Arbeitswelt nicht mehr die Unterscheidung zwischen Job und Freizeit, sondern lediglich zwischen produktiver Zeit und den Pausen dazwischen.

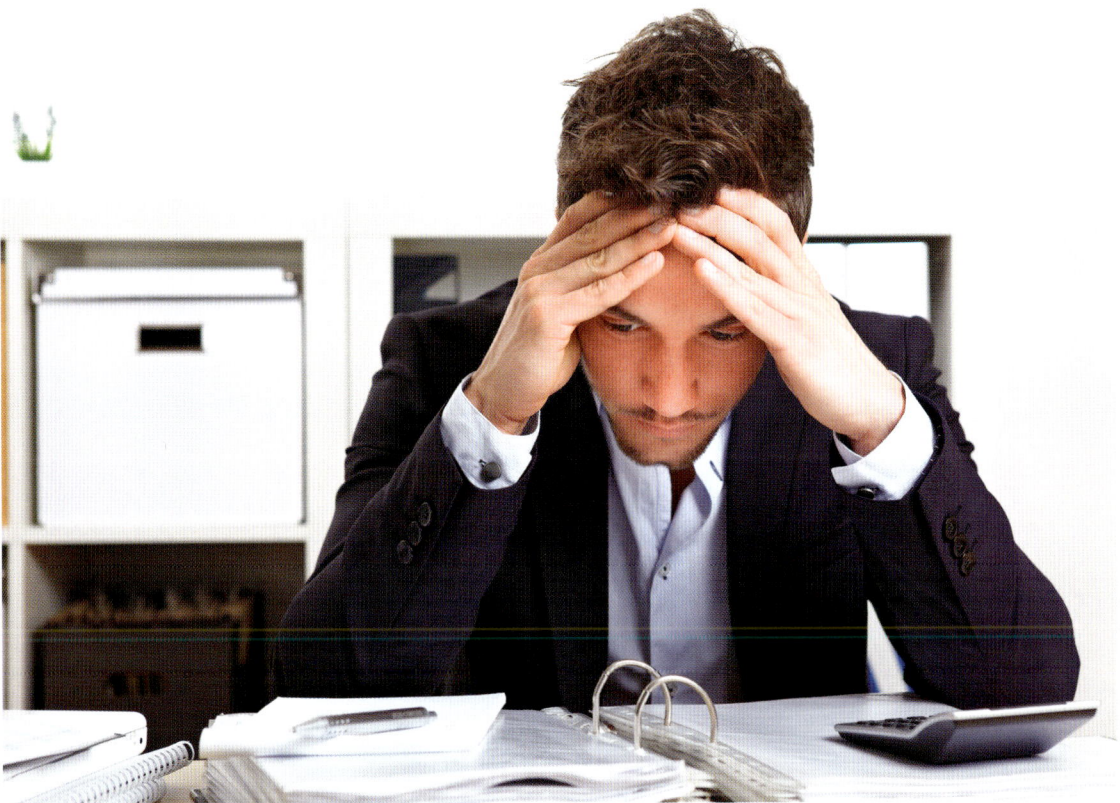

„ALWAYS ON" FÜHRT ZU STRESS, DEPRESSION, BURNOUT

Sie bzw. wir sind somit „always on": always switched on, always online, always on top of the situation, always on the hop. Die Folgen von Arbeitsüberlastung sind bekannt. Sechs von zehn Erwachsenen in Deutschland stehen unter Strom, fast jeder Vierte gibt sogar an, häufig gestresst zu sein. Diese Werte hat die Techniker Krankenkasse in Berlin im Jahr 2015 erhoben. Wichtigste Stressfaktoren sind demnach der Job (46 Prozent), hohe Eigenansprüche (43 Prozent), Termindichte in der Freizeit (33 Prozent), Straßenverkehr (30 Prozent) sowie die ständige digitale Erreichbarkeit (28 Prozent). Letztere betrifft vor allem die Berufstätigen: Drei von zehn Beschäftigten geben an, ihr Job erfordere auch nach Feierabend oder im Urlaub erreichbar zu sein. Und bei ihnen liegt der Stresspegel besonders hoch. 73 Prozent leiden unter Stress, vier von zehn „always on"-Beschäftigten stehen unter Dauerdruck.

Nun wird richtigerweise festgehalten, dass in der Betriebsorganisation Mängel vorhanden sind, wenn 30 Prozent der Angestellten rund um die Uhr erreichbar sein sollen (oder müssen). Doch die moderne Arbeitswelt bietet mit ihren Regeln und Möglichkeiten Fluch und Segen. Die Stechuhr, die den Arbeitsbeginn und das Dienstende notiert, gibt es nur mehr in den allerwenigsten Fällen, und die Glocke, die die Mittagspause einläutet, auch nicht mehr. Betriebe mit gleitenden Arbeitszeiten stellen nicht mehr die Ausnahme dar, sondern die Regel. Dieser Umstand bringt mit sich, dass die Eigenverantwortung jedes Einzelnen steigt – und dass nicht jeder oder jede damit umgehen kann. Allerdings wird nicht zu wenig gearbeitet, sondern zu viel. Ein Drittel der befragten Dienstleister gab an, Überstunden machen zu müssen, die nicht durch Gleitzeit-Arbeiten ausgeglichen werden können.

Deswegen ist es nicht weiter verwunderlich, wenn sich 43 Prozent der Berufstätigen abgearbeitet und verbraucht fühlen. Dies erklären vor allem Arbeiter und Manager im höheren Erwerbsalter, jene, die sich Gedanken um die letzten Jahre ihres beruflichen Daseins vor der Pensionierung machen. Werde ich durchhalten? Kann ich das Arbeitspensum, das von mir verlangt wird, bis zuletzt erbringen? Kann ich mich gegen die betriebsinterne Konkurrenz, die jünger, ausdauernder, hungriger, vielleicht auch moderner ist, behaupten? Doch fällt auf, dass auch 37 Prozent der Beschäftigten unter 40 Jahren das Gefühl bereits kennen: Insgesamt macht sich fast ein Fünftel der Berufstätigen Sorgen, das Arbeitstempo nicht mehr mithalten zu können. Die Zahlen sehen in Österreich nicht viel anders aus. 45 Prozent der Arbeitnehmer in Österreich

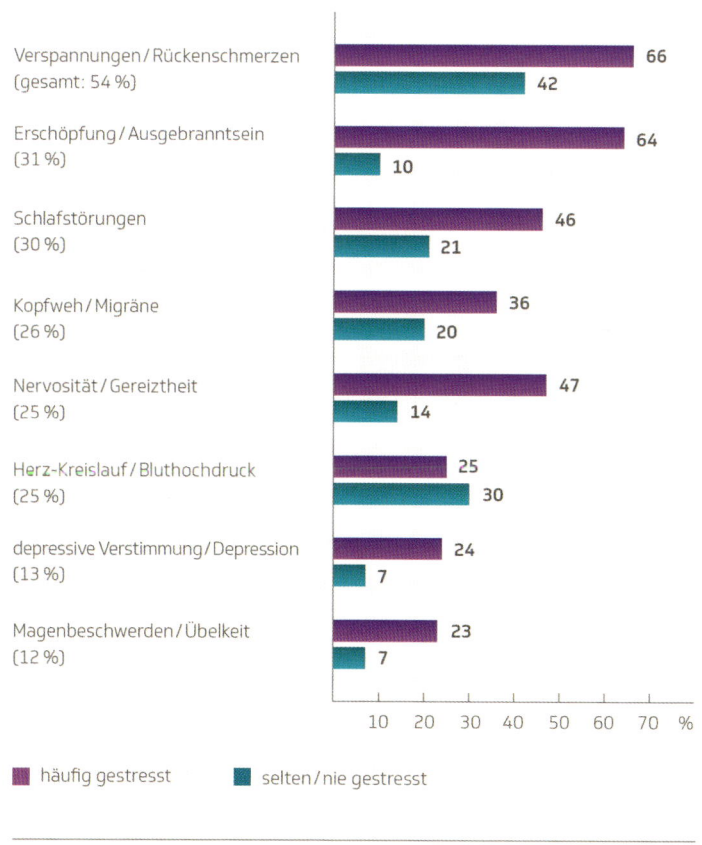

Fast jeder Dritte fühlt sich oft ausgebrannt
Häufige oder dauerhafte Beschwerden nach individueller Stressbelastung

Beschwerde	häufig gestresst	selten/nie gestresst
Verspannungen/Rückenschmerzen (gesamt: 54 %)	66	42
Erschöpfung/Ausgebranntsein (31 %)	64	10
Schlafstörungen (30 %)	46	21
Kopfweh/Migräne (26 %)	36	20
Nervosität/Gereiztheit (25 %)	47	14
Herz-Kreislauf/Bluthochdruck (25 %)	25	30
depressive Verstimmung/Depression (13 %)	24	7
Magenbeschwerden/Übelkeit (12 %)	23	7

■ häufig gestresst   ■ selten/nie gestresst

Quelle: TK-Stressstudie 2016   Mehrfachnennungen möglich

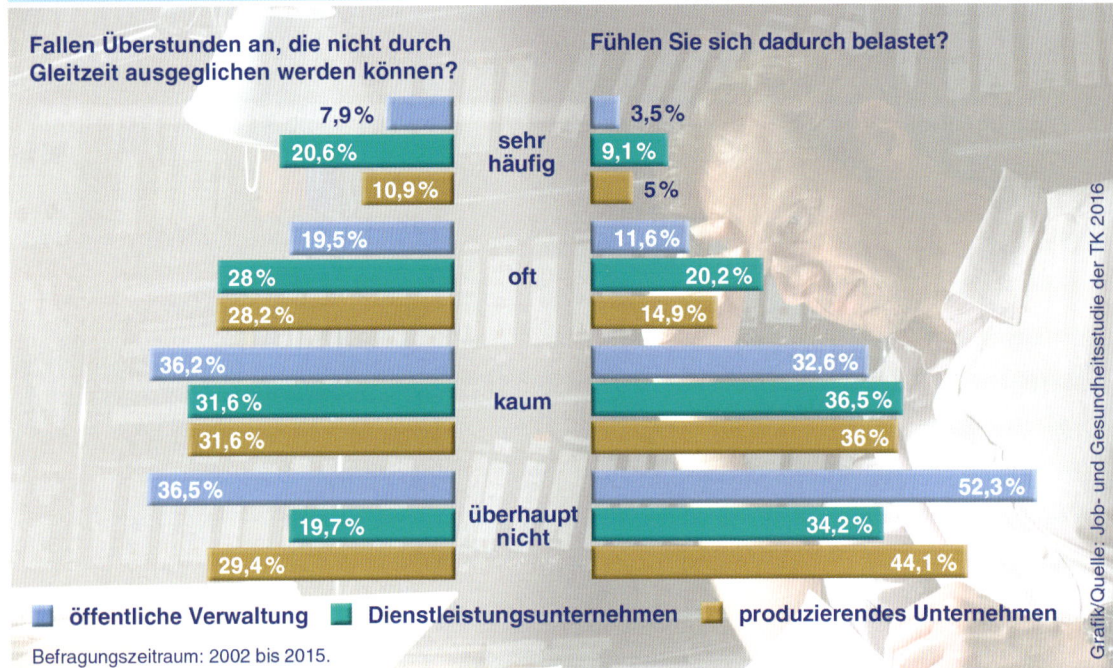

Dienstleister schieben die meisten Überstunden – fast ein Drittel durch Mehrarbeit belastet

Fallen Überstunden an, die nicht durch Gleitzeit ausgeglichen werden können?

Fühlen Sie sich dadurch belastet?

	sehr häufig	
7,9%		3,5%
20,6%		9,1%
10,9%		5%

	oft	
19,5%		11,6%
28%		20,2%
28,2%		14,9%

	kaum	
36,2%		32,6%
31,6%		36,5%
31,6%		36%

	überhaupt nicht	
36,5%		52,3%
19,7%		34,2%
29,4%		44,1%

■ **öffentliche Verwaltung** ■ **Dienstleistungsunternehmen** ■ **produzierendes Unternehmen**

Befragungszeitraum: 2002 bis 2015.

Grafik/Quelle: Job- und Gesundheitsstudie der TK 2016

sind regelmäßig oder permanent Stress ausgesetzt, wie die Europäische Agentur für Sicherheit und Gesundheitsschutz am Arbeitsplatz feststellte.

Stress kann als Belastung oder Herausforderung empfunden werden, je nachdem, ob die Arbeit Spaß macht oder Frust mit sich bringt. Deutschland, 2015: 20 Prozent hassen ihren Job. 25 Prozent sehen den Beruf als reinen Broterwerb. Da ist nicht nur der Stress vorhanden, sondern auch die Depression nicht mehr weit. Auch sollen laut neuesten Erkenntnissen zusätzlich die rapide steigenden Umwelt- und Nahrungsmittel-Gifte, und hier speziell die Schwermetalle, für depressive Auswirkungen sorgen.

***

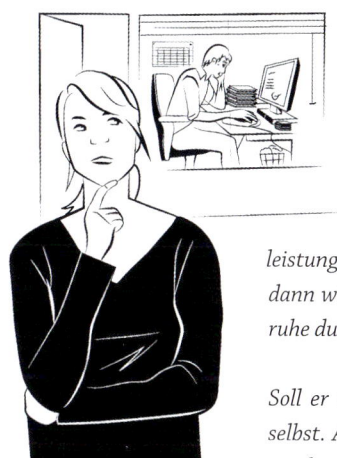

Sonderbar, dachte sich die Angestellte, was denn da wohl los ist? Hat er private Probleme? Wird ihm auch endlich einmal die Arbeit zu viel?

Vor wenigen Tagen war er noch hyperaktiv und fleischgewordenes Multitasking und nun verfällt er mehr und mehr, wird immer unkommunikativer und leistungsschwächer. Und wenn er sich aufrafft, was zu machen, dann wirken seine Aktionen von Rastlosigkeit und innerer Unruhe durchsetzt.

Soll er sich doch ein paar Tage freinehmen, sagte sie zu sich selbst. Aber nein, das geht ja nicht. Er glaubt ja, dass er unersetzbar ist.

***

Wir sprechen hier nicht davon, dass der eine oder andere niedergeschlagen ist und „depressiv" wirkt. Jeder und jede hat bessere und schlechtere Tage, schwimmt auf der Welle des Erfolgs oder muss sich gerade nach einem Rückschlag wieder sammeln. Doch, hey, morgen ist ein neuer Tag, die Sonne wird scheinen und das Leben geht weiter. Kurz mal „depressiv" sein und sich von anderen sagen lassen: „Jetzt sei doch nicht so depressiv!", bedeutet nicht, dauerhaft an Depressionen zu leiden. Depressionen sind eine ganz andere Kategorie – kein Gemütszustand, sondern eine Krankheit.

Eine Depression kann biochemische, körperliche oder seelische Ursachen haben, beispielsweise, wenn eine Störung verschiedener Überträgersubstanzen (Neurotransmitter) im Gehirn vorliegt und Serotonin und/oder Noradrenalin in unzureichendem Ausmaß vorhanden sind. U. a. wird zwischen endogener und exogener Depression unterschieden. Eine endogene („von innen kommende") Depression tritt ohne erkennbare äußere Ursache auf. Neben erblichen Faktoren werden vielschichtige biologische Ursachen vermutet, die zu veränderten Stoffwechselvorgängen im Gehirn führen. Es scheint zu einem Defizit an Serotonin, Noradrenalin, Dopamin und anderen Botenstoffen zu kommen. Offenbar deshalb spricht diese Art von Depression besonders gut auf Psychopharmaka mit stimmungsaufhellender Wirkung an, die dieses Defizit beheben. Eine exogene Depression ist eine depressive Verstimmung, die auf äußere Ereignisse, Frustrationen oder innere Konflikte zurückgeführt werden kann. Im Gegensatz zur klassischen endogenen Depression wird von einer neurotischen Depression nur gesprochen, wenn keine Halluzinationen und Wahnvorstellungen auftreten. Charakteristisch ist dafür das Abendtief statt des typischen Morgentiefs bei der endogenen Depression.

Erkrankungen wie Schlaganfall oder Herzinfarkt können ebenfalls Depressionen hervorrufen. Psychische Ursachen der Krankheit sind auf Enttäuschungen oder Misserfolge im beruflichen/privaten Umfeld zurückzuführen, auf Negativspiralen im Denken und Handeln, die durch Stress bei der Arbeit und durch existenzielle Problemstellungen hervorgerufen werden. Wie sieht meine Zukunft in diesem Unternehmen aus, wenn ich nicht weiter voll leistungsfähig bin? Was wird aus mir, wenn ich diesen Job verliere? Haus und Auto sind noch abzubezahlen, ich kann mir nicht leisten zu versagen. Dies sind Fragen und Sätze, die Stress auslösen, zu noch längeren Arbeitstagen führen und letztlich in der Krankheit enden.

Psychische Krankheitszeichen einer Depression

* **Niedergeschlagenheit**
  Die Stimmung ist herabgesetzt, schwermütig, alles scheint trostlos und ohne Sinn zu sein. Es dominieren Gefühle der Hoffnungslosigkeit, Hilflosigkeit und inneren Leere.
* **Angst**
  Depressive Menschen leiden häufig unter Angstzuständen bis hin zu Panikattacken. Häufig bestehen Trennungs- und Verlustängste, Angst zu versagen, Angst vor der Zukunft oder Angst vor sozialen Kontakten. Aufgaben, die früher mühelos bewältigt wurden, scheinen die Betroffenen nun nicht mehr gewachsen zu sein. Eine Angst vor Verarmung kann sich bis zum Verarmungswahn steigern.
* **Antriebslosigkeit**
  Die Betroffenen sind kraftlos, ergreifen nicht mehr die Initiative, sie sind rasch erschöpft, manchmal apathisch, Antrieb und Schwung fehlen, jede Bewegung scheint zu viel zu sein. Selbst alltägliche Verrichtungen erfordern größte Anstrengung. Typisch ist das so genannte „Morgentief".

- **Mangelnde Lebensfreude und Interesselosigkeit**

  Das Interesse für Dinge und Tätigkeiten, die früher eine Bedeutung hatten, geht verloren. Die Betroffenen vermeiden soziale Kontakte, stellen Hobbys ein, können ihre Arbeit nicht mehr bewältigen und ziehen sich ins Bett zurück. Oft kommt es zu einer völligen Gleichgültigkeit. Depressive Menschen klagen oft über eine „Leere im Kopf". Ein wichtiger Hinweis auf eine Depression ist die Aussage: „Ich habe an nichts mehr Freude". Die Mimik und Gestik ist bei vielen Patienten wie erstarrt, die Stimme leise und monoton.

- **Gefühl der inneren Leere**

  Alle Empfindungen scheinen abgestorben zu sein, die Betroffenen fühlen sich leer, ausgebrannt, wie versteinert. Viele sind unfähig zu trauern oder zu weinen. Depressive Menschen klagen oft über ein „Gefühl der Gefühllosigkeit" und die Unfähigkeit überhaupt noch Gefühle empfinden zu können („Ich bin wie versteinert").

- **Antriebssteigerung und innere Unruhe**

  Depressionen können sich auch durch Unruhe, Nervosität, „unter Strom stehen" und Rastlosigkeit (Fachausdruck: Agitiertheit, agitierte Depression) äußern. Einige Patienten laufen unruhig, verzweifelt und wie getrieben hin und her.

- **Pessimismus**

  Probleme werden überbewertet, es werden nur noch die negativen Seiten gesehen. Die Depressiven sind oft ratlos, verzagt, pessimistisch.

- **Mangelndes Selbstwertgefühl und Selbstvertrauen**

  Depressiv Erkrankte entwickeln in vielen Fällen eine pessimistische Einstellung gegenüber sich selbst, den eigenen Fähigkeiten, dem eigenen Aussehen oder der Zukunft. Für depressive Menschen scheint nicht nur die Umwelt grau in grau, auch das Selbstbewusstsein und die realistische Einschätzung der eigenen Fähigkeiten geht verloren. Die Betroffenen leiden unter Minderwertigkeitsgefühlen und einer allgemeinen Unsicherheit, oft verbunden mit starker Grübelneigung.

- **Beeinträchtigtes Zeitgefühl**

  Depressive haben oft ein gestörtes Zeiterleben, die Zeit scheint nicht zu vergehen, es fehlt das innere Bild für Zeitabläufe.

(Quelle: www.angelini.at)

Entschuldigen Sie den Sarkasmus: Mit ein bisschen Stress, chronischer Müdigkeit und Konzentrationsschwäche haben Sie sich leider noch lange nicht eine Tapferkeitsmedaille verdient. Dafür müssen Sie schon an Burnout leiden oder in die Depression gleiten. Ende des Sarkasmus.

Ist der Sarkasmus angebracht? Sehr wohl! Denn Burnout wird in der neoliberalen, nur gewinnmaximierenden Arbeitswelt als Ritterschlag für den uneigennützigen Angestellten gesehen. Dieser ist wie ein Söldner, der seine eigenen Bedürfnisse hintanstellt und ganz seinem Dienstherren folgt. Ein spartanischer Kämpfer bei den Thermopylen hat zumindest seine Heimat gegen die persische Überlegenheit (letztlich erfolglos) zu verteidigen versucht. Ein Söldner in einem Konzern des 21. Jahrhunderts erhält seinen Sold und macht andere reicher. Und wenn er stirbt – in Krankenstand oder Pension geht, oder im wahrsten Sinne des Wortes zusammenbricht – dann rückt der nächste aus der Phalanx auf. Die Schlacht bei den Thermopylen 480 v. Chr. und die Wirtschaftswelt der heutigen Zeit verbinden Parallelen, die auf den ersten Blick nicht unbedingt erkennbar sind.

Human Resources – ein Begriff für die neuen Ausbeuter

Burnout geschieht nicht von heute auf morgen, sondern ist ein langer, schleichender Prozess, der sich über Monate oder gar Jahre hinziehen kann – und der lange unerkannt bleibt. Denn Burnout kann mit einem idealistischen Drang sich zu beweisen und verstärktem Einsatz in der Arbeit beginnen, sich mit der Vernachlässigung der eigenen Bedürfnisse, der eigenen Ernährung fortsetzen; dafür werden mehr Kaffee, Nikotin und Pharmaka konsumiert, um chronische Müdigkeit zu überwinden. Wer die Zeichen nicht erkennt und nicht dagegen steuert, verleugnet in weiterer Folge auftretende Herausforderungen, zeigt Intoleranz und bagatellisiert Situationen, zieht sich von der Umwelt zurück, isoliert sich und begegnet anderen mit Zynismus und aufgesetztem Verhalten. Wer Hilfestellungen geben möchte und besorgt ist, wird als Kritiker abgekanzelt und mit aggressiv abwertendem Verhalten vertrieben.

Und dann sind wir schon ganz nah an der Tapferkeitsmedaille. Die letzten Stadien des Burnout-Zyklus nach Freudenberger sind Depersonalisation – der Verlust des Gefühls für die eigene Persönlichkeit und den eigenen Körper –, innere Leere und existentielles Vakuum, schwere Depression, in der man freudlos, lustlos, antriebslos ist. Und ganz zuletzt steht der komplette Zusammenbruch. Die völlige Burn-out-Erschöpfung zeigt sich mit schweren körperlichen Symptomen. Der Patient ist ein Selbstmord-Kandidat.

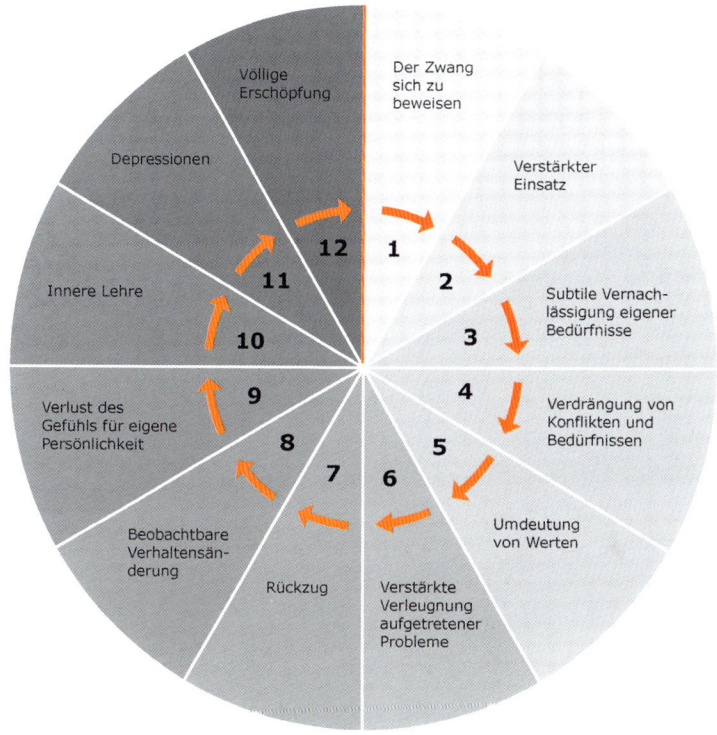

Burnout-Zyklus nach Freudenberger

Studien haben ergeben, dass sechs bis sieben Prozent der Arbeitnehmer in Österreich Burnout-gefährdet sind; in Risikoberufen wie beispielsweise in Sozialberufen, bei Polizisten, Lehrern, im Finanzwesen, im Marketing, bei Selbständigen mit hohem Erwerbsdruck oder Führungskräften kann der Anteil aber bis zu 20 Prozent betragen. Burnout ist teuer, nicht nur für die Betroffenen, auch für die Wirtschaft. Laut Schätzungen der österreichischen Arbeiterkammer kostet Burnout jährlich fast dreieinhalb Milliarden Euro, das Österreichische Institut für Wirtschaftsforschung verdoppelt diese Schätzung noch und rechnet dabei auch all jene ein, die ihre Überforderung, ihre Erschöpfung oder die Qual ihrer Unterforderung, medikamentös behandeln und nicht mehr vollkommen leistungsfähig sind.

Ähnliche Zahlen wurden in Deutschland erhoben. Jeder fünfte Erwerbstätige erlebt Burnout-ähnliche Phasen. 2010 waren Berufstätige fast 10 Millionen Tage wegen Burnout-Symptomen krankgeschrieben. Das heißt übersetzt: Rund 40.000 Arbeitskräfte fehlten über das ganze Jahr im Büro oder an der Werkbank, weil sie sich ausgebrannt fühlten und erkrankt waren. 2011 waren es knapp 60 Millionen Arbeitsunfähigkeitstage aufgrund psychischer Erkrankung. Dies bedeutete einen Anstieg um mehr als 80 Prozent in den vergangenen 15 Jahren. Tendenz: steigend. Zwischen 2004 und 2015 hatte sich der Dienstzeitausfall in

Im „Holz-Pyjama" aus der Arbeit?!

der Diagnosegruppe Z73 („Probleme mit Bezug auf Schwierigkeiten bei der Lebensbewältigung") von 13,9 auf 100 Tage je 1000 Erwerbstätiger um das Siebenfache erhöht (erhoben von der AOK).

Um auch die andere Seite der Medaille zu beleuchten und der ganzen Wahrheit die Ehre zu geben: Es gibt auch immer mehr Unternehmen, die „Slow-Life" propagieren und ihren Mitarbeitern empfehlen, das Diensthandy außerhalb der Arbeitszeit einfach auszuschalten.

***

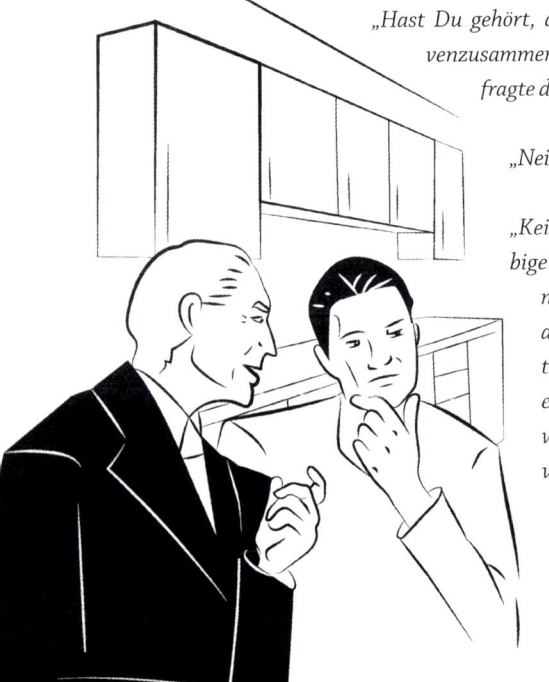

„Hast Du gehört, dass unser Kollege im Außendienst einen Nervenzusammenbruch, oder vielleicht etwas mehr, erlitten hat", fragte der eine Manager den anderen in der Kaffeeküche.

„Nein, was ist denn passiert? Was ist: etwas mehr?!"

„Keine Ahnung. Der ist seit Monaten immer einsilbiger und zurückgezogener geworden. Ich erinnere mich, wie er vor einem oder eineinhalb Jahren, als er bei uns anfing, voller Tatendrang sprühte! Wollte mehr und mehr Agenden zugeteilt erhalten, machte unbezahlte Überstunden und war mit Feuereifer bei der Sache. Na ja, er hätte vielleicht hin und wieder was delegieren können,

aber wie heißt es so schön: Wenn du willst, dass was richtig gemacht ist, dann mach es selbst.

Ich denke, dass er einfach zu großem Stress ausgesetzt war, sich selber immer höhere Ziele setzte und dieses Engagement von uns auch noch unterstützt oder forciert wurde. Diesen Eindruck hat mir seine Frau bestätigt, als ich sie einmal in der Stadt traf. Sie meinte, dass er nur für die Firma lebt und alles andere immer unwichtiger würde. Dass er kaum ein Familienleben hätte, keinen Sport treibe, keinem Hobby nachginge, sich auch noch schnell und schlecht ernähre. Und dass man gar nicht mehr mit ihm reden könne, er wäre sofort eingeschnappt und aggressiv ...“

„Da ist es uns ja noch gut ergangen“, grinste der andere frech, „hier hat er sich zumindest nie daneben benommen.“

„Lustig finde ich das nicht. Fakt ist, dass er niemanden mehr an sich ranließ, auch uns nicht, wenn du dich erinnerst. Es ging nur um die Arbeit und weitere Aufgaben und Herausforderungen. Gut und recht, solange alles passt und er sein Pensum erbringt. Aber unangenehm für uns alle, besonders für ihn selbst, wenn es nicht mehr hinhaut. Der Notarzt und die Rettung haben ihn gestern von seinem Arbeitsplatz abgeholt. Er wird uns länger ausfallen. Und das bedeutet für uns einen hoffentlich nur vorübergehenden Verlust einer wichtigen Arbeitskraft. Wir müssen Aufgaben auf andere verteilen, und wie du weißt, ist bei uns keiner unterbeschäftigt. Oder wir müssen eine neue Person anlernen. Verdammt, mit Knowhow, das im Krankenbett liegt, fangen wir hier nichts an!“

Sie nippten nachdenklich an ihrem Kaffee; jeder für sich stellte sich insgeheim die Frage, welches Niveau an Überarbeitung und Überanstrengung er eigentlich erreicht hatte. War er der nächste, der nicht auf zwei Beinen, sondern vier Rollen hinausgeschafft würde? Ach – so schlimm würde es doch nicht kommen. Wenn andere sich nicht managen können: selber schuld. Doch der Samen des Zweifels war gesät und begann Wurzeln zu schlagen.

„Na, wie auch immer“, meinte der zweite Kollege zum bisherigen Wortführer. „Ich freue mich schon auf mein verlängertes Wochenende in den Alpen und auf den Urlaub in Asien. Wenn wir auch Workaholics sind, was brauchen wir denn mehr als unsere Jobs, unser Gehalt, Luft zum Atmen, und was zum Essen?“

4 IN DER BEWEGUNGS-FALLE

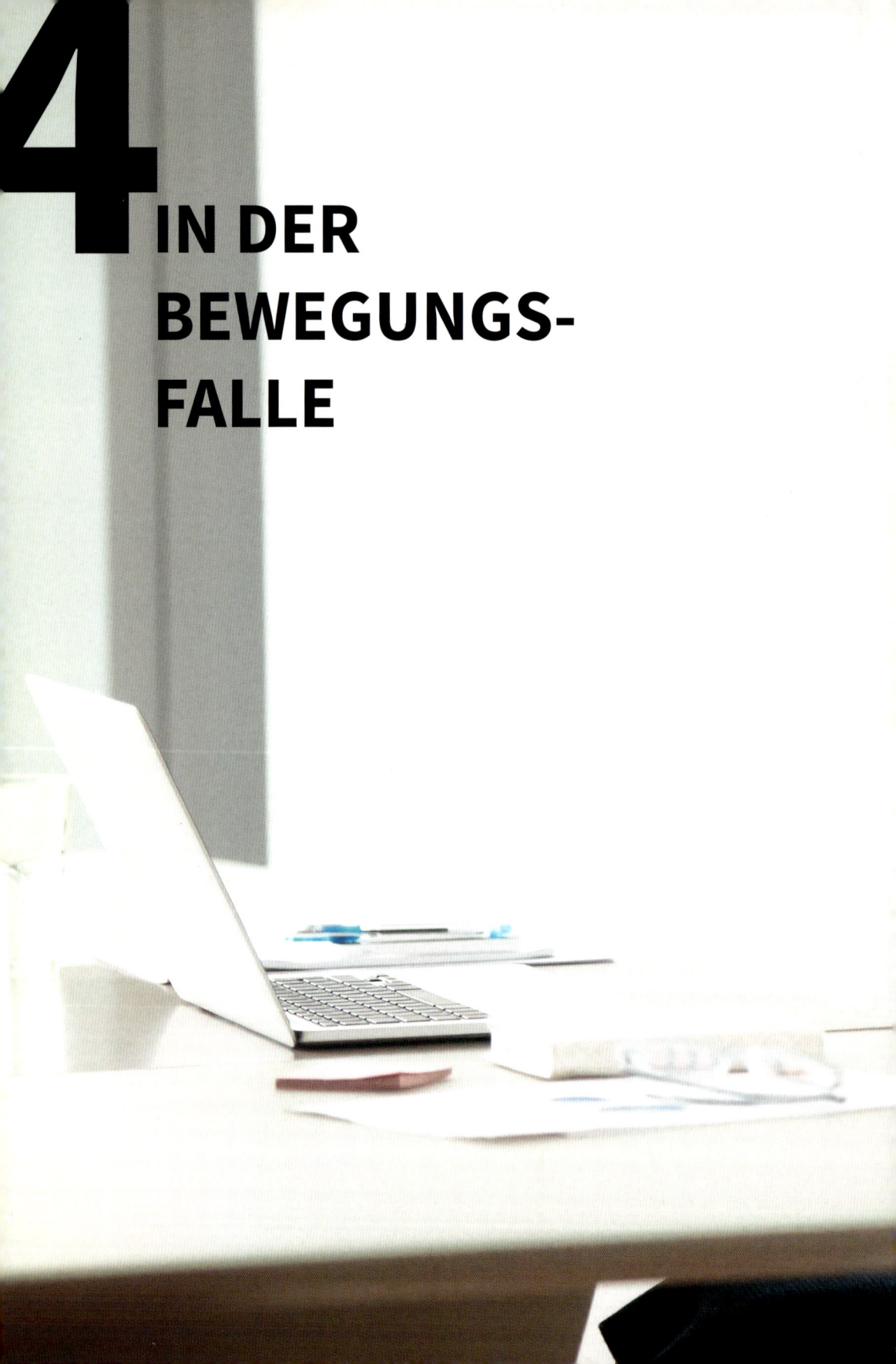

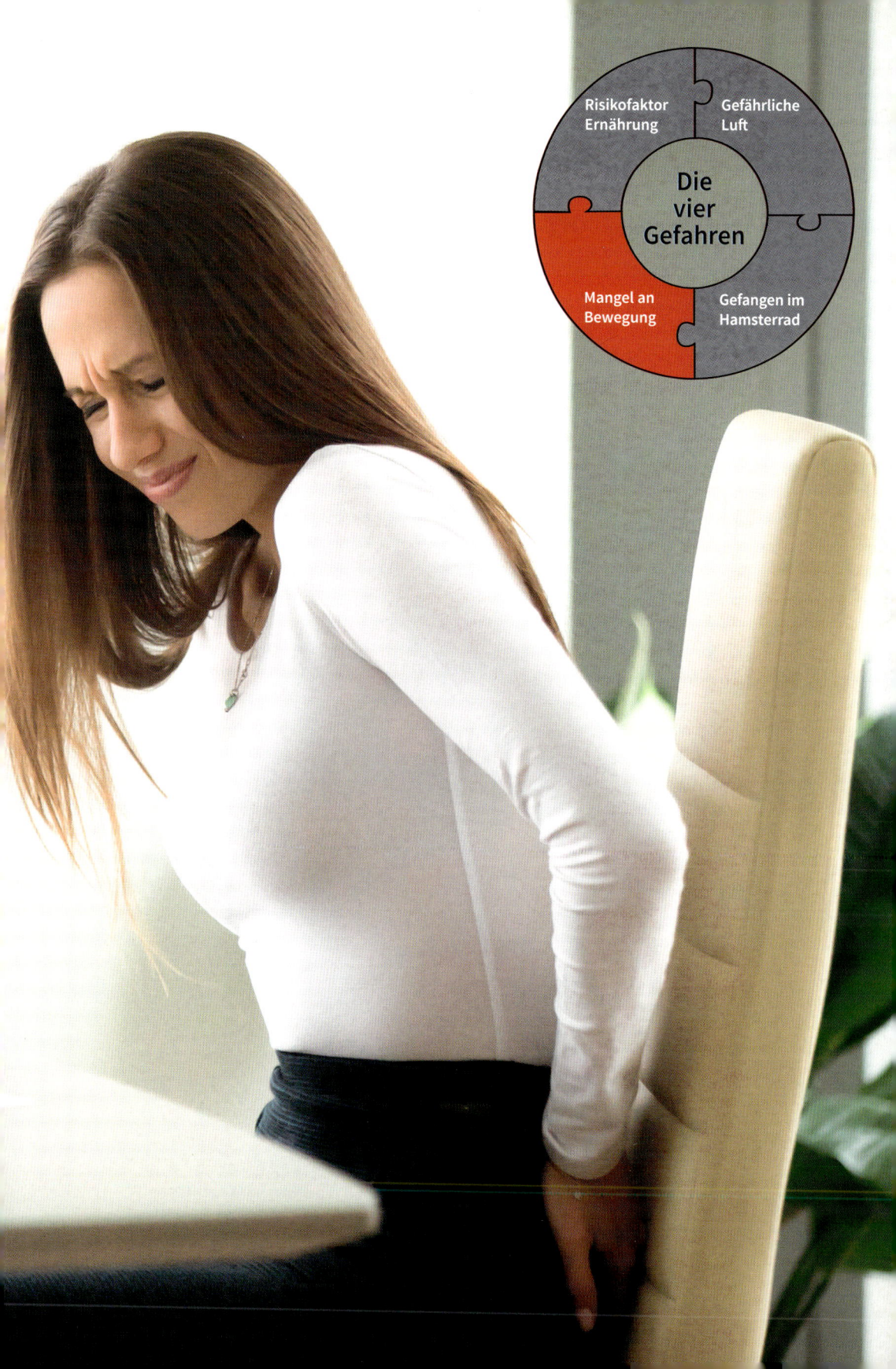

Risikofaktor
Ernährung

Gefährliche
Luft

Die
vier
Gefahren

Mangel an
Bewegung

Gefangen im
Hamsterrad

Ein Vertreter von Statistik Austria hat vor mehreren Jahren sinngemäß formuliert: Wenn Inzidenz und Prävalenz von chronischen Erkrankungen weiterhin in diesem Ausmaß ansteigen, wird Österreich in 30 Jahren ein einziges Krankenhaus und Pflegeheim. Vielleicht ist diese Vorhersage etwas zu plakativ, allerdings ist aus den Zahlen der Pflegeanträge zumindest der Trend in die erwähnte Richtung nachvollziehbar. Insgesamt haben in Österreich nach Zahlen des Sozialministeriums mit Stand Jänner 2017 fast 500.000 Menschen Pflegegeld bezogen – Tendenz steigend! Dabei waren es 2014 „lediglich" 457.000. Und auch die Zahl der Pflegefälle in Deutschland steigt rapide an. Waren es 2001 2,1 Millionen Menschen, so sind es aktuell über 2,5 Millionen. 2020 werden es 2,9, 2030 3,4 Millionen sein!

Chronische Erkrankungen und Pflege gehen Hand in Hand mit Inaktivität und Bewegungsarmut. Statistisch gesehen sind lediglich 18 bis 22 Prozent der österreichischen Bevölkerung dreimal wöchentlich körperlich aktiv (dafür sind rund 9 Prozent aller Todesfälle in der Alpenrepublik auf körperliche Inaktivität zurückzuführen).

WHO-Bewegungsempfehlung

150 Minuten pro Woche moderate Aktivitäten, wie entspanntes Radfahren oder Spazierengehen, oder 75 Minuten Aktivitäten mit höherer Intensität, wie Ballspielen oder Joggen. Zusätzlich mindestens zweimal pro Woche muskelkräftigende Übungen. So lauten die Bewegungsempfehlungen der WHO für Erwachsene.

In Deutschland sieht die Situation nicht viel anders aus. Laut Gesundheitsberichterstattung des Bundes, die das Robert-Koch-Institut 2012 vorgelegt hat, schaffen es nur 39 Prozent der Erwachsenen, die Bewegungsempfehlungen der WHO Woche für Woche umzusetzen. (Und 7,5 Prozent sterben aufgrund mangelnder Bewegung.) Die Tendenz ist fallend, denn bei entsprechenden Untersuchungen 2009 waren es noch 42 Prozent, 2010 noch 40 Prozent. Schaut man auf das Bewegungsverhalten von Kindern und Jugendlichen in Deutschland, so liefert die ebenfalls vom Robert-Koch-Institut 2013 veröffentlichten KiGGS-Studie alarmierende Zahlen: In der Altersgruppe der 11- bis

17-Jährigen erreichen nur jeder vierte Junge und nur jedes sechste Mädchen die aktuelle Empfehlung für diese Altersgruppe, täglich mindestens eine Stunde körperlich-sportlich aktiv zu sein. Bei Mädchen mit niedrigem sozialem Status oder Migrationshintergrund ist die Inaktivität sogar noch stärker ausgeprägt.

Gesundheit, Übergewicht, Bewegungsmangel und falsche Ernährung sind keine Frage des Zufalls, sondern Konsequenz individueller Gesundheitsstrategien. Leider haben viele Menschen verlernt, diverse Warnsignale ihres Körpers zu beachten und entsprechend darauf zu reagieren. Auch Sie haben sicher schon öfter körperliche Hinweise ignoriert, mit Koffein, Nikotin, Alkohol, Medikamenten gedämpft, oder aber verdrängt. Wenn Sie die kleinen und größeren, immer wieder auftretenden Warnsignale Ihres Körpers ignorieren und über längere Zeit ohne Rücksicht auf die Gesetzmäßigkeiten zwischen Belastung und Entspannung Ihr Leben gestalten sowie keinen Raum für Innehalten und Zufriedenheit schaffen, dürfen Sie sich nicht wundern, wenn die Quittung in Form von Burnout, psychosomatischen Störungen, dem Auftreten von Risikofaktoren bzw. Einschränkungen der Lebensquali-

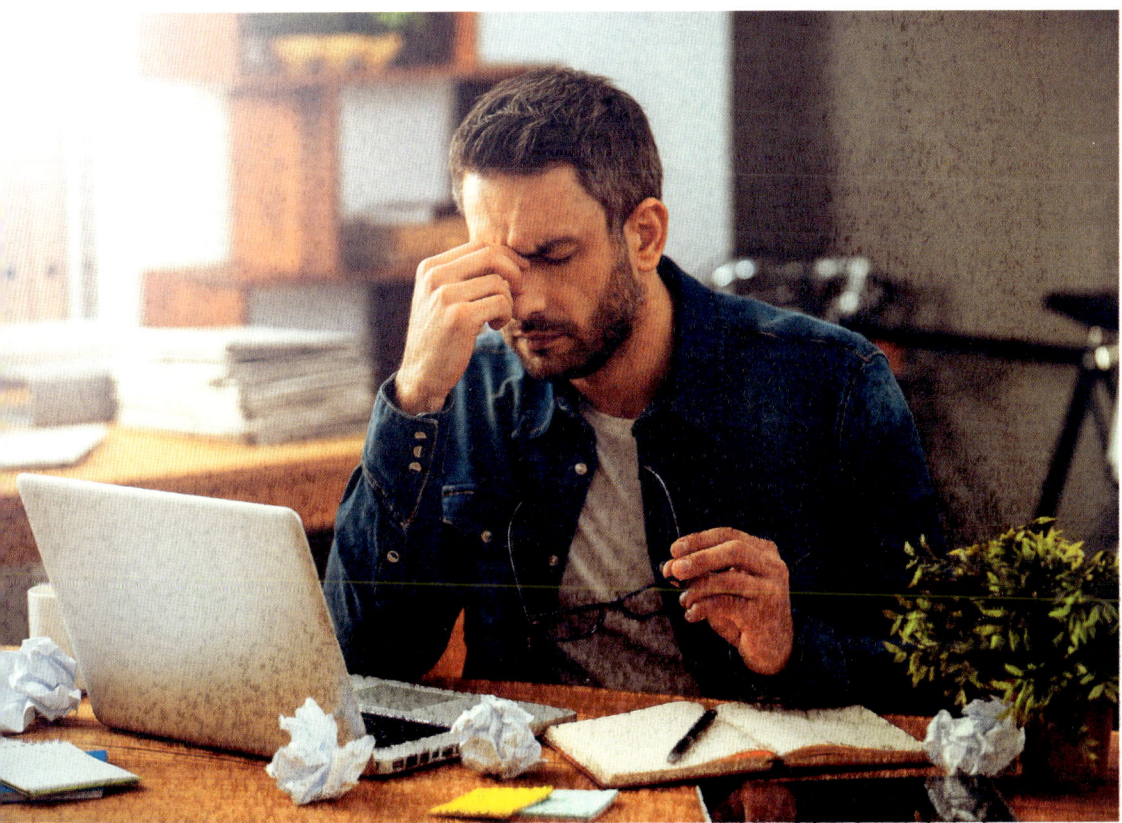

tät, Mobilität und Lebenszufriedenheit sowie vielfach frühzeitigem Tod präsentiert wird.

Als Beispiel der Interaktion von physischer Aktivität bzw. Inaktivität und dem Kontinuum Gesundheit – Krankheit werden in eindrucksvollen Publikationen jene Risikofaktoren aufgelistet, welche durch lang dauernde körperliche Inaktivität auftreten bzw. verstärkt werden können (man spricht vom „Exercise Deficiency Syndrome"), zu den dafür typischen Krankheitsbildern führen können und schließlich als „Sedentary Death Syndrome" enden.

Reglos sollten wir nur tot sein.

Risikofaktoren sind:

- Degenerative Herz-Kreislauf-Erkrankungen, Bluthochdruck, koronare Herzkrankheit (Angina pectoris = Durchblutungsstörung der Herzkranzgefäße, Herzinfarkt), Gefäßerkrankungen, Schlaganfall
- Übergewicht und übergewichtbedingte Erkrankungen
- Diabetes mellitus Typ 2 (Altersdiabetes)

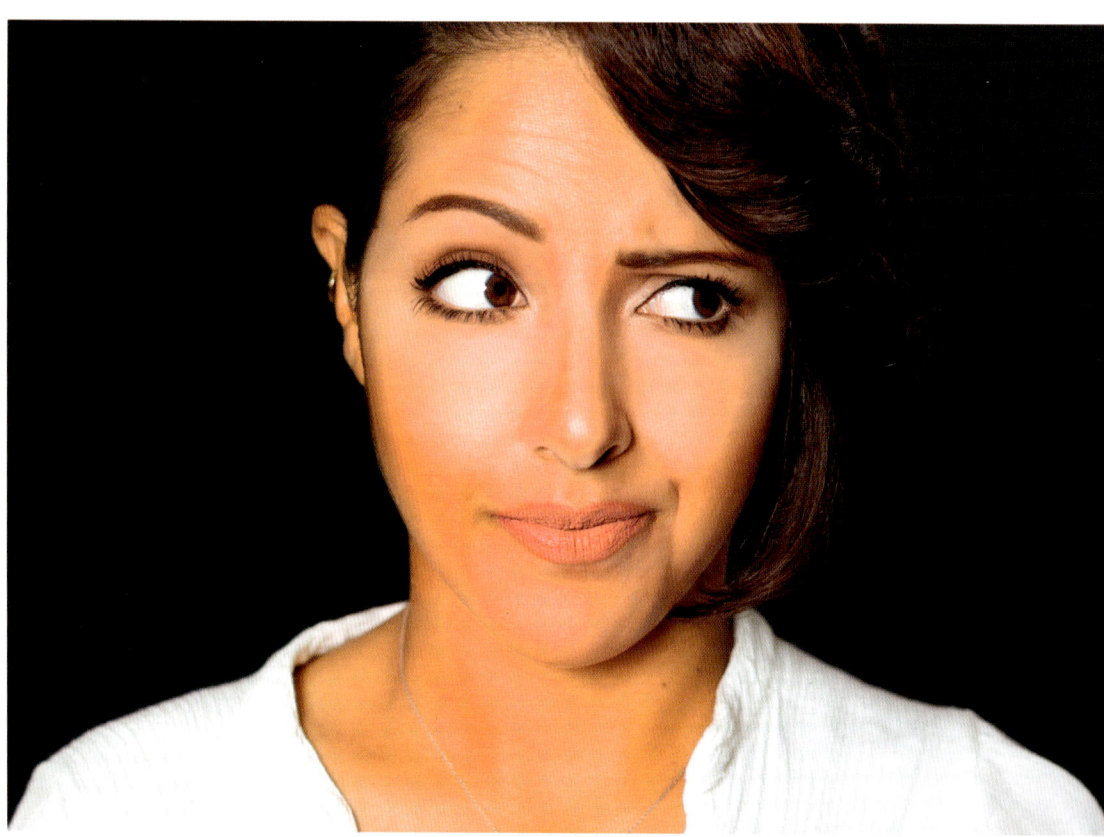

- Fettstoffwechselstörungen, insbesondere Erhöhung des Cholesterin, der Triglyzeride mit hohem LDL- („schlechtes" Cholesterin) und niedrigem HDLSpiegel („gutes" Cholesterin)
- Krebserkrankungen, insbesondere Brust- und Dickdarmkrebs
- Beschwerden im Bereich des Bewegungsapparates, insbesondere der Wirbelsäule, hervorgerufen durch muskuläre Atrophie und allgemeine Muskelschwäche mit einer dramatischen Verschlechterung im zunehmenden Lebensalter bis hin zu Alltagsuntauglichkeit und Gebrechlichkeit
- Osteoporose – erhöhtes Fallrisiko mit Bruchgefahr
- Entwicklung von Depressionen
- Frühzeitige Sterblichkeit

Die tödliche Kombination – das „Sedentary Death Syndrome" (SDS)

Aus der ursächlichen Beziehung von Bewegungsmangel und dem Auftreten dieser Symptome, Risikofaktoren bzw. Zivilisationserkrankungen wurde 2003 der Begriff „Sedentary Death Syndrome" (übersetzt etwa: Tod durch bewegungsarmen Lebensstil) geschaffen, um auf die Dramatik der Inzidenz (Anzahl der Erkrankungen) und Prävalenz (Häufigkeit der Erkrankungen) der Zivilisationserkrankungen in weiten Bevölkerungskreisen hinzuweisen und als mächtigen Gegenspieler regelmäßige körperliche Aktivität, Sport und Training, also Bewegungsprävention sowie eine gesunde Ernährung als die wohl wichtigsten Schutzfaktoren gegenüberzustellen. 2009 wurde diese Gefahr unter dem Begriff „Diseasome of physical inactivity" beschrieben, als „Krankheitsbild der physischen Inaktivität" und ein klarer Ablauf skizziert. Aus langjähriger körperlicher Inaktivität folgt Übergewicht, aus Übergewicht abdominale Adipositas (also ein Übermaß an innerem Bauchfett), daraus wiederum chronische Entzündungen im Fettgewebe, welche je nach genetischer Präposition zu Herzinfarkt, Diabetes, verschiedenen Arten der Krebserkrankung sowie zu Demenz oder Alzheimer führen können.

Körperliche Aktivität war von jeher die Voraussetzung zur Lebenserhaltung bzw. zum Überleben. Das menschliche Erbgut ist daher so konzipiert, dass ein regelmäßiger Energieumsatz notwendig ist und von unserem Organismus erwartet wird, um das normale Funktionieren der Gene, also Gesundheit und Gesundheitsstabilität, zu garantieren und die Leistungsvoraussetzungen und die Leistungsbreite unseres Körpers in einem optimalen Gleichgewicht zu halten sowie eine gute Reagibilität bei Störfaktoren zu gewährleisten.

Als die wichtigsten Faktoren für das metabolische Syndrom und die daraus potenziell resultierende tödliche Kombination zum Entstehen eines „Sedentary Death Syndroms" gelten:

• erhöhter Blutzucker, Zuckerausscheidung im Harn, Insulinresistenz
• niedriger HDL-Cholesterinspiegel (HDL steht für High Density Lipo-
  protein und ist das „gute" Cholesterin)
• erhöhter Blutdruck
• Übergewicht
• eingeschränkte körperliche Leistungsfähigkeit
• atrophe („schwindende") Skelettmuskulatur, erniedrigte Knochendichte

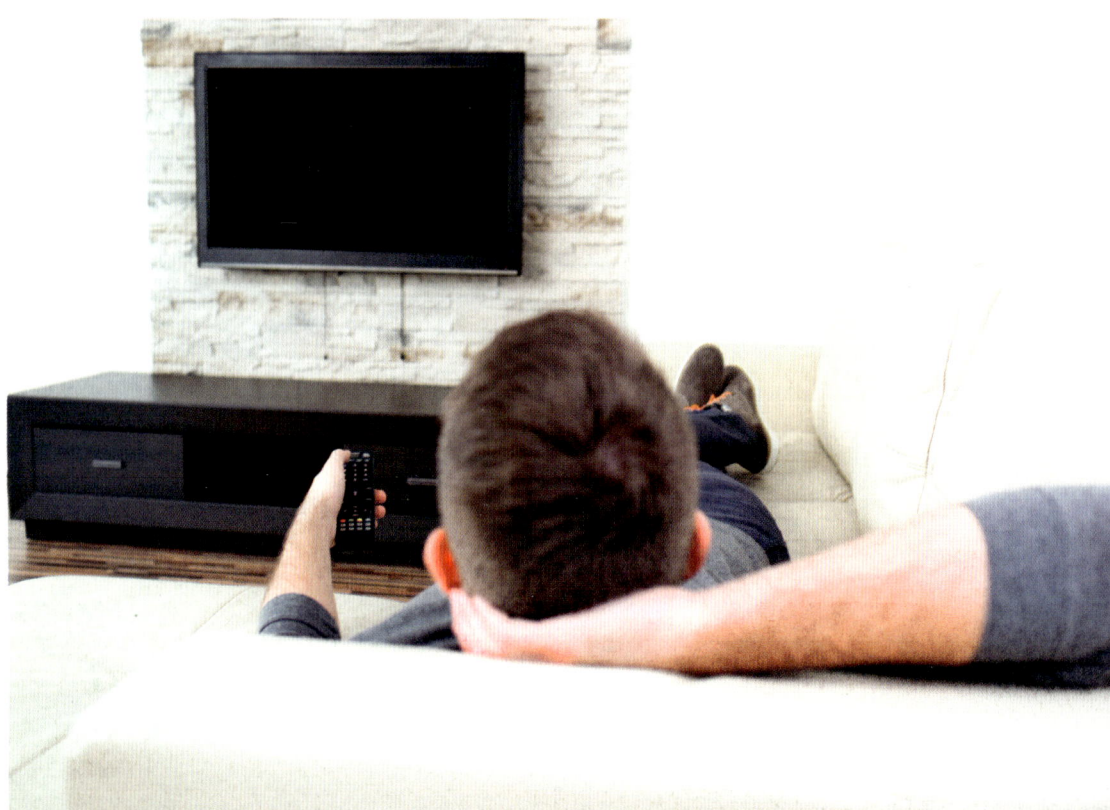

Dazu kommt, dass Risikofaktoren, wenn sie in höherer Zahl auftreten, sich nicht addieren, sondern potenzieren, was bedeutet, dass die Kombination einzelner Risikofaktoren wesentlich schneller zu schwerwiegenden Erkrankungen bzw. frühzeitigem Tod führen kann. Dieses negative Phänomen ist ab der Lebensmitte umso bedeutsamer! Bewegungsmangel ist im 21. Jahrhundert allerdings ein generationenübergreifendes Problem. Eine Studie des „American Journal of Sports Medicine" zeigte, dass eingeschulte Kinder nicht in der Lage waren, komplexe Bewegungsmuster (wie beispielsweise rückwärts laufen) auszuführen.

Der Couch-Potato handelt gegen das Jahrtausende alte Erbgut des Menschen

Durch Bewegungslosigkeit kommt es nicht nur zu einer Abnahme der Muskelmasse (Athropie), sondern auch zu einer (meist sehr schmerzhaften) Verkürzung der Muskelstränge. Weiters stehen Rückenschmerzen und Bewegungslosigkeit in einem engen Zusammenhang – und etwas vom Schlimmsten, was man einem Rückenschmerzpatienten verordnen kann, ist Ruhe und Schonung.

Der menschliche Körper hat sich in den letzten 50.000 Jahren kaum verändert. Er ist ganz und gar auf Bewegung ausgelegt, entweder um Nahrung zu besorgen oder um sich zu verteidigen. Man nimmt heute an, dass die Urmenschen einen täglichen Energiebedarf von 3500 bis 4500 Kilokalorien hatten. Eine Durchschnittsperson konsumiert heute rund 2000 Kalorien. Aber wie viele davon werden verbraucht, wenn man den Frühstückstisch mit dem Autositz wechselt und diesen mit einem Drehstuhl im Büro? Und wie viel Bewegung machen Sie eigentlich?

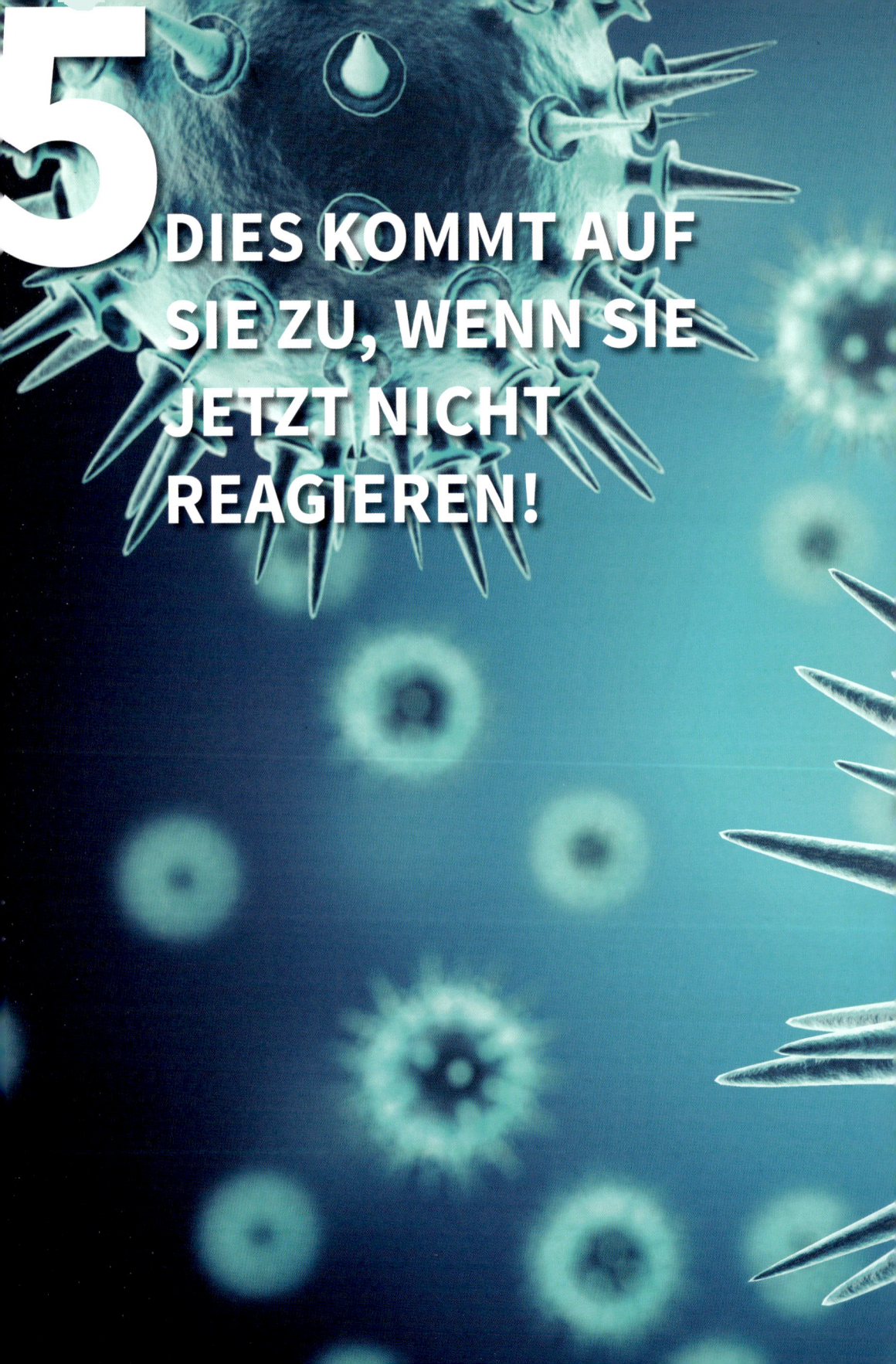

5

DIES KOMMT AUF SIE ZU, WENN SIE JETZT NICHT REAGIEREN!

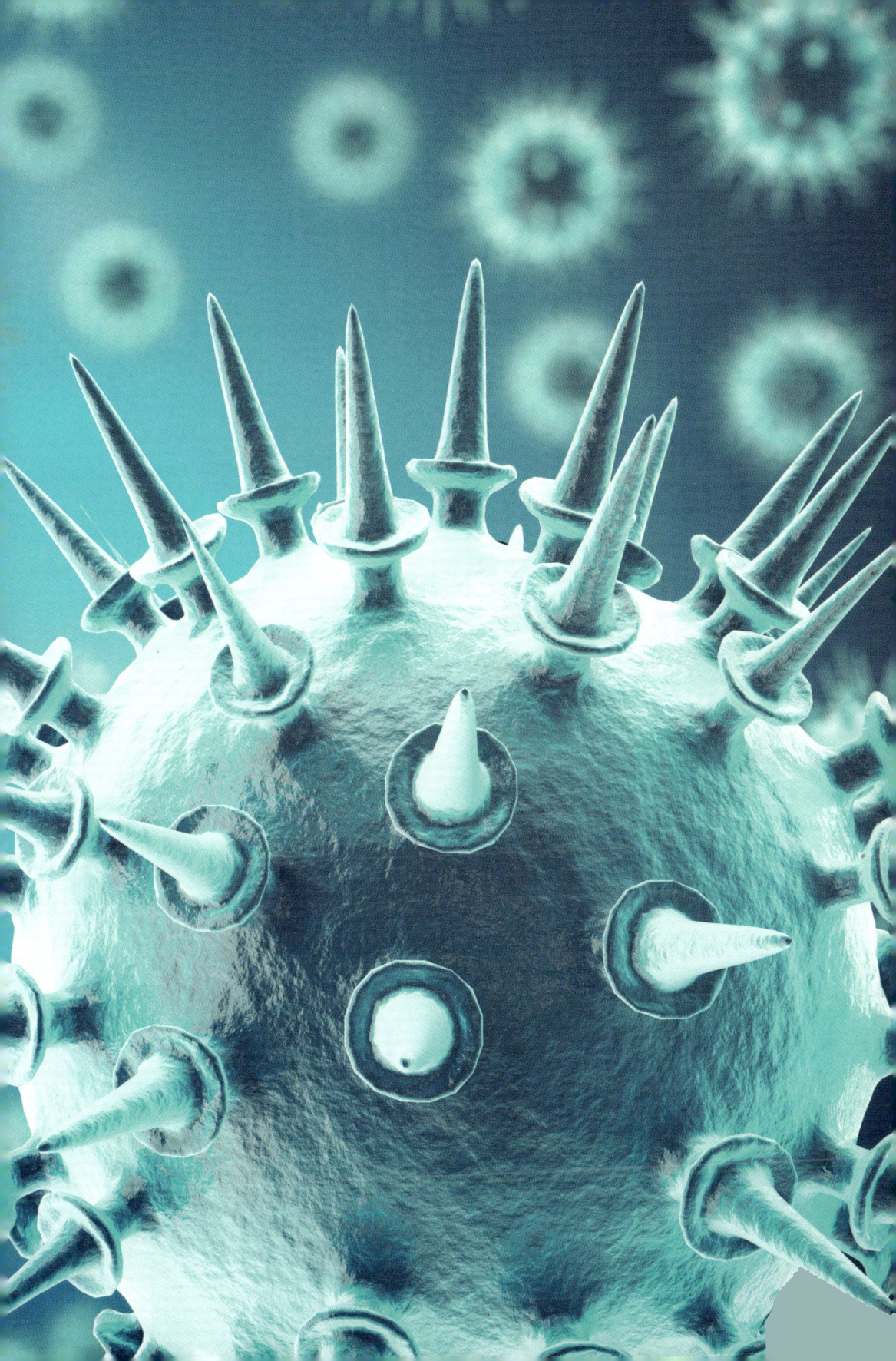

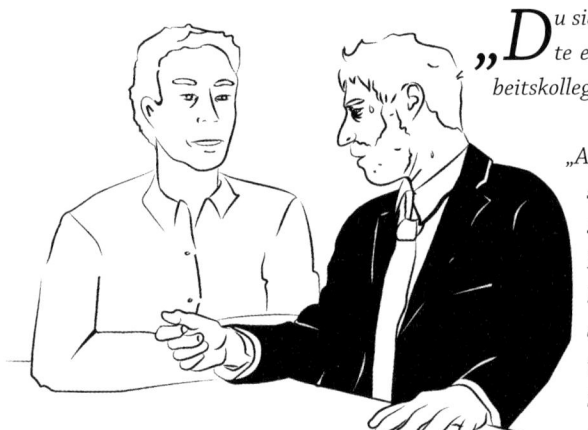

„*Du siehst heute gar nicht gut aus*", sagte ein Abteilungsleiter zu seinem Arbeitskollegen, „*bist du etwa krank?*".

„*Ach, ich weiß nicht, ich fühle mich schon seit einiger Zeit irgendwie schlapp und müde, schon in der Früh, gleich beim Aufstehen. Mir kommt vor, dass die Arbeitsstunden immer mehr werden, und dass immer weniger weitergeht. 24 Stunden am Tag sind schon lange nicht mehr genug.*"

„*Ja, das stimmt. Es bleibt auch keine Zeit, sich um den eigenen Körper zu kümmern oder sich einigermaßen gesund zu ernähren.*"

„*Ich befürchte einfach nur, dass mir irgendwann die Kraft ausgeht, dass mein Darm nicht mehr mitspielt und mein Kopf. Meine Frau meint auch, dass ich von Monat zu Monat depressiver werde und sehr vielen Lebensbereichen gegenüber einfach lethargisch bin ... aber das artet ja in eine therapeutische Sitzung mit dir aus.*" Er grinste.

Der andere zuckte mit den Achseln und wusste nicht, ob es gelangweilt oder verständnisvoll aussah. Was sein Arbeitskollege sagte, machte schon Sinn. Auch er merkte, wie er sich veränderte, Angestellten und Freunden gegenüber zu schnell zu aufbrausend wurde, wenn ihm etwas gegen den Strich ging. Erklären konnte er es sich nicht, denn in den letzten Jahren waren ihm Wutausbrüche fern gewesen. Er griff sich in den Nacken und dachte, dass es höchste Zeit wäre, wieder einmal ein Massagestudio oder einen Shiatsu-Experten aufzusuchen, um die Verspannungen im Körper loszuwerden. Aber wann nur?

Als sich die beiden Männer verabschiedeten, blickten sie lediglich in die leeren Augen des anderen. Wer würde der nächste von ihnen sein, der einen Notarzt benötigte?

***

Alles, was wir tun, hat unweigerlich Konsequenzen, denn kein Mensch existiert in einem Vakuum. Das, was wir essen, trinken und atmen wirkt sich auf uns aus, im Positiven und im Negativen. Wenn wir uns keine Gedanken über unser Gewicht machen, uns wenig bewegen und nach Lust und Laune essen, so ist es auf der Basis unserer Genetik nur eine Frage der Zeit und aller falschen Lebensstil-Faktoren, bis wir übergewichtig und in weiterer Folge krank werden. Wenn wir uns also keine Gedanken um Schadstoffe im Essen, der Luft und dem Wasser machen, dann werden wir die Quittung dafür bekommen – nicht heute oder morgen, aber im Laufe unseres Lebens. Noch weiß keiner, was uns genau bevorsteht, denn wir sind die erste Generation, die als „Sitzmonster" mit unzähligen Fertigprodukten und Inaktivität aufgewachsen ist. Wenn wir aktuell erleben, wie viele ältere Menschen an Krankheiten wie Diabetes, Asthma, Herz-Kreislauf-Erkrankungen und Alzheimer leiden, sollten wir uns die Frage stellen, wie es uns später ergehen wird. Wir sind schließlich über einen viel längeren Zeitraum der weiter steigenden Gift- und Schadstoffbelastung ausgesetzt.

14 Jahre mehr Lebenszeit!

Die gute Nachricht ist: Vorbeugung zahlt sich wirklich aus. Wie die groß angelegte EPIC-Norfolk-Studie aus England, die über mehrere Jahre geführt wurde und bei der 14.000 Personen beobachtet wurden, gezeigt hat, kann die Lebenserwartung sogar um vierzehn Jahre erhöht werden, wenn man seinen Lebensstil nur ein wenig anpasst. Die Ergebnisse dieser Studie zeigten, dass die Kombination von vier gesundheitsfördernden Aspekten zu einem Lebensstil führt, der sich deutlich auf die Lebenserwartung auswirkt.

Diese vier Aspekte sind:
- Verzicht auf Rauchen
- sportliche Betätigung
- ausreichender Verzehr von Obst und Gemüse
- ein moderater Alkoholkonsum

Als körperliche Aktivität galt in dieser Studie bereits ein einstündiges Training pro Woche (zu wenig im Vergleich zu den Empfehlungen der WHO also) und als moderaten Alkoholkonsum bezeichneten die

Wissenschaftler die Aufnahme von einer bis vierzehn Einheiten Alkohol pro Woche. Das entspricht immerhin bis zu neun Gläsern Wein, verteilt auf die gesamte Woche. Diese Ziele sind für die meisten Menschen gut realisierbar und machen doch einen solch gravierenden Unterschied in der Lebenserwartung aus.

Warum haben aber ausgerechnet diese vier Punkte – als fünften könnten und sollten wir die Work-Life-Balance anführen – solch eine maßgebliche Auswirkung auf die Lebensdauer? Worum geht es hier genau? Die Gefahren des Rauchens und seine Langzeitfolgen sind bekannt. Der Körper wird durch eine gefährliche Mischung aus schädlichen Stoffen Tag für Tag vergiftet. Insbesondere die Lunge ist dem Dunst auf Gedeih und Verderb ausgeliefert. Bei diesem Aspekt der Vorbeugung geht es also darum, dass wir durch den Verzicht auf das Rauchen deutlich weniger Schadstoffen ausgesetzt sind. Ausreichende Bewegung ist Voraussetzung für einen gesunden Körper. Wenn wir uns bewegen, dann sorgen wir dafür, dass der Kreislauf in Schwung kommt und erhalten die Funktion unserer Muskeln sowohl im Hinblick auf Haltung und Gelenksführung als auch hinsichtlich des Stoffwechsels (endokrine Funktion). Über den Blutkreislauf werden alle benötigten Nährstoffe angeliefert und alle anfallenden Stoffwechsel-Endprodukte wieder abtransportiert. Wenn unser Stoffwechsel also gut funktioniert, dann werden auch unserem Bewegungsapparat wiederum alle notwendigen Bausteine zur Verfügung gestellt, um Muskeln aufzubauen sowie Knorpel und Knochen zu ernähren.

Der Verzehr von Obst und Gemüse soll unseren Vitamin- und Mineralstoffbedarf decken, was in der Studie lediglich anhand des Vitamin-C-Spiegels im Blut überprüft wurde. Wer einen gesunden Darm und vor allem eine starke Darmwand als „Wächter seines Immunsystems" hat und nicht unter einer Schwermetallbelastung oder einer ähnlichen Problematik leidet, der wird sicher eine annehmbare Versorgung mit Vitaminen und Mineralien haben, solange er ausreichend frisches Obst und Gemüse verzehrt. Vitamin C ist ein hervorragendes Antioxidans, das die Zellen vor den freien Radikalen schützt, sodass eine gute Versorgung mit Vitamin C dem Körper dabei hilft, sich gegen die Angriffe der reaktiven Sauerstoff- und Stickstoffverbindungen („freie Radikale") zu wehren.

TIPP Vertrauen Sie nur „Natur Vitamin C" und besorgen Sie sich keine Ascorbinsäure aus der Apotheke oder Reformhäusern!

Auf der andern Seite kann es schwierig sein, sich ausschließlich durch Lebensmittel ausreichend mit Nährstoffen zu versorgen. Bei vielen Menschen ist der tatsächliche Bedarf durch Stress oder Krankheit erhöht oder die Aufnahme durch einen zu sehr mit Giften „verschmutzten" Darm gestört. Bei einer übermäßigen Belastung des Körpers mit Giftstoffen, wie zum Beispiel Pestiziden, können die Transportkanälchen der Zellwände durch diese Stoffe blockiert sein, sodass eine sinnvolle Nährstoffaufnahme kaum möglich ist.

TIPP **Detox-Kuren erhöhen wesentlich die Nährstoff- und Vitamin-Aufnahme sowie deren Wirksamkeit.**

Bei der Reduktion des Alkoholkonsums geht es, ähnlich wie bei den Zigaretten, darum, dem Körper möglichst viel Gift zu ersparen und so die Leber zu entlasten, da sie auch mit den natürlichen körperlichen Entgiftungsvorgängen genug zu tun hat. Jede zusätzliche Belastung durch Umwelt- und Nahrungsmittelgifte kann für die Leber zu einer Herausforderung werden. Zusammengefasst kann man sagen: möglichst wenig Gift aufnehmen, möglichst viel loswerden und auf eine gute Nährstoffaufnahme achten, denn ohne ausreichend Nährstoffe können die lebenswichtigen Vorgänge im Körper nicht durchgeführt werden. Schadstoffe und giftige Substanzen verhindern zusätzlich die Aufnahme von Nährstoffen und produzieren oxidativen Stress für die Zellen.

Was passiert nun, wenn wir nicht gegensteuern?

Und wenn wir nun einfach gar nichts tun? Abwarten und sehen, wohin uns das Ganze führt? Dazu brauchen wir uns nur unsere chronisch Kranken anzuschauen. So und noch viel schlimmer wird es uns aller Voraussicht nach ergehen, wenn wir nicht handeln, denn wir sind den steigenden Umweltgiften länger und heftiger ausgesetzt, als unsere Eltern oder Großeltern. Wenn es so weitergeht, wird der menschliche Körper offiziell zum Sondermüll erklärt werden müssen. Alle Schadstoffe, die wir durch Luft und Nahrung aufnehmen, gelangen in unseren Körper und erschweren zum Beispiel die Aufnahme von wichtigen Mineralien, Spurenelementen, Vitaminen und anderen Nährstoffen über den Darm, da dieser durch die Gifte verschmutzt und verklebt ist.

Zusätzlich steigt unser Stresspegel in der heutigen Zeit durch die stetig steigenden beruflichen Anforderungen gewaltig an. Das liegt unter anderem an vielen Umwelteinflüssen, wie Lärm, Licht, Elektrosmog oder physischem und emotionalem Stress. Jeder kennt die Formulierung, dass uns etwas „an die Nieren geht". Aber die Nieren sind nur eine der Schwachstellen unseres Körpers. Jeder Mensch hat seine individuelle „Achillessehne", aber unser Körper ist glücklicherweise in der Lage, eine geraume Zeit gegenzusteuern und dagegenzuhalten. Wenn die Belastung für ein Organ zu groß wird, kommt es zu Störungen, die wir als Krankheitssymptome wahrnehmen.

Wenn Sie regelmäßig von Stress geplagt sind, dann leiden Sie wahrscheinlich an Magen- und Darmproblemen. So wie Liebe durch den Magen geht, geht Stress an seine Substanz. Jeder kennt wohl das Problem, wenn einem etwas „auf den Magen schlägt", und häufig ist es akuter oder chronischer Stress. Die Folgen sind ständige Übersäuerung, Sodbrennen und ein sogenannter Reizmagen. Ein gesunder Magen und Darm kann sich selbst vor den eigenen Verdauungssäften abschirmen, indem er eine Schutzschicht aufrechterhält, die die Magensäure davon abhält, die Magenschleimhaut-Zellen zu zerstören. Durch eine ständige Übersäuerung kann diese Schutzschicht angegriffen und stellenweise sogar zerstört werden. Die Zerstörung von Magen- und auch Speiseröhrenschleimhaut führt zu blutenden Geschwüren, die mit der Entstehung von Tumoren in Zusammenhang stehen.

Einige unserer stoffwechselaktiven Organe, wie beispielsweise Lunge, Leber, Nieren, sind besonders von diesem Problem betroffen, da sich die Gifte in diesen Organen leicht anreichern können. Darüber hinaus können einige Substanzen sogar Veränderungen im Erbgut hervorrufen. Wenn zum Beispiel Quecksilber in einer Zelle gebunden wird, kann sich die Zelle nicht mehr abschotten und macht sich dadurch durchlässiger für Umweltgifte wie Palladium und Kupfer sowie Blei und Cadmium aus Kunststofffarben und Zigarettenrauch. Auch Pestizide, Herbizide, PCP, Lindan, Dioxine, DDT und Formaldehyd gelangen auf diese Weise leichter ins Zelleninnere und können nur schwer wieder herausbefördert werden.

Die Schadstoffbelastung ist real und nachweisbar

Die Belastung mit Aluminium, Schwermetallen und Pestiziden ist übrigens keine Glaubensfrage, sondern real und messbar. Es existieren bereits einige Urin- und Bluttests, die aufzeigen, womit unser Körper zu kämpfen hat. Im Urin können wir beispielsweise messen, welche giftigen Schwermetalle verstärkt ausgeschieden werden, da sich der Körper aktiv damit auseinandersetzt. Scheidet ein Patient zum Beispiel verstärkt Cadmium aus, so kann man davon ausgehen, dass seine Entgiftungsorgane gerade auf Hochtouren arbeiten, was häufig bestehende Symptome wie Müdigkeit, Konzentrationsprobleme und Infektanfälligkeit erklären kann. Immer häufiger hört man in diesem Zusammenhang den Begriff des neuen Krankheitsbilds „toxisches Syndrom". Besonders bei solchen Patienten ist es wichtig, dass genauer untersucht wird, woher die Symptome kommen, damit man die Therapie möglichst nah an der Ursache ansetzen kann. Was man nach Möglichkeit mit der Behandlung erreichen sollte, ist, den Körper mit einer Detox-Kur zuhause oder in einem der auch in Deutschland und Österreich stark wachsenden Detox-Hotels soweit zu reinigen, dass die Zellen wieder in einem sauberen Zellmilieu einwandfrei funktionieren können. Denn genau wie Fische im Teich werden diese so gesund sein können, wie die Zellflüssigkeit, die sie umgibt. Ist das Zellenmilieu verschmutzt, sterben die Zellen darin schneller ab, was zu vorzeitiger Alterung und geringerer Lebenserwartung führt. Oder aber, die Zellen entarten in einem „verschmutzten" Zellenmilieu oder werden bösartig. Die explodierenden Krebsraten schrecken hier besonders auf. Vorbeugung wird zum Gebot der Stunde!

***

Doch selbst wenn wir uns darum bemühen, gesünder zu leben, werden uns unendlich viele Steine in den Weg gelegt. Auch wenn es nicht unseren Vorstellungen entspricht, Pestizid-Cocktails auf unseren Tellern zu dulden – niemand von uns wird in der Lage sein, sein eigenes schadstoffarmes Essen zu züchten: Wir leben in einer Zeit der globalen Luftverschmutzung und immer mehr chemischer Lebensmittelzusätze. Lebensumstellungen bringen zahlreiche Probleme mit sich. Wir wollen abnehmen und gleichzeitig Durchhaltevermögen im Job beweisen, wir wollen der Müdigkeit, Abgeschlagenheit, den Konzentrationsproblemen und auch dem Heißhunger Herr werden. Aber kennen Sie Ihren Körper gut genug, um dessen Signale richtig interpretieren zu können?

Was wir aber sofort machen können, ist, den Körper dabei zu unterstützen, Abfälle und Gifte zu entsorgen und unser wertvollstes Gut, unsere Gesundheit, zu schützen und zu erhalten. Wir brauchen nicht untätig mitansehen, ob wir mit den gesundheitlichen Herausforderungen der heutigen Zeit zurechtkommen oder nicht. Und dies ist schon eine große, wichtige Erkenntnis!

2. TEIL

Wie Sie Ihre Gesundheit jetzt schützen und stärken

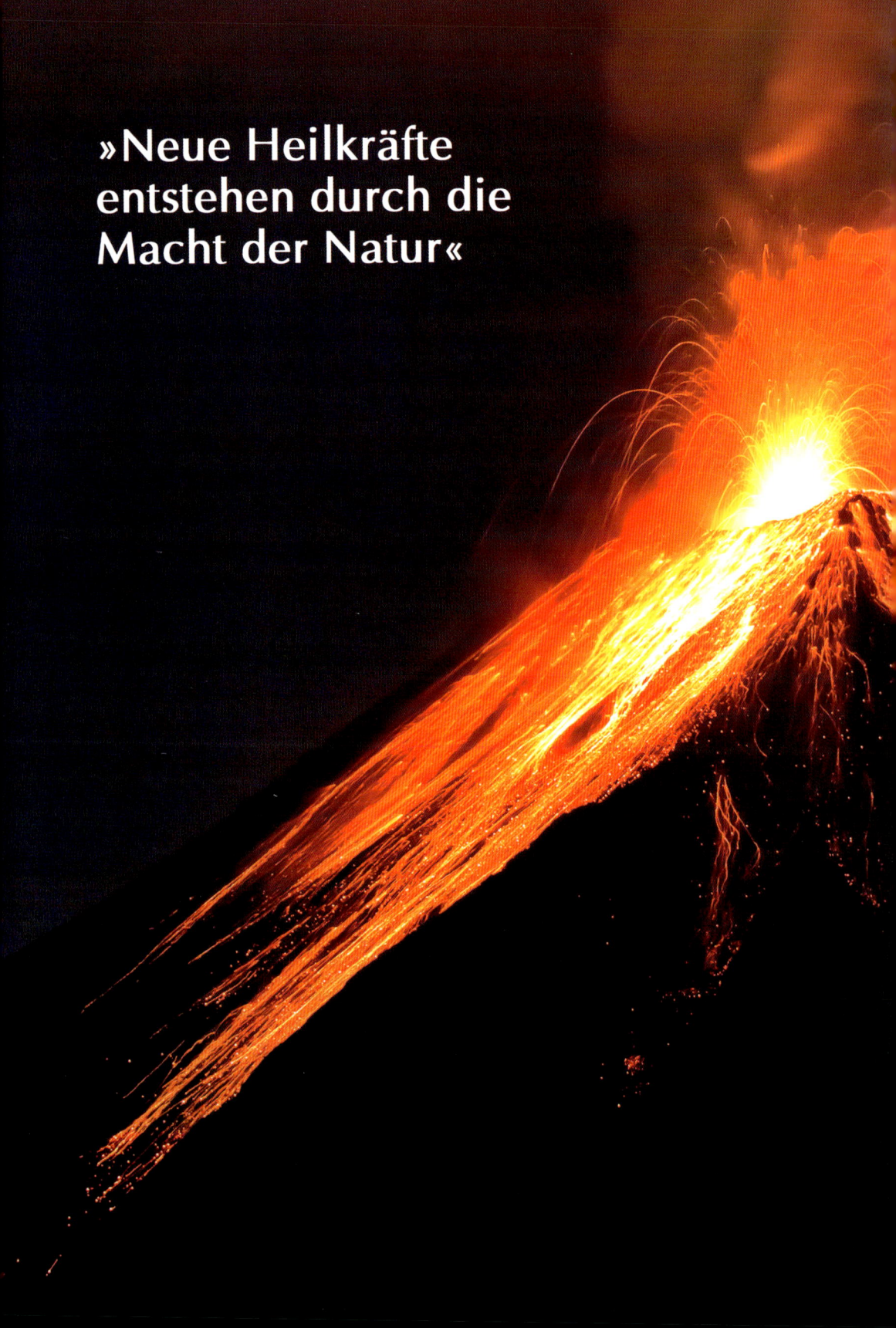

»Neue Heilkräfte
entstehen durch die
Macht der Natur«

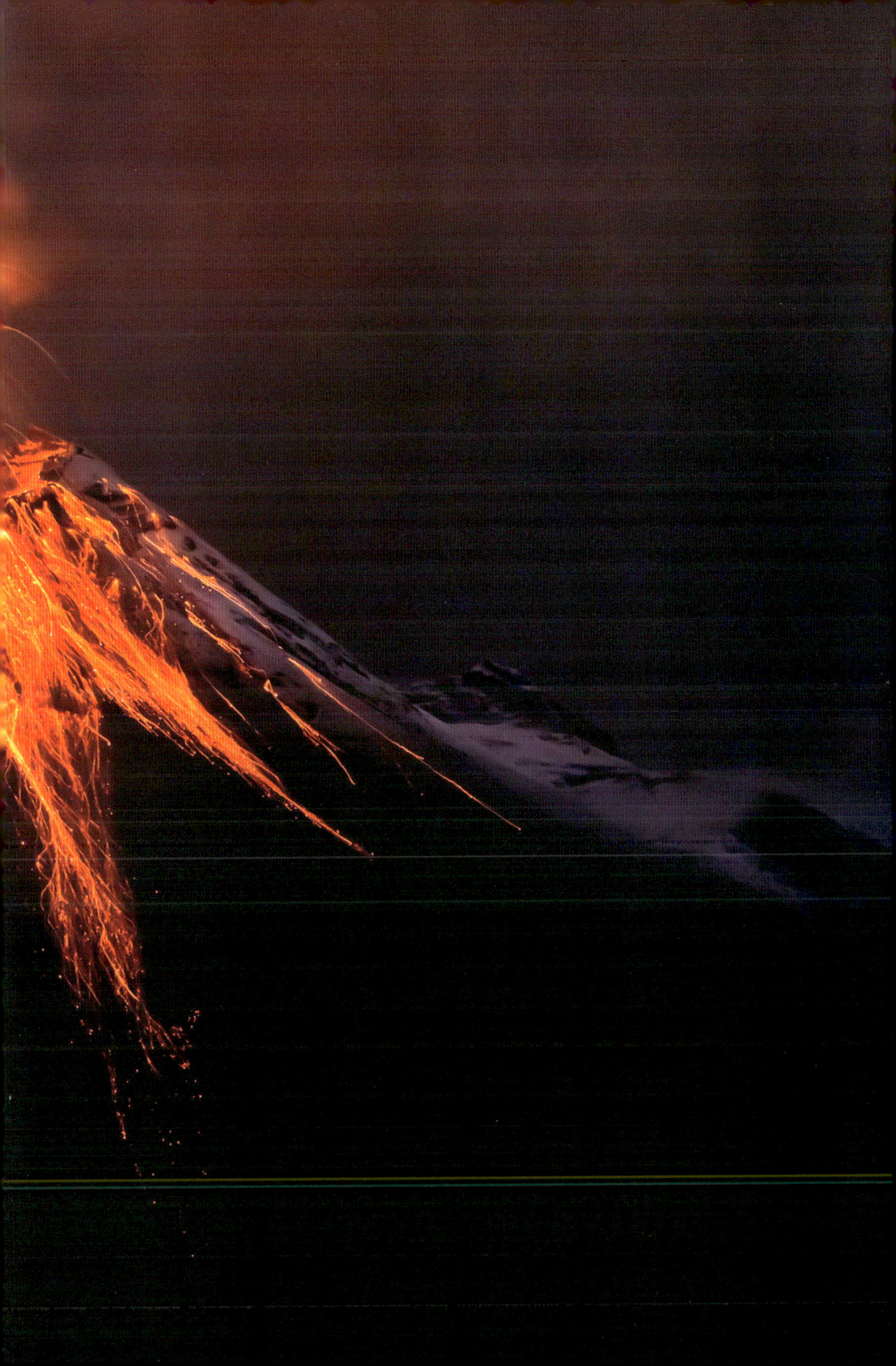

Ein gesundes Leben zu führen, ist eine wahre Herausforderung. Immerhin gibt es so viele Verlockungen, die uns vom „richtigen" Weg abbringen, dass jeglicher Versuch nur in Frust endet. Darüber, dass man sich nicht unter Kontrolle hat und darüber, dass die Erfolge sich nur langsam einstellen. Diese Einstellung ist jedoch heimtückisch, denn was definieren wir als Erfolg? Die Traumfigur zu erreichen, eine strahlende faltenlose Haut und glänzendes volles Haar? Kein Wunder, dass ständig Frust aufkommt. Die Erfolge sind nämlich unsichtbar. Jeder Tag, an dem die Arterien nicht weiter verkalken, ist ein Hauptgewinn. Jeder Tag, an dem der Stoffwechsel und unsere Verdauung gut funktionieren, ist ein Erfolg. Und an jedem Tag, an dem Ihre Zellen gesund bleiben und nicht entarten, haben Sie Ihr Ziel erreicht.

Dadurch wird klar, dass vorübergehende Diäten und Aktivitätsschübe keine Dauerlösung sein können, denn sie sind, nun ja: nicht von Dauer. Eine dauerhafte Umstellung der Ernährung und der Lebensgewohnheiten braucht Zeit und Ausdauer. Wenn wir uns die Zeit nehmen, um unser Geld zu investieren, dann sollten wir uns auch die Zeit gönnen, um dafür zu sorgen, dass wir es später auch genießen können. Hier nun soll es um gesunde Lebensgewohnheiten gehen und darum, wie wir unsere gesunde Ernährung und eine aktive Lebensweise unterstützen können.

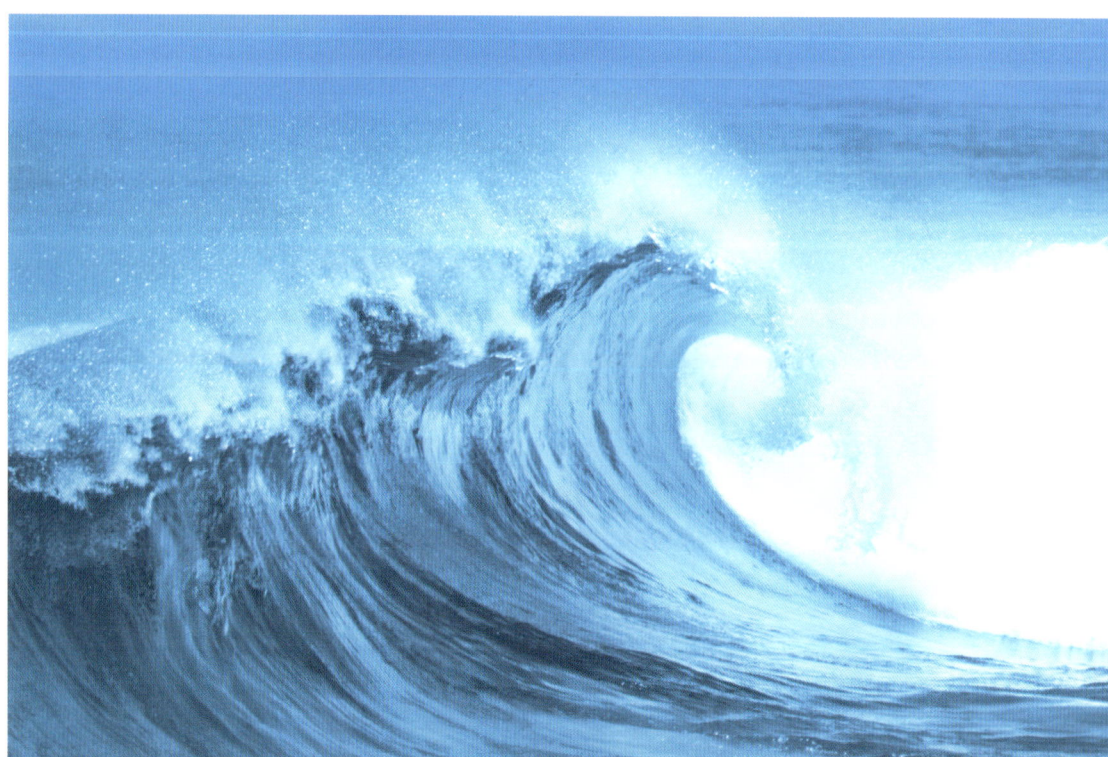

1. DER TÄGLICHE KAMPF IN UNSEREM KÖRPER

Wenn ein Stoff in den Körper gelangt, und sehr häufig passiert dies über den Darm (wo sich 80 % Ihrer Immunabwehrzellen befinden), dann muss dieser entscheiden, wie er damit umgeht. Handelt es sich um Nährstoffe, werden sie anders behandelt als zum Beispiel schädliche Keime. Gifte sind für den Körper aber auch nichts Fremdes. Bei vielen Vorgängen im Körper fallen durch chemische Prozesse Stoffe an, die schädlich sind. Deshalb hat unser Körper allein damit viel zu tun, diese „Abfälle" zu entsorgen. Manche Stoffe werden über die Leber entsorgt, wie die Abbauprodukte des Alkohols nach einer abendlichen Kneipenrunde, andere über die Nieren, wie es bei zahlreichen Medikamenten der Fall ist. Würde das nicht passieren, dann würden wir uns mit den harmlosesten Mitteln ständig selbst vergiften. Auch geringste Mengen würden sich so lange im Körper anreichern, bis sie einen kritischen Wert überschreiten würden.

Daraus resultiert, dass wir unmöglich wissen können, wie viel jeder Einzelne von einem Stoff „verträgt" – dies kann genauso variieren, wie im Fall des Alkohols. Man kann sich zwar an den offiziellen Grenzwerten orientieren, aber letztendlich ist dies eine Zahl, die von einer Gruppe von Menschen – und hoffentlich nach bestem Wissen und Gewissen – festgesetzt wurde. Da Grenzwerte regelmäßig angepasst werden, sieht man, dass sich der Wissensstand auch hier ständig entwickelt. (Doch was zuvor war, wird in vielen Fällen totgeschwiegen.) Bis vor einigen Jahren hat sich kaum jemand Sorgen um Aluminium gemacht, es wurde in Süßigkeiten, Lippenstiften, Deodorants und Teekannen verarbeitet, bis jemand feststellte:„Achtung, Aluminium ist schädlich! Und schon wurde aus dem harmlosen und neutralen Aluminium ein Problemfall. Das Kinder und auch Erwachsene mit Freude den Deckel von Produkten, die mit einem Aluminiumdeckel geschützt sind (z.B. Joghurt etc.) ablecken und dabei ebenfalls Aluminium in den Körper gelangt, bedenkt niemand.

Stellen Sie sich also vor, Sie spielen in einer Fußballmannschaft, die nicht gut und nicht schlecht ist. Doch der aktuelle Gegner

ist der unumstrittene Branchenführer in Ihrer Liga und schier un-
bezwingbar. So rollt ein Angriff nach dem anderen auf Ihr Tor zu.
Der erste wird abgewehrt, der zweite ebenfalls, der dritte auch, der
vierte grade noch. Doch irgendwann sind Ihre Kräfte und jene Ihrer
Mitspieler aufgebraucht. Es fällt

Gibt es überhaupt noch ein „Unentschieden"?

der erste Treffer, dann der zweite,
letztlich wird es das befürchtete
Desaster. Oder stellen Sie sich
vor, dass Sie ein fleißiger und um-
triebiger Sachbearbeiter sind, der
einen Akt nach dem anderen auf
seinen Schreibtisch bekommt und möglichst viel möglichst schnell
und sauber erledigen will. Das geht eine Woche, einen Monat, ein
Jahr vielleicht gut, irgendwann ist der Papierstapel auf Ihrem Arbeitsplatz aber nicht mehr zu bewältigen – und Sie selbst sind am
Ende. Stellen Sie sich die tägliche Anflutung von versteckten Schadstoffen aus Umwelt und Nahrung auf Ihre Gesundheit vor und denken Sie, wie Ihr Körper zu einer Mülldeponie, zu einer Kläranlage
verkommt ...

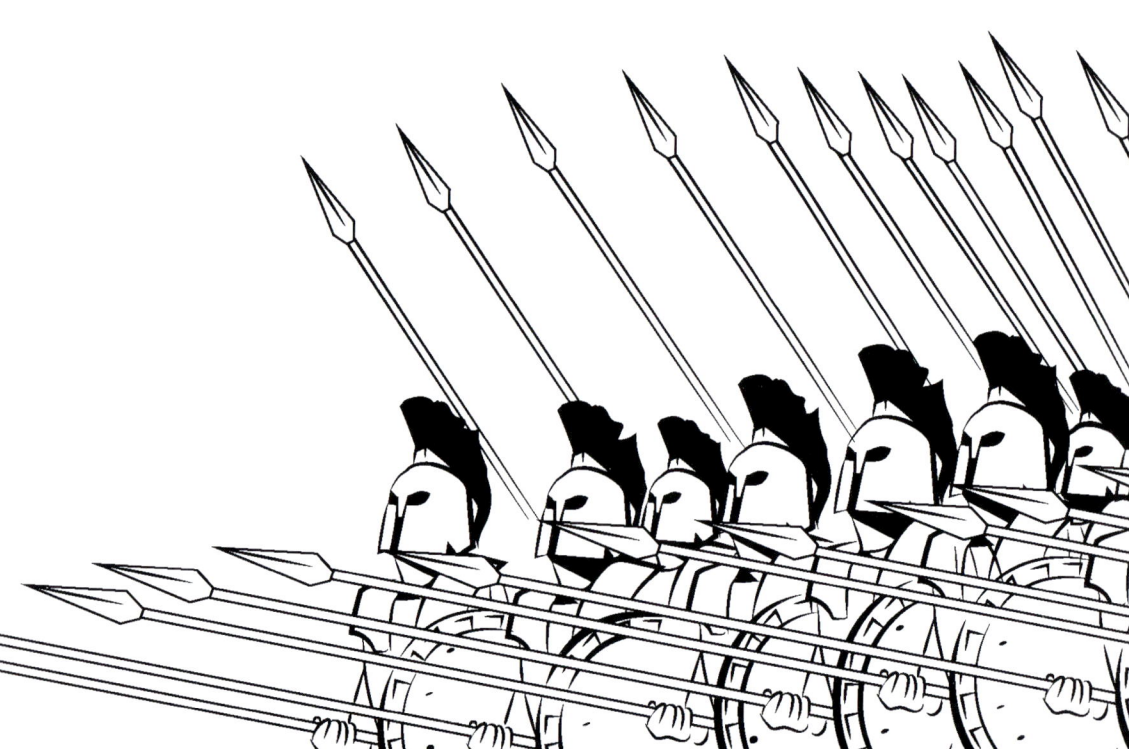

Die Darmwand als lebensnotwendige Schutzbarriere

Wenn wir unseren Abwehrkräften in unserem Körper eine Bühne geben möchten, dann könnten wir sie mit überforderten Verteidigern beim Fußball oder gestressten Angestellten in einem Unternehmen vergleichen. Denn sie führen einen Kampf, den sie nicht gewinnen können. Immer dann, wenn wir Nahrung aufnehmen, gelangen Gifte in unseren Darm. Jeden Tag rollt Angriff nach Angriff auf Ihren Darm und Ihre Darmwand zu. Die Darmwand ist hier besonders wichtig, denn sie ist die äußerste Schutzhülle für Ihren Körper, damit keine krankmachenden und energieraubenden Gifte in Ihren Organismus eindringen können. Die Darmwand wird auch als Wächter Ihrer Gesundheit bezeichnet!

Deswegen befinden sich 70 % aller Immunzellen in der Darmwand. 80 % der Immun-Abwehrmaßnahmen bzw. reaktionen finden im Darmbereich statt. Die Darmwand bzw. der Magen-Darm-Trakt ist daher auch als Zentrum des Immunsystems anzusehen, die Stärkung Ihrer Darmwand zur Vorbeugung gegen Krankheiten ist von essentieller Bedeutung, weil diese Armee Ihrer „Abwehrsoldaten" andauernd unter Beschuss steht! Achten Sie also täglich darauf, dass Sie Ihre Darmwand stärken und gleichzeitig schützen.

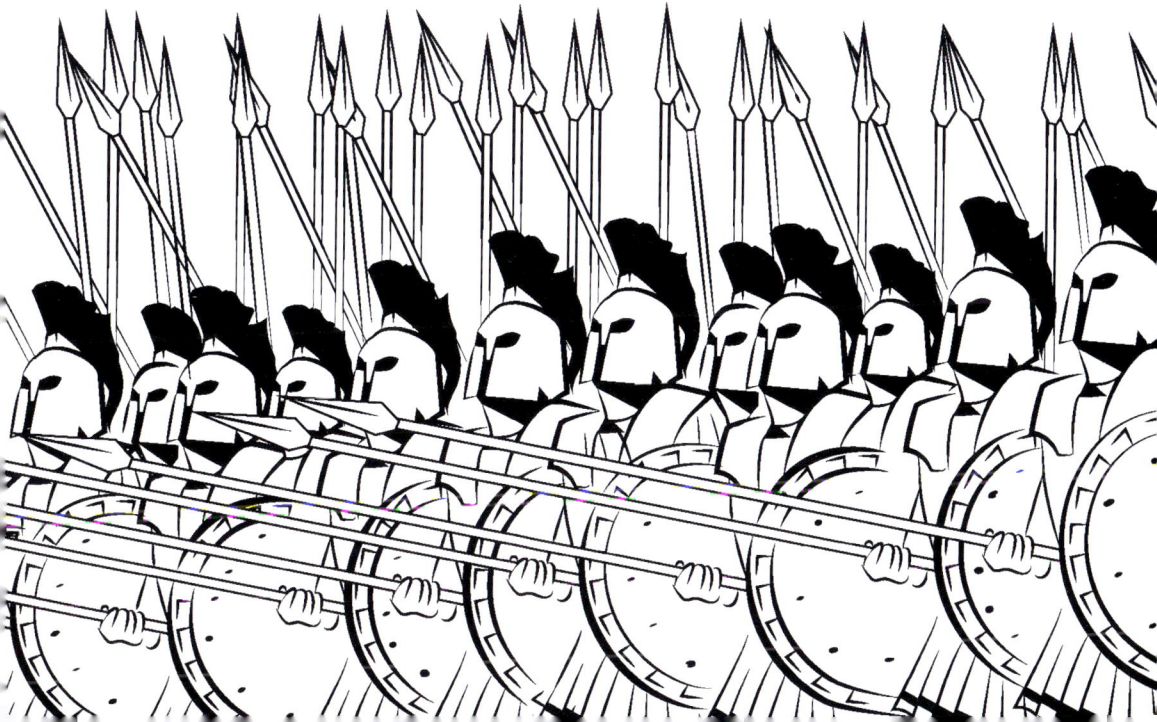

2. DIE BESTE DETOX-LÖSUNG KOMMT AUS DER NATUR

Dr. Ilse Triebnig war 25 Jahre lang Krankenhausärztin, ehe sie sich entschloss, ihren Job an den Nagel zu hängen und um die Jahrtausendwende in Villach eine eigene Praxis zu gründen, in der schulmedizinische Erfahrungen in Verbindung mit komplementären Therapieverfahren an Patienten weitergegeben werden.

Mehr Zeit und Zuwendung für Patienten

„Mein einstiger Traumberuf hatte begonnen, mich krank zu machen. Ich konnte nicht länger mitansehen, wie unmenschlich Patienten in unserer westlich zivilisierten Welt behandelt wurden. Wissenschaftliche Diagnose, Symptombehandlung, Operation, Chemo- und Strahlentherapie waren standardisierte Abfolgen geworden, die meinen ärztlichen Alltag bestimmten. Und was kam dann? Nichts mehr! Das war weder für meine Patienten noch für mich eine befriedigende Situation."

Dr. Triebnig, machte sich auf die Suche nach dem „Stein des Lebens", als eine Patientin ihr erklärte, dass sie regelmäßig ein fein gemahlenes Vulkanmineral zu sich nähme. Es hieße PMA-Zeolith und würde neue Lebensenergie in ihr wecken. Die Ärztin erinnert sich zurück: „Als ich nach Indien flog, um mich näher und intensiv mit Ayurveda zu beschäftigen, studierte ich anschließend auch tibetische, chinesische und schamanistische Naturmedizin, weil ich mir davon neue Ansätze für die Heilung von Menschen versprach. Die Entgiftung mit teilweise exotischen Pflanzen, Mineralien und sonstigen Naturprodukten stand bei allen Therapien im Vordergrund, doch heute weiß ich, dass wir gar nicht so weit in die Ferne schweifen müssen, um richtig gute Heilmittel zu finden. Sicher ist nur – die Antwort auf viele Fragen unserer Gesundheit liegt heute in der Natur."

Bei Tieren und Menschen lässt sich ein Phänomen beobachten, das sich Geophagie nennt. Dies ist nichts anderes als das Essen von Mineralien zum Zwecke der Entgiftung. Papageien machen es, Urvölker haben es immer schon gemacht. Insbesondere in der Schwangerschaft und bei Durchfallerkrankungen ist diese Kur sehr beliebt. Von uralten Bräuchen können wir viel lernen, müssen dabei aber auch berücksichtigen, dass wir solche Abläufe nicht ganz so einfach in unsere Welt übernehmen können. Umwelt und Umfeld sind nicht dieselben, was den einen nützt, kann den anderen schaden. Es wäre einfach, sich irgendwelche Tonerden oder Mineralien zu beschaffen, in der vagen Hoffnung, dass sie uns entgiften helfen – doch wer garantiert dafür, dass diese Tonerde nicht selbst stark belastet ist?

Uraltes als Jungbrunnen

In den letzten Jahren wurde intensiv geforscht und an einer Lösung gearbeitet, die auf alten überlieferten Prinzipien basieren. Es ist ein pulverisiertes Vulkanmineral, das sich Zeolith-Klinoptilolith nennt. Dieses Gestein ist bereits vor vielen Millionen Jahren entstanden, als sich Magma ins Urmeer ergossen und sich mit dem Meerwasser verbunden hat. Wissenschaftler haben erforscht, dass die erkaltete Lava, das Urkraftmineral unserer Welt, maßgeblich bei der Entstehung des Lebens mitgewirkt hat. Lange hing man der Hypothese nach, dass das Leben ausschließlich im Wasser entstanden sei. Heute geht man davon aus,

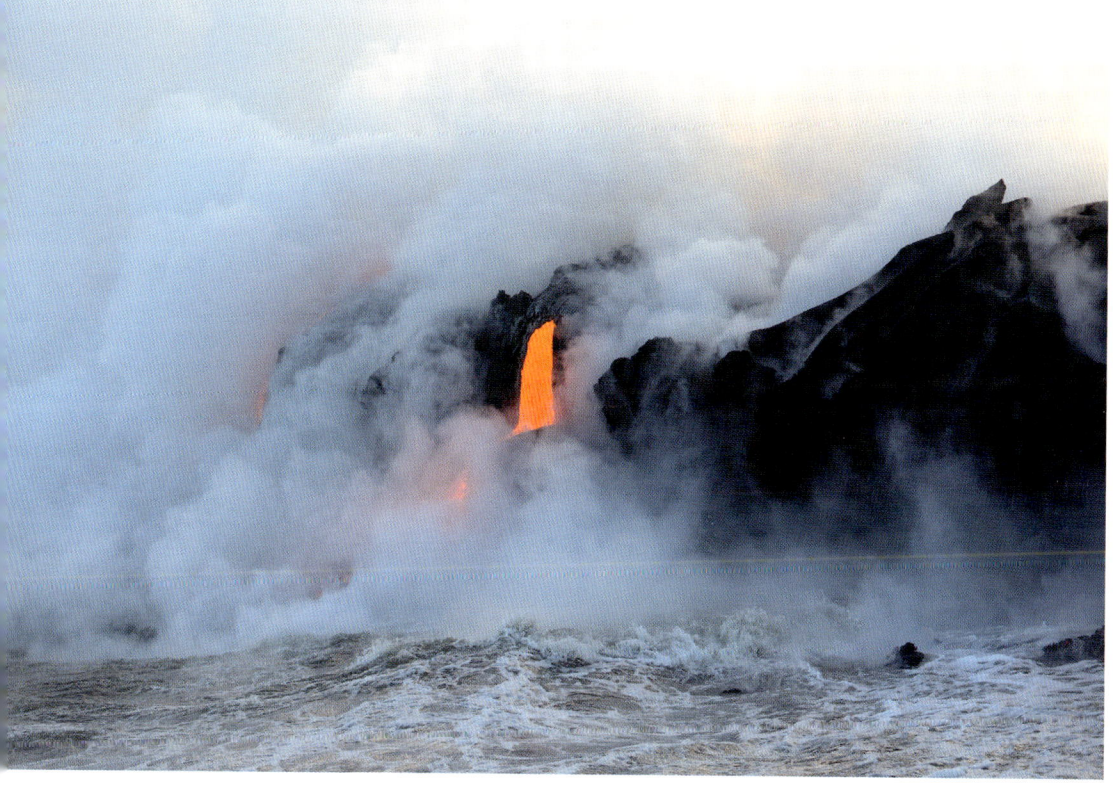

dass alle Elemente – Feuer, Luft, Wasser, Erde – an der Entstehung von Proteinen und Nukleinsäuren, den Grundbausteinen aller lebenden Organismen, beteiligt waren.

Mit der Verbindung von Lava und wertvollem Urmeerwasser bildeten sich schließlich überall auf der Erde dicke Schichten des erstarrten Siede-Minerals. Jedem, der schon einmal Lavagestein gesehen hat, wird die leichte und schwammartige Struktur aufgefallen sein, denn dieses Gestein ist nicht solide und dicht wie andere Gesteinsarten – es ist vielmehr von unzähligen Kanälchen durchzogen, die ihm letztendlich seine besondere Eigenschaft als Filter verleihen. In diesen zahlreichen Kanälchen und Mini-Hohlräumen schwimmen über 30 wertvolle Naturmineralien wie Silizium, Kalzium, Magnesium, Natrium und Kalium in einem viele Millionen Jahre alten, unberührten Kristallwasser. Der Mineralien-Mix aus der Vorzeit der Menschheitsgeschichte ist somit ein wahrer Jungbrunnen für uns alle!

Das natürliche Mineral Zeolith-Klinoptilolith wirkt wie ein Schwamm und kann aufgrund seiner Zusammensetzung und Oberflächenstruktur Umwelt- und Nahrungsmittelgifte, die in den Körper gelangen, quasi aufsaugen und aus dem Organismus abtransportieren – noch lange bevor Toxine ihre schädliche Wirkung entfalten und gleichzeitig die Darmwand, den Wächter unserer Gesundheit, angreifen und löchrig machen können. Umgekehrt gibt es wichtige Mineralstoffe an den Körper ab, wird daher unter Fachleuten auch als „Dirigent" für einen optimalen Mineralstoff-Haushalt bezeichnet. Somit ist Zeolith-Klinoptilolith gleichermaßen zur Vorbeugung wie zur Behandlung bzw. Therapie geeignet – mit der Kraft von 100 % Natur und ohne Nebenwirkungen.

Paracelsus: „Entgiften ist der beste Weg zur Gesundheit!"

Jedes Mal, wenn der Vater der modernen Medizin in Villach in Süd-Österreich war und vielerlei Krankheiten, Verstauchungen, chronische Beschwerden wie Schwellungen in den Gelenken, chronischen Durchfall, Rheuma, nässende Wunden, Magen- und Darmgeschwüre heilte, verstärkte sich der Ruf von Paracelsus als Magier der Heilkunst. Man munkelte, er hätte einen lebensverlängernden Naturstoff entdeckt, ein

Universal-Heilmittel. Ob sich hinter dieser Legende der mystische Stein der Weisen, die „Panazee des Lebens" verbirgt, wissen wir nicht. Doch rund 500 Jahre nach dem Wirken von Paracelsus ist die Wissenschaft davon überzeugt, dass das Urmineral Silizium essentiell für die Aufrechterhaltung der Gesundheit des Menschen notwendig ist. Zeolith-Klinoptilolith ist ein Silizium-Trägerstoff und auch laut immer mehr Ganzheits-Medizinern ein Segen für die Gesundheit!

> **Jahrelange Anwendungsbeobachtungen von Medizinern sowie zahlreiche Studien bestätigen die positiven Eigenschaften des Naturwirkstoffes PMA-Zeolith:**
>
> - Erhöhung der persönlichen Leistungsfähigkeit für Beruf und Alltag durch die Ausleitung von energieraubenden Schadstoffen
> - Stärkung der Immunabwehr
> - Regulierung des Säure-Basen-Haushaltes
> - Schutz vor freien Radikalen
> - natürlicher Zellschutz

PMA steht für das patentierte Herstellungsverfahren für Zeolith-Medizinprodukte der Firma Panaceo. PMA ist dabei die Abkürzung für Panaceo-Micro-Aktivierung. Das Ursprungsprodukt ist hochreines Natur-Zeolith-Klinoptilolith, welches durch eine Modifikation der Kristallstruktur und gezielte Selbstkollision der Zeolith-Teilchen stark zerkleinert und gleichzeitig aktiviert wird. Das Ergebnis der Aufbereitung machen die Panaceo-Produkte, die medizinisch getestet und wissenschaftlich untersucht sind, einzigartig. In diesem Zusammenhang ist wichtig zu erwähnen, dass ausschließlich die Firma Panaceo wissenschaftliche Nachweise für die Wirksamkeit der eigenen Produkte vorweisen kann. Gleichzeitig wird durch strenge medizinische Zulassungsverfahren, denen sich Panaceo ebenso unterwirft, höchste Sicherheit gewährleistet. Es ist daher bei Produktvergleichen unbedingt darauf zu achten, ob eine Zulassung als Medizinprodukt vorliegt.

Der PMA-Zeolith wird aus diesem Grunde auch als "der Original Zeolith" bezeichnet.

Der PMA-Zeolith-Klinoptilolith in pulverisierter und mikroaktivierter Form stellt eine einfache und gleichzeitig effektive Detox-Form dar, die zu einer Ausleitung und „Befreiung" von Giften führt und daher auch zur täglichen Prophylaxe verwendet werden kann. Genauso wie ein sauberer Zahn nicht krank wird, wird auch ein innerlich von Giften gereinigter Körper, der in seiner Ganzheit jetzt regelmäßig gepflegt wird, viel mehr Energie haben, die er in seine Immunabwehr, die körpereigenen Regenerations- und Harmonisierungs-Prozesse sowie in die steigenden Herausforderungen in Beruf und Alltag stecken kann.

Ärztin Dr. med. Ilse Triebnig bringt die Vorteile von PMA-Zeolith-Klinoptilolith aufgrund Ihrer über 15-jährigen Praxiserfahrung bei 2000 Patienten mit diesem Naturmineral auf den Punkt:

„Die tägliche Entgiftung bzw. Detox und eine gesunde Lebensweise sind heute im Kampf gegen die explodierenden Zivilisationskrankheiten – wie schleichender Leistungsabfall, Herz-Kreislauf-Beschwerden, höhere Infektanfälligkeit, Müdigkeit und Antrieblosigkeit, Konzentrations- und Schlafstörungen, Allergien, Burnout, chronisch entzündliche Darmerkrankungen, Diabetes und Krebs – immer wichtiger geworden. Und vergessen wir nicht: Laut WHO sind ein Viertel aller Krankheiten und Todesfälle in der Europäischen Union auf Belastung durch Umweltschadstoffe zurückzuführen. Das ist einer von vier Todesfällen!" Das sollte uns nicht nur zum Nachdenken, sondern jetzt zum Handeln zwingen.

Zeolith-Klinoptilolith

Klinoptilolith ist die Sammelbezeichnung für eine Gruppe nicht näher spezifizierter Minerale aus der Gruppe der Zeolithe innerhalb der Mineralklasse der Silikate und Germanate.

Der bestens erforschte und heute sowohl von Ärzten, Therapeuten und immer mehr Menschen am meisten eingesetzte Naturzeolith ist der PMA-Zeolith. Hier ist die Wirksamkeit durch eine international anerkannte Goldstandard-Studie bestätigt; die Herstellung erfolgt auch in einem ISO-zertifizierten Pharmaunternehmen in Europa.

3. PMA-ZEOLITH ENTSORGT GIFTSTOFFE UND FÖRDERT EINEN GESUNDEN LEBENSSTIL

Der PMA-Zeolith-Klinoptilolith ist in der Lage, Gifte in unserem Körper wie ein Schwamm aufzusaugen und sie über den Verdauungskanal wieder auszuscheiden. Die genaue Wirkungsweise von PMA-Zeolith ist zwar komplex und eng mit den körpereigenen Vorgängen verflochten. Jedoch lässt sich das Prinzip zum besseren Verständnis auch vereinfacht darstellen.

TIPP
PMA-Zeolith saugt wie ein Schwamm energieraubende und krankmachende Gifte in Ihrem Körper auf!

Unser Darm ist ein Organ, das dafür ausgelegt ist, möglichst viel aufzunehmen und so wenig wie möglich zu verschwenden. Dafür hat der Dünndarm zum Beispiel seine unzähligen Falten und Ausstülpungen. Diese vergrößern seine Oberfläche, sodass er ausgebreitet eine Fläche von 30 bis 40 Quadratmetern bedecken könnte. Dieser Vorteil kann aber auch zum Nachteil werden, denn diese ganze Fläche kommt mit allem in Kontakt, was wir zu uns nehmen – ob Nährstoffe, Gifte oder Keime – und macht aus dem Darm so eine gewaltige Angriffsfläche und bietet gleichzeitig Niststellen und Verstecke für krankmachende und energieraubende Umwelt- und Nahrungsmittelgifte. Aus diesem Grund sitzen im Darm etwa 70 % aller Immunzellen, weswegen die Darmflora und ein ganz spezielles Mikrobiom die Grundlage des Immunsystems darstellen. Man kann also sagen, dass die Gesundheit des Darms bzw. das „Zentrum Ihres Immunsystems" eine besonders wichtige Voraussetzung für ein gutes Allgemeinbefinden und die Gesundheit des gesamten Körpers darstellt. Oder wie man treffend sagt: Eine Kette ist nur so stark wie ihr schwächstes Glied.

Bei der Flut an verschiedenen chemischen Verbindungen, die wir täglich unserem Darm zumuten, kommt es immer häufiger dazu, dass dieser kapituliert. Auf einmal treten Nahrungsmittelunverträglichkeiten, -allergien oder unklare Verdauungsbeschwerden verbunden mit Leistungsschwäche und erhöhter Infektanfälligkeit auf. Wenn wir aber eine gute Darmfunktion unterstützen, schaffen wir eine wichtige Voraussetzung für die Gesundheit – und das nicht nur in der Theorie, sondern ganz deutlich spürbar. Denn was nutzt es mir, wenn ich nicht krank bin, mich aber auch nicht gesund und fit und immer öfter ausgelaugt fühle? Derartig „angeschlagen" schleppen sich viele Menschen durchs Leben und scheinen jedem Keim und Allergen direkt zu erliegen. „Ich ziehe das an, wie ein Magnet", „ich schleppe das schon ewig mit mir rum" – diese Aussagen kennen wir alle nur zu gut.

Was ist es aber genau, was den Darm belastet? Es sind Umwelt-Schadstoffe, die in unserer Nahrung landen, die ungesunden und mit künstlichen Stoffen angereicherten Lebensmittel, unerkannte Lebensmittelunverträglichkeiten, viele Medikamente und ihre Rückstände, der Stress und die Infektionen, die den Darm reizen. Es kann unter Umständen sogar so weit kommen, dass die Darmschleimhaut durch die schädigenden Einflüsse durchlässig wird. Dieser Zustand tritt in letzter Zeit immer öfter auf, wird als „Leaky-Gut" bezeichnet (englisch für „durchlässiger Darm") und verschlechtert nicht nur dramatisch die Situation in diesem Bereich des menschlichen Körpers – ganz im Gegenteil! Durch die erhöhte Durchlässigkeit können nun Schadstoffe, Stoffwechselendprodukte oder sogar Keime durch Ihre „ungeschützte" Darmwand in den Blutkreislauf gelangen.

Die Krankheit geht ihren Weg durch Ihre undichte Darmwand. Der Körper transportiert seinen „Müll" bis in die Körperperipherie, ja bis ins Gehirn! So sind viele chronische Krankheiten auf Schädigungen der Darmschleimhaut zurückzuführen.

Zu den Erkrankungen, die sonst nur selten mit dem Darm in Verbindung gebracht werden, gehören vorwiegend: Allergien, Hautprobleme (v. a. Neurodermitis), erhöhte Infektanfälligkeit, Müdigkeit und Antriebslosigkeit, rheumatische Erkrankungen, Migräne, Arthritis, Osteoporose, Asthma und viele andere mehr. Wenn nichts dagegen unternommen wird, schreitet die Vergiftung voran mit der großen Gefahren, dass es zum „LeakyGut" kommt. Deswegen: PMA-Zeolith täglich!

**

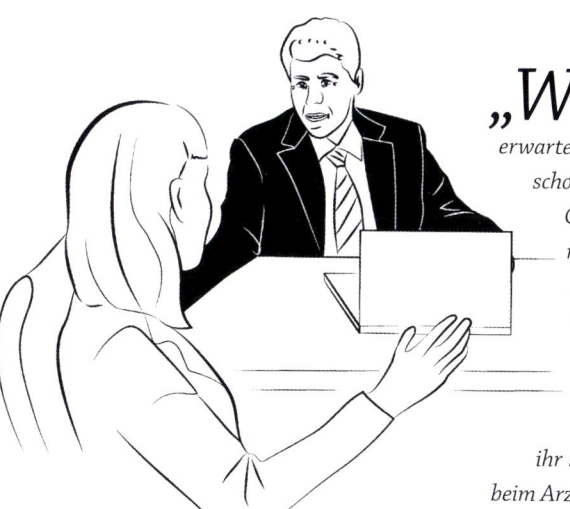

„*Wie geht es Ihnen?*", fragte die Angestellte ihren Abteilungsleiter und erwartete sich das übliche, unwirsche, *„geht schon, geht schon*". Sie wusste, dass ihr Chef ständig überarbeitet und gereizt war, und es machte das Gerücht die Runde, dass er an einer schwereren Krankheit litt.

Umso erstaunter war sie also, als er ihr einen Platz anbot und sich zu ihr setzte. *„Wissen Sie, ich war gestern beim Arzt, und seitdem geht es mir besser!*"

„Also hat es gute Nachrichten gegeben?", hakte sie nach. Es war eines dieser wenigen Male, an denen sich der Manager zu öffnen schien. Meistens war er gedankenversunken und unkommunikativ.

„Und ob!", jubelte er. *„Der Arzt hat mir meine neuesten Blut- und Leberwerte gezeigt und gemeint, dass eine klare Besserung eingetreten sei. Ich bin bei ihm seit Monaten in Behandlung, er weiß also recht genau, wie gut oder schlecht es um mich bestellt ist.*"

„Und welche Therapie machen Sie, damit es Ihnen besser geht?"

„Therapie? Als Therapie würde ich es vielleicht nicht bezeichnen." Er lachte. *„Es ist ein Löffel feinstes türkisgraues Pulver, ein Natur-Vulkanmineral, in der Früh und am Abend.*"

„Ist das Vulkanmineral nicht eine Heilerde?"

„Nein, keine billige braune Heilerde, zu der es wahrscheinlich auch keine Studien gibt. Es ist ein besonderes Mineral, Zeolith-Klinoptilolith. Es hat besondere Eigenschaften, und seit ich es nehme, seit nunmehr drei Wochen, merke ich mehr und mehr, wie mein Körper entgiftet und entlastet wird und es mir besser geht."

Sie kannte den Abteilungsleiter als zahlenorientierte, kopforientierte Person.

Das Bauchgefühl zählte bei ihm überhaupt nicht, jede Entscheidung, jeder Arbeitsschritt musste rational nachvollziehbar sein. Und dieser Mann nun vertraute ein paar Löffeln Mineral-Pulver seine Gesundheit an? Die Angestellte wurde neugierig. „Können Sie mir mehr drüber sagen?"

„Das ist eine komplexe Angelegenheit und ich könnte Ihnen Stunden lang darüber erzählen, ich habe mich wirklich sehr gut informiert. Aber im Grunde lässt sich die Kur in ein paar Sätzen zusammenfassen. PMA-Zeolith-Klinoptilolith ist ein aus Lava entstandenes Urgestein, das voll von wertvollen Mineralien ist. Man nennt es auch „den Dirigenten des Mineralstoff-Haushaltes"! Verfeinert kann es aufgelöst in Wasser oder als Kapseln eingenommen werden. Im Magen-Darm-Trakt entfaltet es seine volle Wirkung. Es gibt gesunde Stoffe an den Körper ab und saugt Schadstoffe und Gifte wie ein Schwamm auf. Und wenn Sie das nächste Mal auf die Toilette gehen, dann scheiden Sie die in ihrem Körper angesammelten und krankmachenden Energie-Räuber zusammen mit dem vollgesogenen Schwamm aus. Ich liebe den Spruch: Schadstoffe raus, Gesundheit mit gesunder Ernährung rein." Und das Wichtigste: Es bindet nicht nur die Gifte, die sich bereits im Darm befinden, sondern schützt und stärkt auch die Darmwand! Den Wächter des Immunsystems. So können die immer gefährlicher werdenden Chemiebomben in den modernen Lebensmitteln auch nicht durch den löchrigen Darm in Ihren Organismus eindringen. Den Begriff „Leaky-Gut", löchriger Darm, werden Sie in Zukunft immer öfter hören. Gemeinsam mit seinen Folgen: schleichender Leistungsabfall, Allergien, Schlafstörungen, Reizdarm, wiederkehrende Infekte bis hin zu ernsthaften Erkrankungen. Mit 100 % Natur können Sie jetzt einfach, günstig und komfortabel Ihre Gesundheit schützen!
„Das klingt ja recht einfach. Aber woran erkennen Sie denn, dass diese Heilerde hilft?"

„Nochmals, nicht eine braune und eigenartig schmeckende Heilerde – sondern PMA-Zeolith, das feine und reine Naturmineral-Pulver! Das hat mich mein Arzt auch gefragt. Sie sehen es ja an den Werten, habe ich geantwortet. Aber es geht nicht nur um objektiv belegbare Daten, es geht auch um das subjektive Gefühl. Mir geht es rundum besser. Ich fühle mich ausgerasteter, leistungsfähiger, vitaler, einfach gesünder! Und ich verstehe es jetzt auch: Wenn der Körper von energieraubenden und krankmachenden Schadstoffen befreit ist, kann es ihm eigentlich nur besser gehen. Ich spüre es körperlich und geistig. Kann mich jetzt auch wieder viel leichter konzentrieren. Bin jetzt einfach jeden Tag gut drauf! Und wenn ich einige Tage kein Glas Wasser mit dem PMA-Pulver trinke und es absetze, schleicht sich Schritt für Schritt wieder Müdigkeit und Antriebslosigkeit ein."

Er war in einen richtigen Redefluss geraten. „Die meisten Leute merken das ja gar nicht, dass ihre körperliche und geistige Leistungskraft aufgrund der zunehmenden Nahrungs- und Umweltschadstoffe zurückgeht und führen das eventuell, und fälschlicherweise, auch auf das Altern zurück. Deshalb gebe ich meine Erfahrung jetzt auch jedem weiter. Ich habe auch erfahren, dass viele Sportler, darunter Welt- und Europameister, bereits auf das Vulkanmineral schwören. Moto-GP-Piloten, Weltcup-Skirennläufer, Fußballmeister-Mannschaften, Biathleten, ATP-Tennisspieler, Profi-Eishockeyspieler in der höchsten kanadischen Liga und so weiter. Wissen Sie, mir fehlen noch zwölf Jahre bis zu meiner Pensionierung und ich habe in der Vergangenheit öfters daran gezwei-

Die tägliche Dosis PMA-Zeolith

felt, dass ich diese noch auf einem hohen Belastungspegel durchstehen kann. Die Ziele von der Geschäftsleitung werden immer höher, ich bin jedoch keine 30 mehr. Plötzlich ist der Existenzdruck wieder da. Zwölf Berufsjahre sind eine lange Zeit. Mein Haus ist noch nicht abbezahlt, der Kreditvertrag dafür läuft noch sieben Jahre, und das Studium für meine zwei Kinder ist auch noch vier Jahre zu bezahlen. Plötzlich ist mir dabei bewusst geworden: Junge, du musst jetzt unbedingt gesund bleiben, es steht zu viel am Spiel. Du benötigst jetzt Kraft für jeden Tag, um beruflich und ‚existentiell‘ am Ball zu bleiben!

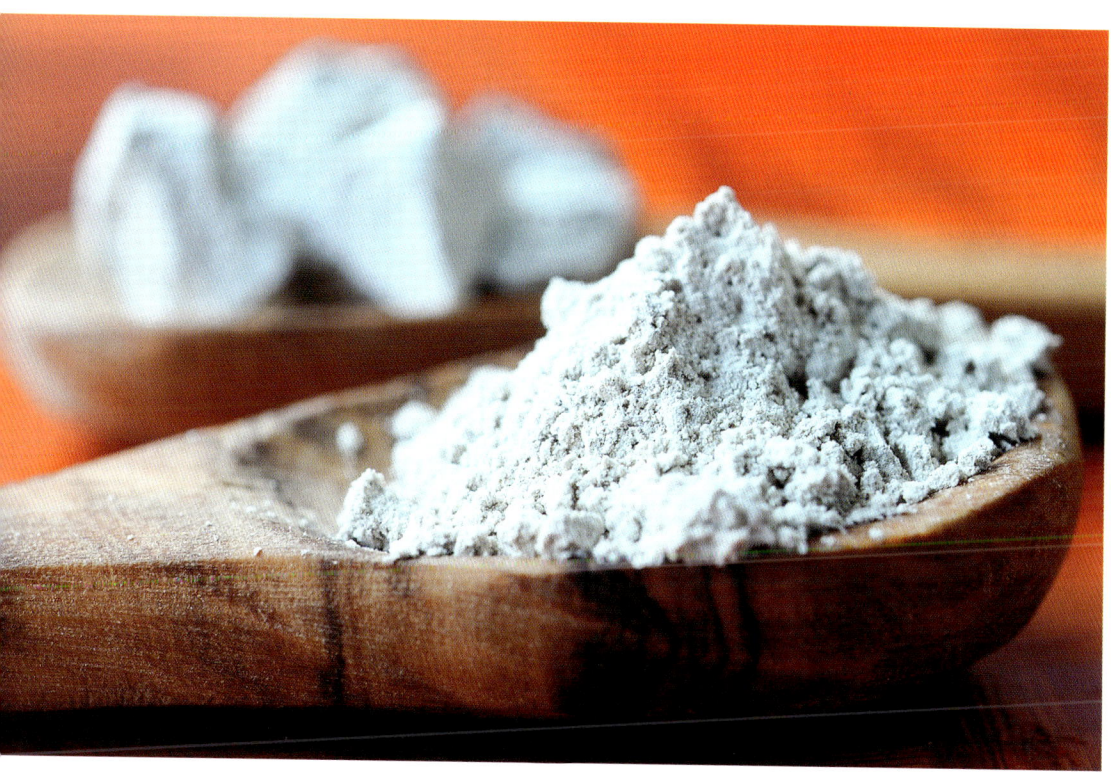

Aber seit ich den PMA-Zeolith für mich entdeckt habe, fühle ich mich für meine berufliche Zukunft gewappnet."

„Sie sprechen so begeistert darüber, ich denke, ich werde es auch probieren."

„Unbedingt! Es gibt allerdings sehr viele verschiedene Zeolith-Produkte. Bedenken Sie, dass es um Ihre Gesundheit geht – da ist das Beste gut genug. Vertrauen Sie nur medizinisch geprüften Produkten, da ist die Qualitäts-Latte für die Hersteller deutlich höher als bei billigen unsauberen Kopien aus dem Internet, ohne Qualitätsprüfung und Zulassung. Sparen Sie hier ja nicht am falschen Ort, ansonsten bringt eine gute Idee ein unerwünschtes Resultat. Gehen Sie am besten in eine Apotheke oder ein Marken-Reformhaus. Bei diesen Gesundheits-Nahversorgern bzw. Experten sind sie gut aufgehoben! Schließlich geht es um Ihre Gesundheit, die in der harten Arbeitswelt jetzt ja immer bedeutungsvoller wird! Falsche ungeprüfte Produkte können auch sehr schädlich sein."

„Wirklich?!"

„Keine Bange. Mit wissenschaftlich getestetem und medizinisch zertifiziertem Zeolith-Klinoptilolith wie dem von immer mehr Ärzten und Medizinern in Deutschland, Österreich und in der Schweiz eingesetzten PMA-Zeolith wissen Sie ganz genau, woran sie sind. Qualitätsmarken sind geprüft und geben Sicherheit. Das ist nicht irgendein dubioses Produkt, wie es immer mehr zu Billigstpreisen und ohne geprüfte Zulassung im Internet angeboten wird."

„Machen Sie mir doch keine Angst ..."

„Angst ist unangebracht. Aber Vorsorge und Detox bzw. Entgiftungen werden immer wichtiger, und da muss auch auf Qualität und Marke geachtet werden. Wir leben in einer immer schadstoff- und giftreicheren Welt, und wenn man es, wie es bei mir der Fall war, übertreibt, dann soll, nein: muss effektiv gegengesteuert werden. Am besten mit Heilkräften aus der Natur. Übrigens, sogar mein Hausarzt beschäftigt sich jetzt auch intensiver mit dem PMA-Zeolith-Klinoptilolith und wird es in die Behandlungen seiner Patienten aufnehmen. Das ist schön. Erfreulicherweise ist der Trend zur Natur-Medizin nicht mehr aufzuhalten. Gerade neulich habe ich einem Gesundheitsmagazin eine Studie entnommen, die besagt, dass 83 % aller Menschen in Deutschland mit Medikamenten-Bedarf, eine Medizin aus 100 % Natur bevorzugen würden."

„Vielen Dank für Ihre wertvollen Tipps. Aber jetzt muss ich mit meiner Arbeit weiterkommen."

4. PMA-ZEOLITH-KLINOPTILOLITH UND SEINE EIGENSCHAFTEN

Die positiven Wirkungen von Zeolith-Klinoptilolith sind mannigfach. Er unterstützt das Immunsystem im Darm im täglichen Kampf gegen Gifte und Schadstoffe, stärkt und schützt so die Darmwand und entlastet in weiterer Folge die zentralen Entgiftungsorgane (Leber, Niere). Er hilft bei der Gewichtsabnahme, er führt bei sportlicher Betätigung zu 11 Prozent Leistungssteigerung und, und, und.

Deswegen ist es durchaus verständlich, dass weitsichtige Hoteliers und Wellness-Spezialisten den Megatrend Detox erkannt haben und diesbezügliche Kuren anbieten. „Detox 365" ist kein Zauberwort, sondern Programm: Täglich zu PMA-Zeolith zu greifen bedeutet, täglich fit, gesund, erfolgreich zu sein und zu bleiben, und dem immer größer werdenden Leistungsdruck Stand halten zu können.

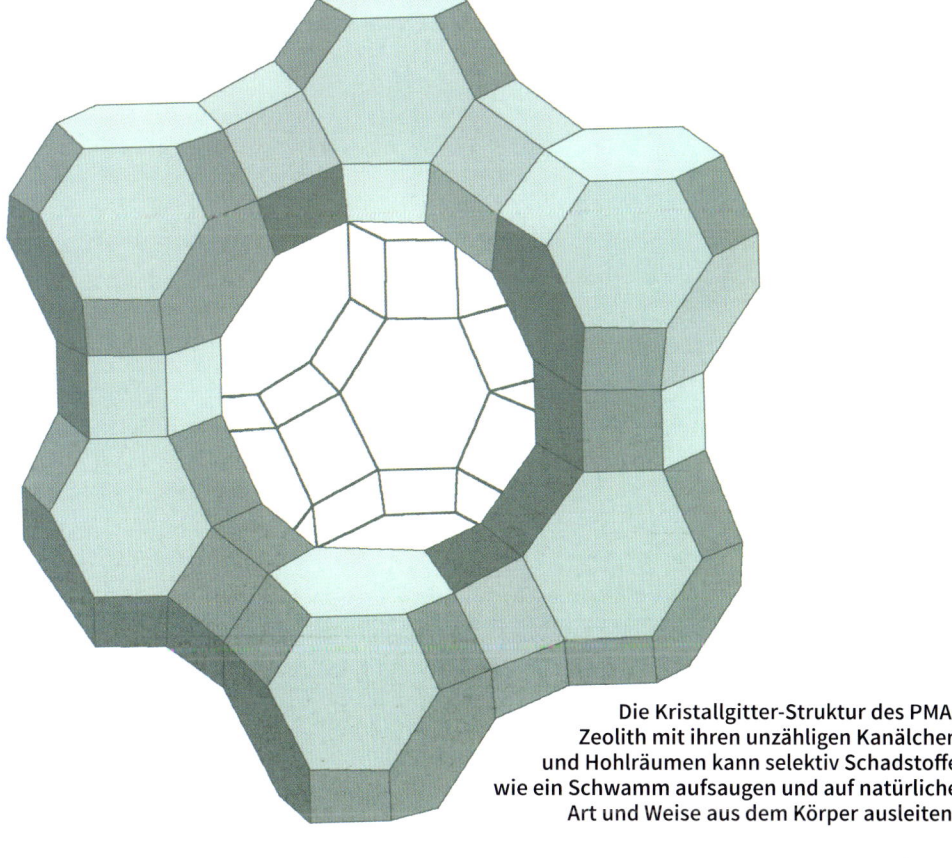

Die Kristallgitter-Struktur des PMA-Zeolith mit ihren unzähligen Kanälchen und Hohlräumen kann selektiv Schadstoffe wie ein Schwamm aufsaugen und auf natürliche Art und Weise aus dem Körper ausleiten.

Wie Zeolith wirkt

Zeolith-Klinoptilolith wirkt in unserem Organismus als ein soge-nannter Ionentauscher. Das kann man sich so vorstellen, dass nicht etwa irgendwelche beliebigen Stoffe aus den feinen Kanälchen abge-geben werden, sondern genau die Stoffe und genau in der Menge, in der sie im Darm benötigt werden. Im Gegenzug werden an den frei gewordenen Stellen Substanzen in einer bestimmten Reihenfolge, je nach Affinität, gebunden. Zu den in den Darm abgegebenen Stoffen gehören zum Beispiel die wichtigen Mineralstoffe Magnesium und Calcium. Dadurch wird ein optimales Milieu im Darm aufrechterhal-ten (oder wiederhergestellt), sodass alle Funktionen, die der Darm aus-führt, wie Enzymfunktionen, Nährstoffaufnahme und Immunabwehr, wieder ungehindert wahrgenommen werden können. Dieser Effekt wird noch dadurch verstärkt, dass das Zeolith eine Affinität zu vielen Schadstoffen, wie Ammonium, Pestiziden, Arsen oder Schwermetallen hat. Soll heißen: Zeolith zieht diese Stoffe wie ein Magnet an und saugt sie in seinen Kanälchen wie ein Schwamm auf. Auf diese Weise wer-den diese Stoffe nicht nur unschädlich gemacht, sondern auf sicherem und natürlichem Wege aus dem Körper hinaus transportiert.

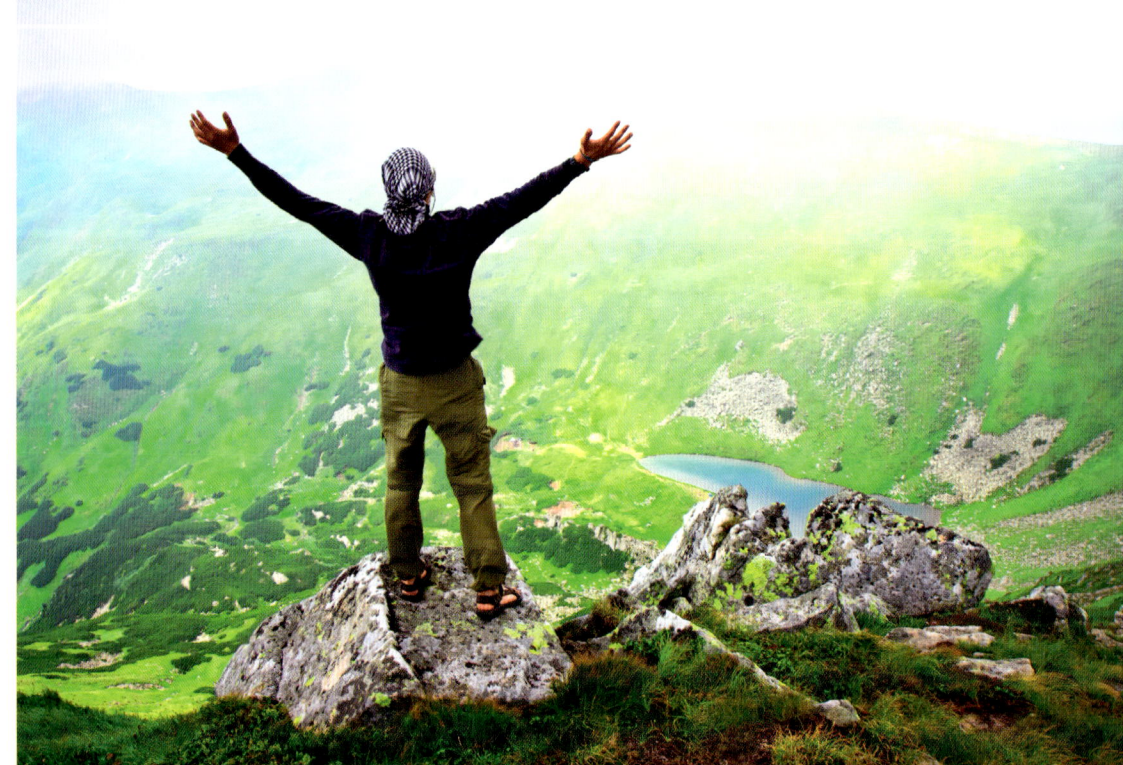

Also: Schlechte Stoffe raus, gute rein, dank Zeolith-Klinoptilolith. Und das Mikrobiom – alle in uns lebenden Mikroorganismen – wird dadurch verbessert.

Diese Eigenschaften beruhen aber nicht auf Spekulationen, sie wurden in den letzten Jahren akribisch erforscht. Neben diesen Hauptwirkungen ließen sich auch zahlreiche erfreuliche Nebeneffekte beobachten, bei denen jedoch weitere Studien notwendig sind, um die Mechanismen vollständig zu klären. Prof. Dr. Karl Hecht beschreibt zum Beispiel, dass auch eine Reinigung der extrazellulären Matrix, also des gesamten Raumes zwischen den einzelnen Zellen, erreicht werden kann und zusätzlich die Zufuhr von wichtigem kolloidalem Siliziumdioxid aufrechterhalten wird.

Geht's dem Zell-Milieu gut, geht's der Zelle gut

Alles in unserem Körper fließt, denn was wir physisch sind, ist zu 70 Prozent Flüssigkeit. Ist diese nun rein wie ein Gebirgsbach oder eine Quelle, dann geht es uns gut. Ist sie trüb wie eine Kloake, dann müssen unsere rund 70 Billionen Körperzellen um ihr Überleben kämpfen – mit Sicherheit werden sie krank, eventuell sterben sie ab, oder sie werden bösartig.

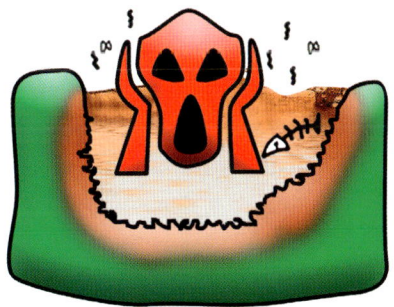 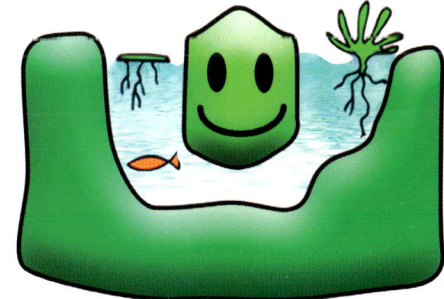

Die Flüssigkeit, in der unsere Zellen eingebettet sind, heißt „extrazelluläre Matrix". Die Matrix oder das „Zell-Milieu" ist ein Maschenwerk aus Eiweißzuckermolekülen, die ein Molekularsieb bilden. Sogenannte Neurotransmitter stellen die Verbindung zum Gehirn her. Der gesamte Stoffwechsel von den Kapillaren zur Zelle und umgekehrt findet hier statt. Die Matrix transportiert Schlacke ab und führt Nährstoffe, Hormone und Abwehrsubstanzen in die Zelle; sie ist das größte den Organismus ganzheitlich durchziehende System. Sie können sich also vorstellen, wie wichtig dieser Bereich in unserem Körper ist. Wenn dieses Molekularsieb nicht mehr richtig arbeitet, verschmutzt das Körperwasser und Krankheiten können entstehen. Bei Tumorerkrankungen kommt es zu Regulationsstörungen in der Matrix. Nicht mehr beherrschbare Vergiftungen führen zum Schock und damit zu Regulationsunfähigkeit und schließlich zum Tod. Die extrazelluläre Matrix von Säugetieren wie dem Menschen weist eine enorme Größe auf. Die menschliche Matrix stammt im Übrigen entwicklungsgeschichtlich ebenfalls aus dem Meerwasser. Die Matrix, in der Nährstoffe fließen und Nerven pulsieren, ist das größte den Organismus ganzheitlich durchziehende System. So hat die Haut eine Ausdehnung von zwei bis drei Quadratmetern, die Atmungsoberfläche der Lunge 80 Quadratmeter und die Schleimhaut des Verdauungstraktes rund 300 Quadratmeter.

Vor diesem Hintergrund kommt der Entgiftung des Körpers eine zusätzliche Bedeutung zu. Besonders nach einer Chemotherapie muss das Molekularsieb der extrazellulären Matrix wieder entgiftet und die Abwehrfunktion wieder hergestellt werden, sonst ist die Metastasierung, also das Streuen des Tumors, programmiert. Bei gesunden Menschen ist die Vorbeugung mittels des Natur PMA-Zeolith ein Gebot der Stunde, um gesund und leistungsfähig zu bleiben – in unserer Arbeitswelt mit laufend erhöhten Anforderungen ohnehin ein Muss!

Zusammenfassend lässt sich sagen, dass PMA-Zeolith hauptsächlich vier wichtige Aufgaben im Körper erfüllt. Zum einen schleust er schädliche Stoffe über den Verdauungskanal aus dem Körper. Zum anderen führt er dem Körper wichtige Mineralien in Spuren zu und hilft bei der Regulation des Mineralstoffwechsels. Darüber hinaus wirkt er als Antioxidans, indem er mitwirkt, aggressive Sauerstoffverbindungen (freie Radikale) zu beseitigten. Durch den positiven Effekt auf das Milieu im Darm wird auch das Immunsystem gestärkt und unsere Leistungsfähigkeit insgesamt erhöht.

5. ZUSÄTZLICHE POSITIVE WIRKUNGEN VON PMA-ZEOLITH

Leberwerte messbar senken

Obwohl Zeolith-Klinoptilolith ausschließlich im Darm seine Wirkung entfalten kann, beeinflusst dies auch andere Organe. Besonders die Leber wird durch die Ausleitung von Schadstoffen entlastet und kann sich sogar regenerieren. Die Einnahme von Zeolith-Klinoptilolith unterstützt die Leberfunktion auf verschiedenen Wegen. Zum einen nimmt es der Leber einiges an Arbeit ab, denn die Giftstoffe, die direkt im Darm gebunden und ausgeschleust werden können, müssen nicht aufwendig neutralisiert und über die Leber entgiftet werden. Allein dadurch reduziert sich der Verbrauch der kostbaren körpereigenen Antioxidantien, wie Glutathion. Ist Glutathion in ausreichender Menge vorhanden, kann es seinen zellschützenden Aufgaben nachgehen und muss nicht ständig in großen Mengen und unter hohem Einsatz von Energie nachgebildet werden. Fehlt zum Beispiel der Leber ständig Glutathion, können die Leberzellen dadurch sogar absterben, was die Leberfunktion immer weiter beeinträchtigt. Glutathion ist also ein wichtiger Faktor für die Regeneration und Erhaltung einer gesunden Leberfunktion. Ergebnisse einer breit angelegten Anwendungsbeobachtung von 50 Ärzten in Österreich bestätigten bereits, dass sich bei Patienten nach Einnahme des 100 % Naturminerals PMA-Zeolith die Leberwerte signifikant verbessert hatten. Wenn man bedenkt, dass bei 25 % aller Menschen in Europa erhöhte Leberwerte bestehen, kommt „der Segen der Natur" hier goldrichtig.

Darüber hinaus kann Zeolith-Klinoptilolith oxidative Schädigungen im Verdauungstrakt vermindern und kann den Zellen somit einen effektiven Schutz vor dem vorzeitigen Absterben bieten.

Zeolith kann also Stoffe, die für uns schädlich sind, an sich binden und ausschleusen, ohne dabei zu metabolisieren (wird also von körpereigene Enzyme nicht um- oder abgebaut). Aber woher weiß man eigentlich, dass das Zeolith-Klinoptilolith genau das auch wirklich tut? Genau damit hat sich eine Studie im Jahre 2014 beschäftigt und ein künstliches Magen-Darm-Modell herangezogen, um die Wirkung zu beobachten. Lösungen, die das Magen- oder Darmmilieu simulieren sollten, wurden zum einen Pestizide beziehungsweise verschiedene Metalle wie Blei, Cadmium, Arsen und Stoffwechsel-Gifte und zum anderen unterschiedliche Dosierungen des speziell vermahlenen PMA-Zeolith-Pulvers beigefügt. Anschließend wurde mit Hilfe der Chromatografie oder der Spektrometrie gemessen, wie viel der schädlichen Substanz vom Zeolith-Pulver aufgenommen werden konnte. Die Forscher stellten fest, dass eine ganze Reihe von Pestiziden und metallischen Schadstoffen eliminiert werden konnten. Dazu gehören zum Beispiel Endosulfan, DDT, Endrin und Heptachlor, genauso wie die Schwermetalle Cadmium und Blei, das Halbmetall Arsen und die Übergangsmetalle Chrom und Nickel. Die Ergebnisse dokumentieren: Ein Segen für die Menschen. Und endlich gibt es eine Antwort aus der Natur auf die überbordenden Umwelt- und Nahrungsmittelgifte, denen wir ja alle nicht mehr entkommen.

Kein Eindringen durch die Darmwand

Vielleicht haben Sie sich bei der Lektüre gefragt, warum das Zeolith nicht auch mit in den Körper aufgenommen wird. Das ist ein besonders wichtiger Punkt, denn wir wollen schließlich nicht, dass all die (nach ihrer Verweildauer im Darm) mit Schwermetallen und Pestiziden beladenen Körnchen unkontrolliert durch den Körper wandern. Sichergestellt, dass hochwertiges und geprüftes Zeolith-Klinoptilolith (mit Zulassung als Medizinprodukt) den Verdauungskanal nicht verlässt, sondern diesen einfach nur durchwandert und dabei die energieraubenden und krankmachenden Gifte wie ein Schwamm aufnimmt, um dann schwer beladen über den Verdauungstrakt wieder ausgeschieden wird.

Dies wurde bereits in mehreren Studien überprüft und bestätigt.

PMA-Zeolith verhindert zusätzlich auch den immer öfter auftretenden „löchrigen Darm" (stärkt die Darmwand-Barriere) – sorgen Sie vor!

> **Wird die Darmwand löchrig, gelangen vermehrt Schadstoffe in den Blutkreislauf. Mögliche Symptomkomplexe sind:**
> - schleichender Leistungsabfall
> - Allergien
> - Müdigkeit und Antriebslosigkeit
> - Konzentrationsstörungen
> - Schlafstörungen
> - Höhere Infektanfälligkeit

Der Wächter unserer Gesundheit

Aktuelle Studienergebnisse bringen es an den Tag: Durch die zunehmenden Belastungen durch chemische Umwelt- und Nahrungsmittelgifte treten immer öfter Erkrankungen aufgrund eines „löchrigen Darms" auf. Dass dies vor allem unbemerkt und schleichend vor sich geht, macht diese Entwicklung besonders gefährlich. Ist die Darmwand gesund, stellt sie eine lebensnotwendige Schutzbarriere Ihres gesamten Körpers gegenüber Schadstoffen dar. Ist die Darmwand jedoch löchrig, leidet man am so genannten „Leaky-Gut-Syndrome" und es gelangen Schadstoffe in den Blutkreislauf. Der Körper wird mit Giften geflutet. Symptome sind u. a. schleichender Leistungsabfall, Allergien, Müdigkeit und Antriebslosigkeit, Konzentrationsstörungen, Schlafstörungen, Magen-Darm-Störungen und höhere Infektanfälligkeit bis hin zu lebensbedrohlichen Erkrankungen.

Ein Forscherteam aus Österreich wies 2015 nach, dass sich das Leaky-Gut-Syndrome unter der Einnahme von PMA-Zeolith-Klinoptilolith bereits nach zwölf Wochen deutlich zurückbildet. bei diesem Syndrom handelt es sich um eine Darmerkrankung, bei der die Darmschleimhaut stark durchlässig wird und ihre Funktion als Schutzbarriere nicht mehr aufrechterhalten kann. Ein durchlässiger Darm lässt sich anhand einer Stuhlprobe feststellen, in der ein bestimmter Stoff, das Zonulin, in erhöhten Mengen nachgewiesen wird. Zonulin ist ein wichtiger Regulator der Darmschleimhaut-Kanälchen und wird vermehrt in den Darm abgegeben, wenn diese nicht richtig funktionieren. Zonulin wurde 2016 erneut als einziger valider Marker für den Zustand der Darmwand hinsichtlich seiner Durchlässigkeit bestätigt. Die Forscher konnten beobachten, dass die Probanden, die Zeolith-Klinoptilolith einnahmen, nach zwölf Wochen wesentlich gesündere Zonulin-Werte in der eingereichten Stuhlprobe hatten, als diejenigen, die ein Placebo eingenommen hatten. Sie verglichen dabei die Ausgangswerte mit den abschließenden Befunden und befanden, dass die Zonulin-Werte der Zeolith-Gruppe um fast dreißig Prozent gesunken waren.

Erkrankungen, deren primäre Ursache die Durchlässigkeit der Darmwand und ein Zuviel an Nahrungs- und Umweltgiften ist, ist jetzt einfach mit der Kraft von 100 % Natur erfolgreich zu begegnen: Detox-Kuren, Gesunde Ernährung und Bewegung. Aktuell: in einer soeben international veröffentlichten Goldstandard-Studie wird die positive Wirkung des PMA-Zeolith bei „Leaky-Gut" sogar bestätigt.

Die effektivste Therapie besteht also darin, dem schädigenden Einfluss den Hahn zuzudrehen. Dies bedeutet, dass die angreifenden Schadstoffe durch das dafür erforschte Vulkan-Naturmineral abgefangen werden, noch bevor sie Schaden anrichten und Löcher in den Darm schlagen können.

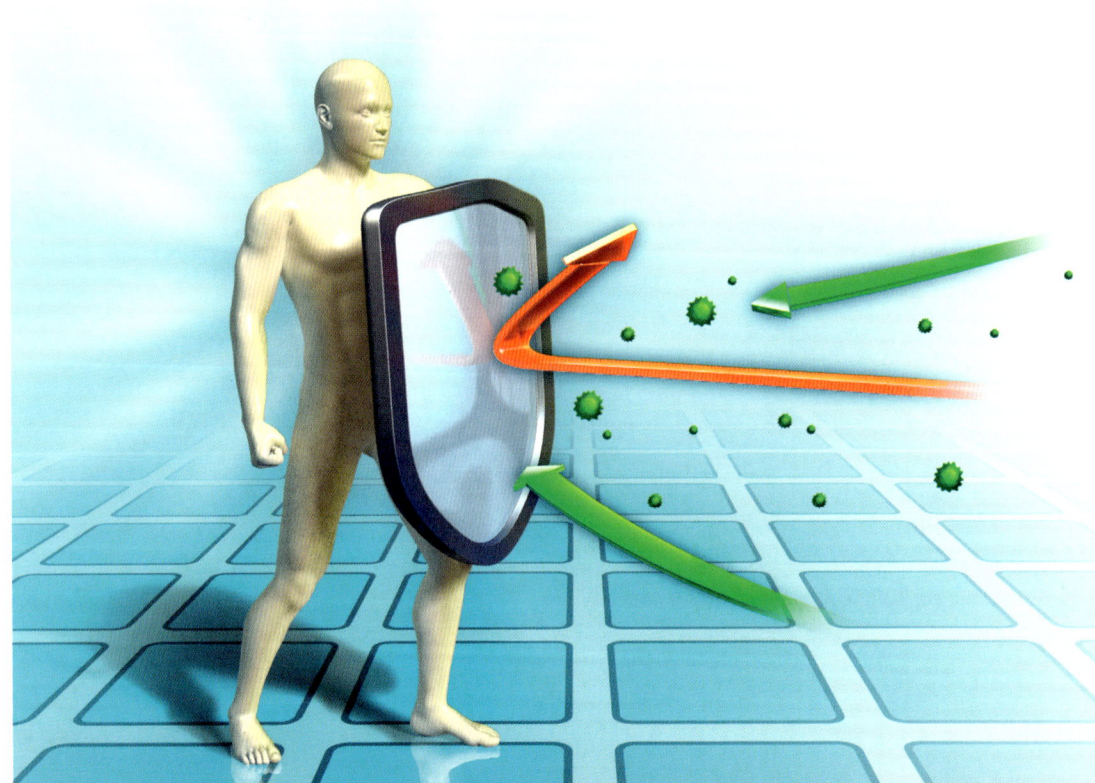

Zeolith bindet auch Radioaktivität

Hiroshima und Nagasaki, Tschernobyl, Fukushima – nach den vier größten Nuklearkatastrophen der Menschheitsgeschichte wurde mit Zeolith-Klinoptilolith erfolgreich versucht, den radioaktiven Strahlungen entgegenzuwirken. 1945 wurden die Menschen nach den Atombomben-Abwürfen in Japan auch mit diesem behandelt, so wie die in Tschernobyl 1986 verstrahlten Arbeiter. Kinder erhielten mit Zeolith angereicherte Schokokekse, die halfen, sie vor Strahlungsschäden zu schützen. Gemüse wurde in Gewächshäusern angebaut, in denen die Erde mit Zeolith angereichert war. Dadurch verringerte sich die Cäsium-Konzentration der Erde selbst und jene in den Pflanzen um bis zu 70 Prozent.

***

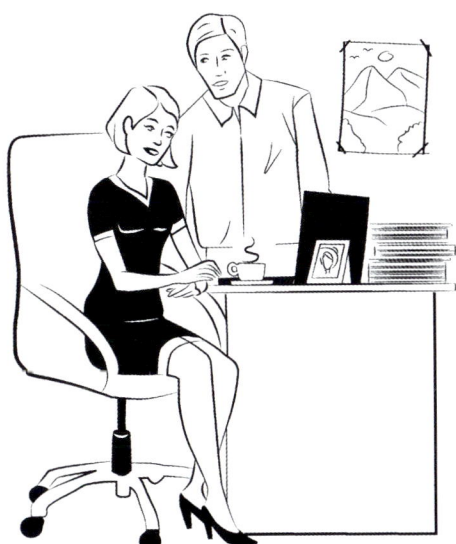

„*Wow, du schaust ja blendend aus*", sagte der Sachbearbeiter zu seiner Kollegin, als diese nach einem mehrwöchigen Urlaub wieder an ihren Arbeitsplatz zurückkehrte. „*Wo warst du? Italien? Spanien? Karibik?*"

„*In Indien, in Kerala*", antwortete sie.

„*Spannend*", meinte er, „*und was macht man da genau?*"

„*Ich habe mir eine Ayurveda-Kur zur Körper-Entgiftung gegönnt, dort, wo sie entstanden ist. Ayurveda ist ja über 5000 Jahre alt, und heute sind* die Kliniken in Indien absolute Prachttempel, sie sind umgeben von duftenden Parkanlagen. Die Menschen haben eine gesunde, fast strahlende Haut, und auch wirklich sehr gute Zähne sind mir aufgefallen. Alles dort ist auf Gesundheit ausgerichtet. Getragen werden nur Kleider aus Naturmaterialien wie Seide oder Baumwolle, jede Nahrung wird von Grund auf frisch zubereitet, Kühlschränke gibt es nicht. Die Ölmassagen oder Stirngüsse und all die anderen ganzheitlichen Behandlungen, die der Entgiftungen des Körpers dienen, sind schlichtweg ein Traum. Man fühlt sich wie neu geboren …*"

Sie war ins Schwärmen gekommen, während ihr Kollege immer nachdenklicher wurde. „Ist das nicht teuer?", fragte er schließlich.

„Nicht billig. 5500 Euro für einen Monat muss man schon rechnen, und nach oben gibt es keine Grenze."

„Na ja, das könnte ich mir sowohl zeitlich wie auch finanziell nicht leisten. Und verpufft der Effekt nicht, wenn man dann wieder mehrere Wochen zu Hause ist? Da essen wir alle wieder nicht sonderlich gesund und tragen, was uns die Mode vorgibt und die Chinesen gerade in Masse produzieren."

Ayurveda in Indien oder Detox daheim?

„Ayurveda heißt und ist Lebenswissenschaft", ließ sie sich nicht beirren. „Ayurveda ist ein therapeutisches Konzept einerseits und beschäftigt sich mit Fragen wie: Woraus bestehen wir? Wodurch leben wir? Wovon ernährt sich der Körper? Wie arbeiten unsere Sinne? Wie und auf welchen Ebenen verarbeiten wir die Eindrücke des Lebens? Was ist unsere Aufgabe im Leben? Was ist Leben …"

„… ja, ja, ja. Wer die Zeit hat, diese Fragen zu beantworten, kann es ja tun", unterbrach er sie. „Ich muss mich um Wichtigeres kümmern."

„Wichtiger als dein Leben, deine Gesundheit", fragte sie erstaunt. „Du musst ja nicht gleich nach Indien fliegen, um den wichtigsten Ayurveda-Effekt, die Körper-Entgiftung, vorzunehmen. Jeder kann die Lebensqualität verbessern, wo immer er oder sie auch ist. Entgifte deinen Körper, und schon geht es dir besser. Detox ist ein aufkommender Megatrend. Du musst nur zu den richtigen Mitteln greifen!"

Sie wandte sich wieder ihrer Arbeit zu. Der Aktenberg war während ihrer Abwesenheit nicht kleiner, sondern viel größer geworden. Kein Grund zum Verzweifeln, dachte sie und lächelte. Ich weiß, wie ich mich und meinen Körper mit Detox täglich stärke. Es muss nicht teures Ayurveda in Indien und Sri Lanka sein. Die Stärke von Mutter Natur, das Detox Vulkanmineral, ist heute in jeder Apotheke und jedem Marken-Reformhaus erhältlich.

6. DETOX – VOM SOLL ZUM MUSS!

Eine regelmäßige, tägliche Entgiftungs- und Entschlackungspraxis ist das beste Verjüngungsmittel und auch eine Möglichkeit, den Alterungsprozess nicht nur zu stoppen, sondern sogar wieder teilweise rückgängig zu machen. Wenn die sauren Stoffwechselschlacken und Gifte aus unserem Körper entfernt sind, kommen die Selbstheilungskräfte wieder voll in Gang und auch schwerere Erkrankungen können nicht nur gelindert, sondern sogar geheilt werden, so die Allgemeinmedizinerin Dr. med. Ilse Triebnig, die bei über 2000 Patienten Ihre Detox-Erfolge dokumentierte.

„Ich bin auf Grund meiner mehr als zehnjährigen Beobachtungen der Überzeugung, dass das aktivierte Lavagestein, der PMA-Zeolith wohl das einfachste, natürlichste und nachhaltigste Entgiftungsprodukt unserer Zeit ist.

Es ist schlichtweg faszinierend zu beobachten, wie Ablagerungen, Schwermetalle und Überrestgifte des Stoffwechsels allein durch die physikalischen Anziehungskräfte des Zeoliths angelockt und entsorgt werden. Rasch kehrten bei meinen Patienten Kraft und Energie zurück.

Mit seiner ihm innewohnenden Urkraft der Natur kann er bei den unterschiedlichsten Krankheitsbildern erfolgreich zur Stärkung des Immunsystems eingesetzt werden. Und, nachdem ich mich mit der Toxikologie dieses Naturminerals beschäftigt hatte und somit wusste, dass ich nur nützen und nicht schaden konnte, begann ich zunächst auch bei meinen Patienten, die besonders unter den Nebenwirkungen der Chemotherapie litten, den Natur PMA-Zeolith zur Entgiftung zu geben. Auch bei diesen Menschen besserte sich die Lebensqualität zusehends.

Permanente Entlastung unseres Körpers ist somit das Gebot der Stunde – und nicht nur dann, wenn wir zufällig radioaktiv gefährdet sind. Denn Schadstoffe in der Ernährung, Bewegungsarmut, ein Leben im beruflichen Hamsterrad, Gifte und Strahlungen in der Umwelt machen es uns schwer, gesund und vital zu bleiben. Und Sie wissen es auch: Ohne Gesundheit und Vitalität ist weder heute noch in Zukunft ein beruflicher

111

Erfolg möglich. Wenn Sie „vorne bleiben" wollen, dann ist Detox – das immer mehr auch in Wellnesshotels angeboten wird – unabdingbar.

Die Anwendung von Zeolith im medizinischen Alltag und in der Prophylaxe ist heute ganz einfach. Um das volle Wirkungsspektrum – in wissenschaftlichen Studien gesichert – zu gewährleisten, sollen allerdings nur für die Humanmedizin zugelassene Qualitäts-Medizinprodukte, am besten aus der Apotheke, verwendet werden – ein sicherer Vorteil gegenüber Billigprodukten aus dem Internet die sich oft nur schnellen Profit erhoffen.

Bei der Anwendung ist zu beachten:

- Ausreichende Flüssigkeitszufuhr bei der Einnahme
- Regelmäßige Einnahme (wie von Ärzten empfohlen zwei bis drei Mal pro Tag), weil wir auch täglich allen Umwelt- und Nahrungsmittelgiften ausgesetzt sind und so unsere Gesundheit täglich schützen und stärken können.
- Einnahmedauer bei prophylaktischen Schwerpunkt-Kuren: mindestens 40 Tage
- Genussmittel wie Alkohol, Nikotin oder Koffein schränken die Zeolith-Wirkung eventuell ein – leben Sie gesund!
- Angemessene Körperbewegung wie Laufen, Wandern, Nordic Walking oder Schwimmen vermögen den Effekt von Zeolith-Klinoptilolith zu erhöhen

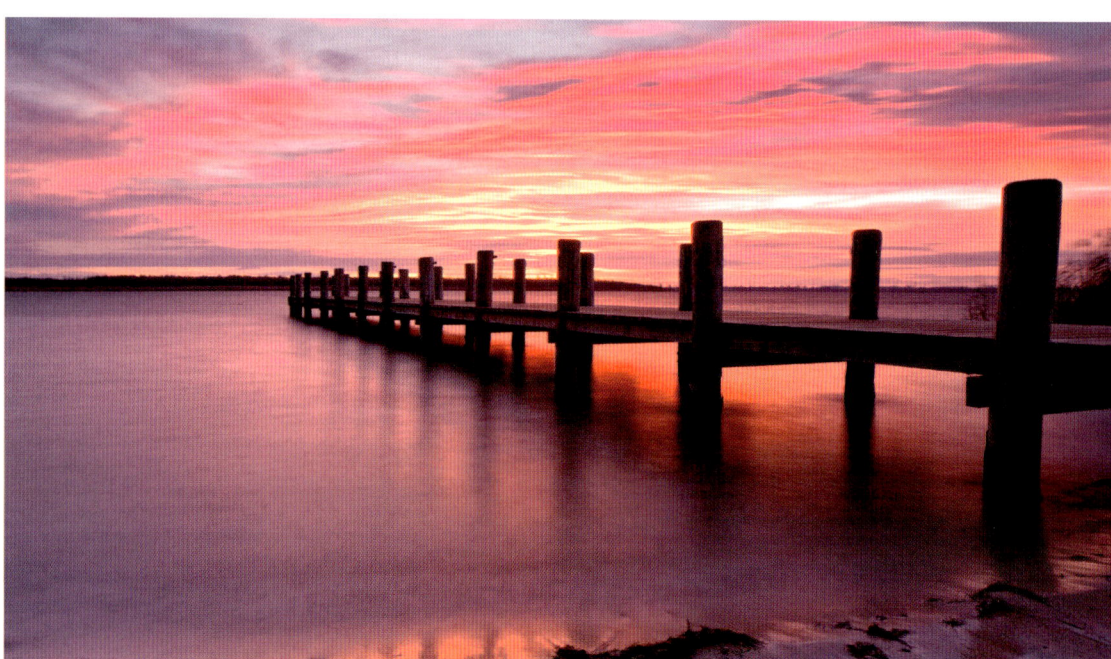

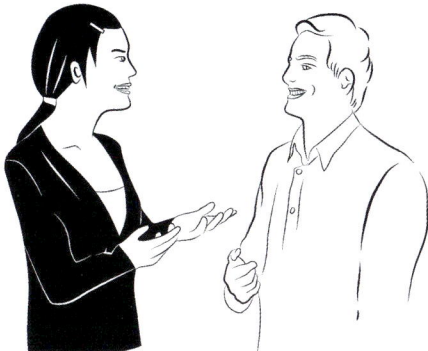

„*W*illkommen zurück! Hoffe, Sie haben sich gut erholt – es wartet recht viel Arbeit auf Sie*", sagte die Geschäftsführerin mit einem wohlwollenden Lächeln zu ihrem leitenden Angestellten, als dieser sich von einer Kur (oder war es ein All-Inclusive-Urlaub? Egal. Wichtig, er ist wieder da, dachte sie sich) zurückmeldete.*

„*Kein Problem*", salutierte der Angesprochene zurück. „*Wissen Sie, ich hatte eine Empfehlung zu einer Detox-Light-Kur erhalten und kurzfristig meine Pläne geändert: denn Gesundheit geht vor! Zwar war ich zuerst einmal skeptisch. Es gibt ja schon viel zu viele Wellness- und Bewegungs- und Thermenangebote, doch das Gespräch mit meinem Bekannten hat mich dann doch überzeugt. Ich habe einen Gesundheitsurlaub verbracht wie noch nie zuvor, mit feinstem Essen aus der Bio-und Basen-Küche, mit einem großen Sportangebot aber vor allem: mit Detox! Ich fühle mich wie neu geboren, sprühe vor Kraft und Energie und habe ganz viele Ideen, die ich nun in die Arbeit einbringen möchte.*"

„*Das ist schön zu hören*", sagte die Chefin, „*aber erzählen Sie mir doch mehr von dem Detox-Hotel.*"

„*Ich bin überzeugt, dass dies nicht nur ein kurzzeitiger Boom ist, sondern ein Trend, der sich über die nächsten Jahrzehnte halten wird. Gehört habe ich, dass sich immer mehr Hoteliers bzw. Wellness-Einrichtungen im deutschsprachigen Raum dazu entschließen, Detox- und Detox-Light-Kuren anzubieten, in den allerbesten Fällen mit dem Premium-Detox-Mineral PMA-Zeolith. Das ist wirklich weitsichtig. Der Gast erhält die Möglichkeit zu entspannen und gleichzeitig wirklich neue Kraft zu tanken! Und mit Bio- und Basen-Menüs muss man dabei gar nicht auf die Kulinarik verzichten.*"

„*Tolle Tipps! Werde ich bei meiner nächsten Urlaubsplanung sicher nicht vergessen. Oder noch besser – können Sie mir die Adresse Ihres Detox-Wellness-Hotels schnell mailen?*"

„*Aber sicher! Gerne doch!*"

7. ACHTUNG! ZEOLITH IST NICHT GLEICH ZEOLITH

Wie bereits beschrieben, ist Zeolith-Klinoptilolith vulkanischen Ursprungs. Das bedeutet, dass sich aus einem flüssigen Lava-Ausgangsmaterial durch vulkanische Aktivität verschiedene Fragmente mit unterschiedlichen Eigenschaften gebildet haben. Die so entstandenen Vulkangesteine variieren sowohl in ihrer Zusammensetzung als auch im Mineralgehalt der Kanälchen. Je nach Abbaugebiet findet man also ganz unterschiedliche Zeolithgesteine. Für gesundheitliche Zwecke eignet sich Zeolith-Klinoptilolith am besten. Und dennoch muss auch hier ganz genau kontrolliert werden, damit eine gleichbleibende Qualität des Ausgangsmaterials und der Verarbeitung gewährleistet werden kann.

Der Zeolith, den wir für unsere Zwecke einnehmen, sollte besonders strenge Kriterien erfüllen, damit er genauso wirkt, wie wir es möchten. Einer der entscheidenden Faktoren ist die Körnchengröße, denn diese stellt auf der einen Seite sicher, dass das Pulver den Darm nicht verlassen kann und nur den Verdauungstrakt durchwandert, und auf der anderen Seite, dass die maximale Oberfläche für den Ionenaustausch genutzt werden kann. Dafür wird Zeolith-Klinoptilolith in einem speziellen Verfahren zerkleinert, denn erst durch diese hochspezifische PMA-Feinstvermahlung kann die Wirksamkeit noch einmal deutlich erhöht werden, vor allem dadurch, dass die Oberfläche stark vergrößert wird.

Erst mit Hilfe dieser hochtechnisierten Feinmahlung kann die Urkraft des Zeoliths für die Gesundheit des Menschen voll genutzt werden. In dem modernen Fertigungsverfahren aus dem Bereich des Maschinenbaus wird das vorgemahlene Lavagestein in Luftströme eingeblasen und so lange einer gesteuerten Selbstkollision ausgesetzt, bis die so zerkleinerten Mikro-Partikel der Anwendung in der Humanmedizin am besten entsprechen. Diese spezielle Mikro-Aktivierungs-Technologie (PMA) des Unternehmens Panaceo wurde in Zusammenarbeit mit verschiedenen Universitäten erforscht und in den letzten Jahren stetig weiterentwickelt. Das Verfahren sorgt für einen erheblich stärkeren

Ionenaustausch, der die positiven Effekte des Naturkristalls deutlich verbessert. Die Oberfläche des Mikro-Kristalls wird extrem vergrößert, was die Anziehungskraft für Schadstoffe optimiert. Der speziell mit dieser PMA-Technologie feinstvermahlene Zeolith kann gefährliche und krankmachende Gifte im Körper noch besser binden und ausleiten. Achtung! Unbehandelte Billig-Zeolithe zeigten bei mehreren Vergleichsstudien an Universitäten und Forschungseinrichtungen eine wesentlich geringere Wirksamkeit bzw. biologische Aktivität.

Zeolith-Klinoptilolith-Pulver mit der richtigen Vermahlung kann also im Darm, wo sich ja 80 % Ihrer Immunabwehrzellen befinden, seine volle Wirksamkeit entfalten, Gifte binden und gleichzeitig die so wichtige Darmwand, den „Wächter Ihres Immunsystems" schützen und stärken. Das gilt jedoch nicht für alle käuflich erwerbbaren Arten von Zeolith. Daher sollte man auf Nummer sicher gehen und auf Produkte setzen, die besonders strengen Kontrollen unterliegen – auf Zeolith-Produkte, die als Medizinprodukte zugelassen sind – am besten aus der Apotheke oder einem renommierten Reformhaus. Auch viele Medical-Wellness- oder Detox-Hotels bieten diese hochqualitativen Produkte in gleichbleibender Qualität anlässlich einer Detox-Kur an. Da der Internet-Verkauf von verschiedenen ungeprüften Produkten boomt, sei nochmals auf die Wichtigkeit von zugelassenen und geprüften Medizinprodukten hingewiesen.

Solch ein Zeolith ist also nicht nur nachgewiesenermaßen wirksam, sondern auch unbedenklich. Auch die Einnahme ist sehr einfach. Zur akuten Entgiftung und Ausleitung muss entsprechend den Herstellerangaben etwa zwei bis drei Mal täglich eine festgelegte Menge Zeolith-Pulver oder zwei, drei Zeolith-Kapseln mit einem Glas Wasser zu den Mahlzeiten eingenommen werden. Es ist also genauso einfach wie Zähne putzen. Nur schneller.

Die effektive Oberfläche

Der besondere Aufbau der Zeolithe ergibt eine außerordentlich große spezifische innere Oberfläche von einigen tausend Quadratmetern pro Gramm Zeolith.

In einer wissenschaftlich sehr beachteten Studie hat Prof. Dr. Rudolf Taschner von der Technischen Universität Wien im Jahr 2015 den speziell vermahlenen Zeolith-Wirkstoff der Firma Panaceo genauer unter die Lupe genommen. Panaceo ist der führende Anbieter auf dem Gebiet der auf Zeolith-Klinoptilolith basierenden und medizinisch getesteten Naturheilstoffe.

Taschner hält fest, dass der Wirkstoff durch ein von Panaceo entwickeltes und patentiertes Verfahren, das so genannte „Mikronisierungsverfahren" in sehr kleine Teile zerlegt wird. Dadurch erhöht sich die Oberfläche des Wirkstoffes, die „effektive Oberfläche". Diese ist für den Ionenaustausch bei Molekülen in lebenden Organismen verantwortlich. Ziel der Studie war, eine Abschätzung der effektiven Oberfläche von einem Gramm des Wirkstoffs vorzunehmen. Dabei machte sich Dr. Taschner das Paradigma des Menger-Schwamms zunutze. Karl Menger hatte im Jahr 1926 einen durchlöcherten Kubus mit bemerkenswerten mathematischen Eigenschaften beschrieben, bei dem der Würfel immer und immer wieder ausgehöhlt werden kann. Während die äußere Oberfläche gleich bleibt, kann die innere Oberfläche unendlich anwachsen.

Zurück zu einem Gramm des Wirkstoffes von Panaceo. Besteht das einzelne Partikel aus einem acht Mal ausgehöhlten Kubus aus einem Material mit der Dichte von 1,7 Gramm pro Kubikzentimeter, dann beläuft sich dessen gesamte innere Oberfläche auf rund 4000 Quadratmeter!

Zudem erhöht das Mikronisierungsverfahren von Panaceo erheblich den Wert der für den Ionenaustausch an großen organischen Molekülen effektiven Oberfläche. Testergebnisse belegen, dass bei sehr dünnen Eindringtiefen in die Poren ein Gramm des Wirkstoffes eine effektive Oberfläche in der Größenordnung von zehn Quadratmetern besitzt. Dieser Wert ist signifikant größer als die Werte der entsprechenden effektiven Oberflächen bei grobkörnigen Partikeln. Bei totaler Eindringtiefe in die Poren besitzt ein Gramm des von Panaceo erzeugten Wirkstoffs eine effektive Oberfläche von rund 4000 Quadratmetern. Unglaublich, welche Größe hier zum Schutz und zur Stärkung Ihres Immunsystems genutzt werden kann – und dies alles mit der Kraft von 100 % Natur.

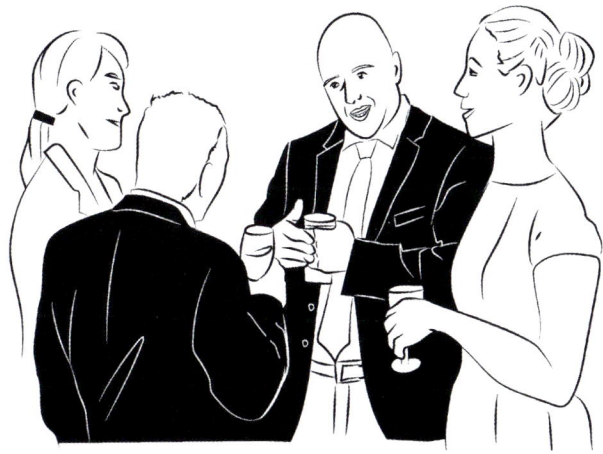

*E*s war eine besondere Firmenfeier, eine von jenen,
die um 17 Uhr begannen
und irgendwann gegen vier,
fünf Uhr enden sollten.
Die Geschäftsführerin und
ihr Vorstand hatten die gesamte Belegschaft geladen,
vom Spitzenmanager bis zum
Raumpfleger, es waren die
Botschafter der Firma und
die von ihr geförderten Personen aus dem Sportbusiness und Kulturkreis zu-
gegen. Das Buffet war reichhaltig, der Alkohol floss in Strömen, das Rahmen-
programm und die Redner allererste Güte. Die erfolgreichen, vergangenen zehn
Jahre wurden gefeiert, und es wurde der Startschuss gegeben für noch gewinn-
trächtigere weitere zehn oder 20 oder 30 Jahre. „Die Zukunft gehört uns", gab
die Geschäftsführerin am Ende des offiziellen Teils die Parole aus.

„Ich denke, ein paar Mal im Jahr können wir schon über den Strang schlagen",
meinte ein Manager zum anderen. „Aber gesund sind die Völlerei und der ganze Alkohol wirklich nicht. Ach – ich sehe, du trinkst Wasser. Oder ist es doch
Wodka?"

Beide lachten.

„Es ist Wasser, keine Bange. Aber das eine oder andere Bier werde ich heute
Nacht schon auch noch trinken."

„Du bist ja sehr gesundheitsbewusst, fällt mir auf."

Sein Gesprächspartner nickte freundlich-selbstsicher. „Wir sind ja nicht mehr
die Jüngsten, doch der Weg bis zur Pensionierung ist noch ein Langstreckenlauf
und kein Sprint. Ich bin wirklich froh, dass ich auf Anraten von Bekannten das
‚Mineral des Lebens' gefunden habe. Auch mein Arzt hat von Zeolith gehört und
mir geraten, dieses 100 % Naturmineral-Pulver unbedingt in meinen täglichen
Gesundheitsplan miteinfließen zu lassen."

Der andere nippte an seinem Glas Wein. „Und warum glaubst du, dass dieses Zeug dir gesundheitlich weiterhilft."

„Schau, ich fühle mich einfach gesünder, vitaler und somit auch erfolgreicher! Ich merke direkt, wie es mir körperlich und geistig besser geht, wie viel mehr ich an einem Arbeitstag erledigen kann, ohne am Abend auf allen Vieren bei der Tür hinauskriechen zu müssen. Mir geht es einfach rundum gut, und das bestätigen mir auch meine Familienangehörigen und Freunde! Wie schlapp muss ich vorher schon gewesen sein, ohne dass ich es selbst merkte? Jetzt spüre ich, wie die Kraft und Energie in meinen Körper zurückgekehrt ist."

Eine Kollegin hatte sich zu den beiden Männern gesellt. „Und über was sprecht ihr? Nahrungsergänzung? Viagra?" Sie lachte.

„Nein, es geht um das Vulkanmineral Zeolith."

„Das ist jetzt aber ein Zufall! Ich habe vor ein paar Tagen einen Brief von meiner Mama erhalten, sie ist über 80, und da steht ..." Umständlich kramte sie in ihrer Tasche, bis sie das Schreiben fand. *„Da steht: Liebes Kind, ich weiß, wie sehr du beruflich unter Druck stehst und glaube mir, es ist nicht meine Absicht, dich zu belehren oder zu bevormunden. Doch mein Arzt hat mir das Naturmineral Zeolith-Klinoptilolith empfohlen, und seit ich dieses nehme, seit nunmehr über einem Jahr, fühle ich mich gesundheitlich viel, viel besser. Meine Konzentrationsfähigkeit hat sich gesteigert, meine medizinischen Werte und Blutbilder sind gut – mein Arzt ist sehr zufrieden mit mir. Probier es auch aus, du wirst sehen, Zeolith verbessert auch deine Lebensqualität! Deine Mama, die du noch länger wirst ertragen müssen. – Sogar der Humor ist zurückgekehrt, ich kann mich erinnern, dass sie in den letzten Jahren mehr griesgrämig und negativ als alles andere war ..."*

„Nimmst du jetzt auch diese Nahrungsergänzung?", fragte einer der beiden.

„Es ist ein medizinisches Produkt", korrigierte sie, keine billige Nahrungsergänzung, wo man ja nie weiß, woran man ist. Und weil es wissenschaftlich untersucht, geprüft und getestet wurde, fühle ich mich sicher. Ich habe mir sofort eine Packung besorgt – sie ist leider nicht billig, aber für die Gesundheit sollte uns nichts zu teuer sein – und nehme täglich zwei oder drei Portionen. Nutzt es nicht, schadet es nicht, habe ich mir anfänglich gedacht. Aber nichts da. Zeolith verleiht aufgrund seines Entgiftungsverfahrens, das zu einem gesünderen Kör-

per führt, tatsächlich neue, besser Lebensgeister. Wahrscheinlich ziehen uns die Umwelt- und Nahrungsmittelgifte schon täglich runter. Ich muss schon sagen, ich bin meiner Mama sehr dankbar!"

Aus der Dreier- wurde eine Vierer-Gruppe. Die Geschäftsführerin hatte sich zu ihnen gesellt und wollte gleich die jüngsten Neuigkeiten loswerden. „Ich habe mich gerade mit unserem Ultra-Läufer unterhalten, wie heißt er doch gleich …? Jedenfalls hat mir dieser erzählt, dass neben Training und Ernährung auch zusätzliche Vitalstoffe nicht fehlen dürften. Er sprach von einem besonderen Mittel, das ihm ein starkes Immunsystem und damit verbunden eine kurze Regenerationszeit verschaffe – und mit dem er zehn, elf Prozent leistungsfähiger sei. Kein Doping, versicherte er mir, er meinte nur, wenn er es nähme und loslaufe, wären plötzlich seine Trainingskameraden nicht mehr da … Und es nennt sich, warten Sie, Ze-o-lith, oder so ähnlich."

„Nicht so ähnlich, sondern genau so, gnädige Frau", sagte einer der beiden Manager. „In der Tat haben wir uns heute Abend schon länger darüber unterhalten. Meine Kollegin nimmt es, ich nehme es, unser Vorzeigesportler ebenfalls – Sie sollten auch in Erwägung ziehen, Zeolith Ihrem Ernährungsplan hinzuzufügen, gerade Sie, die die meiste Arbeitslast in diesem Unternehmen tragen."

Die Geschäftsführerin musste geschmeichelt lächeln. „Ja, ich kann es mal probieren. Und wenn es wirklich Wunder bewirkt, dann sollten wir eventuell einen Experten zu uns einladen, damit wir aus berufenem Munde hören, was dieses Naturmineral Zeolith alles ist und alles kann."

Zustimmendes Nicken, und ein Gemurmel von der „nächsten Party".

„Ja, die nächste Firmenfeier wäre vielleicht ein guter Zeitpunkt. Aber wenn wir diese unter einen Gesundheitsaspekt stellen, dann gibt es anstelle von Bier und Wein für alle lediglich gesunde Säfte und Wasser", sagte die Chefin. „Oder trinken Sie etwa Wodka?!"

8. EXPERTEN SCHWÖREN AUF ZEOLITH

Das ist eine schöne Geschichte, hören wir Sie sagen, die kann sich so zugetragen haben oder auch nicht. Doch es ist eine Heerschar von Wissenschaftlern und Experten, die sich im Laufe der Jahre und Jahrzehnte mit dem Phänomen des „Minerals des Lebens" auseinandergesetzt hat und sich Zeolith-Klinoptilolith von akademischen Standpunkten aus näherte, „sine studio et ira", ohne Zorn und Voreingenommenheit, wie der römische Schriftsteller Tacitus es formulieren würde.

„Zeolith ist der Natur-Wirkstoff des 21. Jahrhunderts", sagt Dr. med. habil. Karl Hecht, der als Pionier der Zeolith-Forschung schlechthin anerkannt wird und hunderte Fachartikel und über 40 wissenschaftliche Fach- und Sachbücher veröffentlichte. Dass Zeolith als Thematik in der Öffentlichkeit immer noch „ankommen" muss, führt Hecht darauf zurück, dass die Zeolith-Forschung zwar in Russland eine große Tradition hat, der erste Artikel über Zeolith in Deutschland aber erst Anfang der 1960er Jahre erschien – und das auch noch auf Englisch. „Gottlob arbeiten immer mehr naturheilkundlich orientierte Ärzte daran, die positiven Effekte des Zeoliths auf den Menschen öffentlich zu machen", sagt Hecht. „Eine besondere Qualität von Zeolith ist, dass er dem Körper nicht einzelne Mineralien zuführt, sondern systematisch über den Ionenaustausch regulativ im Organismus wirkt. Aber Achtung, Zeolith ist nicht gleich Zeolith. Wichtig ist, dass es sich um Natur- Zeolith-Klinoptilolith handelt. Dieser wird nicht zu Unrecht als der Rohstoff des 21. Jahrhunderts bezeichnet. Seit 1986 wurden in Zusammenhang mit Zeolith rund 40 Patente im medizinischen und zahnmedizinischen Bereich angemeldet, das ist sehr viel Aktivität. Und selbstverständlich nehme ich Zeolith auch selbst, seit 15 Jahren täglich. Wichtig ist für mich die Entgiftung, oder Detox, wie es neumodern heißt, und seit ich Zeolith nehme, habe ich in all den Jahren keine Infektion mehr gehabt."

Prof. DDr. Krešimir Pavelić ist Molekularbiologe an der Universität Rijeka und gilt als Zeolith-Forscher der ersten Stunde. Er beschäftigt sich zusammen mit seiner Frau, Prof. Dr. Sandra Kraljević Pavelić, und einem Team von Wissenschaftlern intensiv mit der Thematik des Zeoliths. Er sagt: „Wir kennen rund 150 Arten von Zeolith, wobei allerdings lediglich 40 natürlichen Ursprungs sind. Die anderen synthetischen Arten werden breit gefächert in der Industrie genutzt. Relevant ist die Verarbeitung des Minerals. Der spezielle Zerkleinerungsprozess verändert die Qualität der Kristallstruktur des Gesteins auf einzigartige Weise. Es ergeben sich bessere biologische Effekte, die Fähigkeit zum Ionenaustausch vergrößert sich. Ein PMA-Zeolith hat im Magen-Darm-Trakt eine viel größere biologische Wirksamkeit. Wir erkannten in unseren Studien, dass ebendieser Zeolith eine besonders stabile Bindung mit z. B. schädlichen Schwermetallen und Giften eingeht. Es gibt quasi eine Prioritätenliste, nach welcher das Natur-Mineral eine Bindung mit den einzelnen Metallen vornimmt. Unsere Forschungsergebnisse hinsichtlich der Anwendung von

Immer mehr Ärzte empfehlen PMA-Zeolith

Zeolith-Klinoptilolith als begleitende Therapie haben ergeben, dass die Kur auch einen sehr positiven Einfluss auf Nebenwirkungen von Strahlen- und Chemotherapien hat. Die Therapien erzeugen ja Gifte im Körper, die eine direkte Schädigung von Zellen und Zellstrukturen verursachen. Die Einnahme von Zeolith reinigt auch hier den Organismus von toxischen Substanzen und freien Radikalen. Mehr noch, Gene, die für die Ausbildung von Krebszellen verantwortlich sind, werden von Zeolith positiv verändert, es ist daher eine antikanzerogene Wirkung festgestellt worden.

„Zeolith ist ein natürliches Entgiftungsprodukt ohne Nebenwirkungen", sagt Chirurgin und Allgemeinmedizinerin Dr. Ilse Triebnig, die seit Jahren mit Zeolith arbeitet und es ihren Patienten und Patientinnen empfiehlt. „Ich konnte in den vergangenen zehn, zwölf Jahren bei über tausend mit Zeolith behandelten Patienten, außergewöhnlich positive Wirkungen feststellen. Auf den Punkt gebracht bin ich der Meinung, dass das aktivierte Lava-Mineral wohl das zurzeit einfachste, natürlichste und nachhaltigste Entgiftungsprodukt unserer Zeit ist. Mit seiner Jahrmillionen alten Urkraft der Natur kann es bei unterschiedlichsten Krankheitsbildern erfolgreich eingesetzt werden – und dies ohne Nebenwirkungen und ohne Gefahr einer Überdosierung. Zeolith ist ein wahrer Segen für den mit Schadstoffen verseuchten modernen Menschen von heute, es verbessert subjektiv das Allgemeinbefinden, objektiv die Laborwerte. Die tägliche Entgiftung ist im Kampf gegen Zivilisationskrankheiten wie Diabetes, Krebs, Herz-Kreislauf-Erkrankungen oder Depression und Burnout eine existenzielle Notwendigkeit. Und es gelingt nicht besser als mit dem Naturmineral Zeolith."

9. ÜBERBLICK: DAS MINERAL DES LEBENS!

Als sich vor Millionen von Jahren Lava ins Urmeer ergoss, gingen natürliche chemische Reaktionen vor sich, die für das Leben auf der Erde relevant waren, und von denen wir heute noch profitieren. Es entstand das „Mineral des Lebens", Zeolith-Klinoptilolith.

• Zeolith ist wie ein Schwamm, der aufgrund von Ionenaustausch im Magen-Darm-Trakt wichtige Naturstoffe an den Körper abgibt und gleichzeitig energieraubende und krankmachende Schadstoffe an sich bindet. Diese werden zusammen mit dem Zeolith selbst auf natürlichem Wege über den Verdauungstrakt ausgeschieden.

• Zeolith unterstützt unsere immer wichtiger werdende Immun-Abwehr – 70 % aller Immunzellen befinden sich in der Darmwand (genau dort, wo der PMA-Zeolith wirkt!) – und unsere Abwehrreaktionen gegen Schadstoffe – 80 % der Immun-Abwehrzellen finden sich im Darmbereich. Durch die Bindung und Entfernung von Schadstoffen, ehe diese zur Entfaltung gelangen, schützt und stärkt Zeolith den Darm und verhindert, dass Gifte aufgrund einer löchrigen Darmwand in den Blutkreislauf gelangen.

• In der hochtechnologischen Feinmahlung liegt der Schlüssel zum Erfolg. Der höchste Aktivierungsgrad eines Zeoliths wird durch die Mikro-Aktivierungs-Technologie beim PMA-Zeolith erzielt. Je höher der Aktivierungsgrad, umso mehr Schadstoffe können angezogen und ausgeleitet werden.

• Zeolith ist daher auch bestens als Prophylaxe geeignet, aber auch als begleitende Maßnahme zu laufenden Therapien, wie beispielsweise Chemo- oder Strahlentherapie.

• Wissenschaftler und Ärzte belegen mit ihren Studien und Erkenntnissen, dass PMA Zeolith-Klinoptilolith tatsächlich positive Fakten für Körper und Seele schafft – vorausgesetzt, es handelt sich um ein getestetes und medizinisch anerkanntes Produkt. Und keines unbekannter Herkunft und fehlender Zulassung zum Billigstpreis aus dem Internet.

***

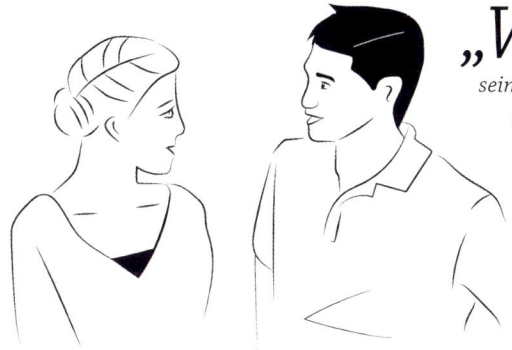

„*Wie geht es eigentlich deinem Magen*", *fragte der eine Angestellte seinen Kollegen. Er wusste, dass dieser seit Jahren an Sodbrennen litt und immer wieder mit anderen Medikamenten versucht hatte, das extrem saure Milieu im Magen zu neutralisieren. Doch die Nebenwirkungen dieser Rezepturen hatten es auch in sich und führten von Zeit zu Zeit zu Verstopfungen.*

Doch seit einigen Wochen schien alles bestens. Sein Kollege strahlte.

„Weißt du, ich habe endlich die Lösung für mein Problem gefunden. Bei einem Heilpraktiker wurde mir das PMA-Zeolith-Pulver empfohlen, das ich dreimal am Tag, morgens, mittags, abends einnehme. Seit drei oder vier Wochen verzichte ich nunmehr schon auf chemische Medikamente, und mehr noch – ich kann auch endlich wieder Kaffee trinken! Und dies mit einem Mittel, das aus 100 Prozent Natur besteht."

„Das sind ja tolle Neuigkeiten, gratuliere dir!"

„Ja, danke! PMA-Zeolith setzt sich mehr und mehr durch, es wird in der einen oder anderen Reflux-Ambulanz auch schon eingesetzt, weil immer mehr Ärzte davon überzeugt sind. Und sie können damit zum Wohle ihrer Patienten einen Naturwirkstoff ohne Nebenwirkungen verschreiben!"

3. TEIL

Wie Sie jetzt gesund und mit neuer Energie nach vorne kommen!

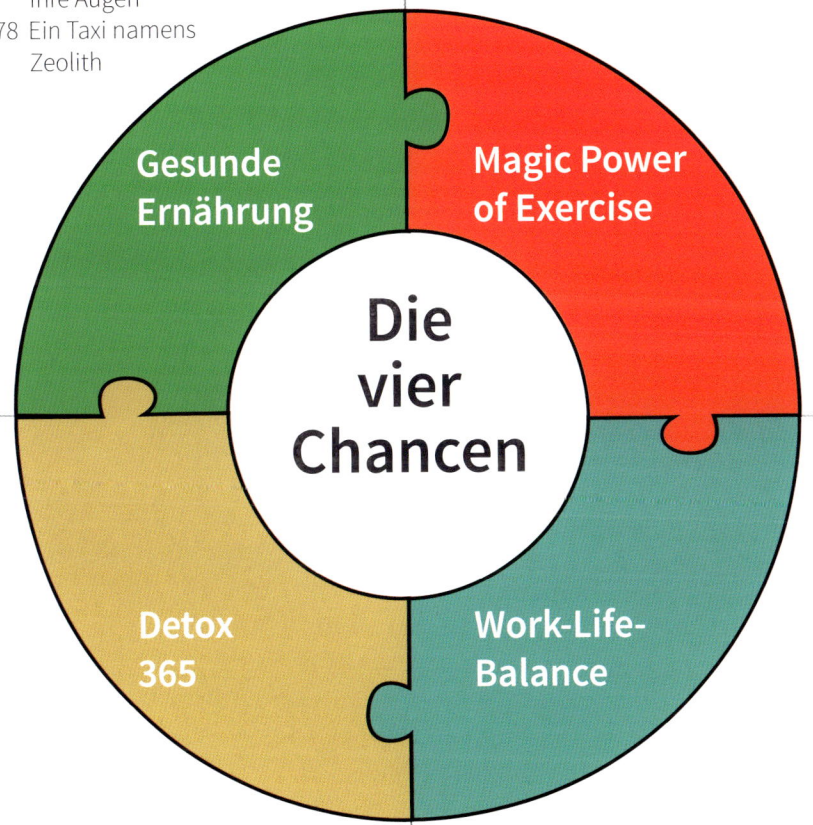

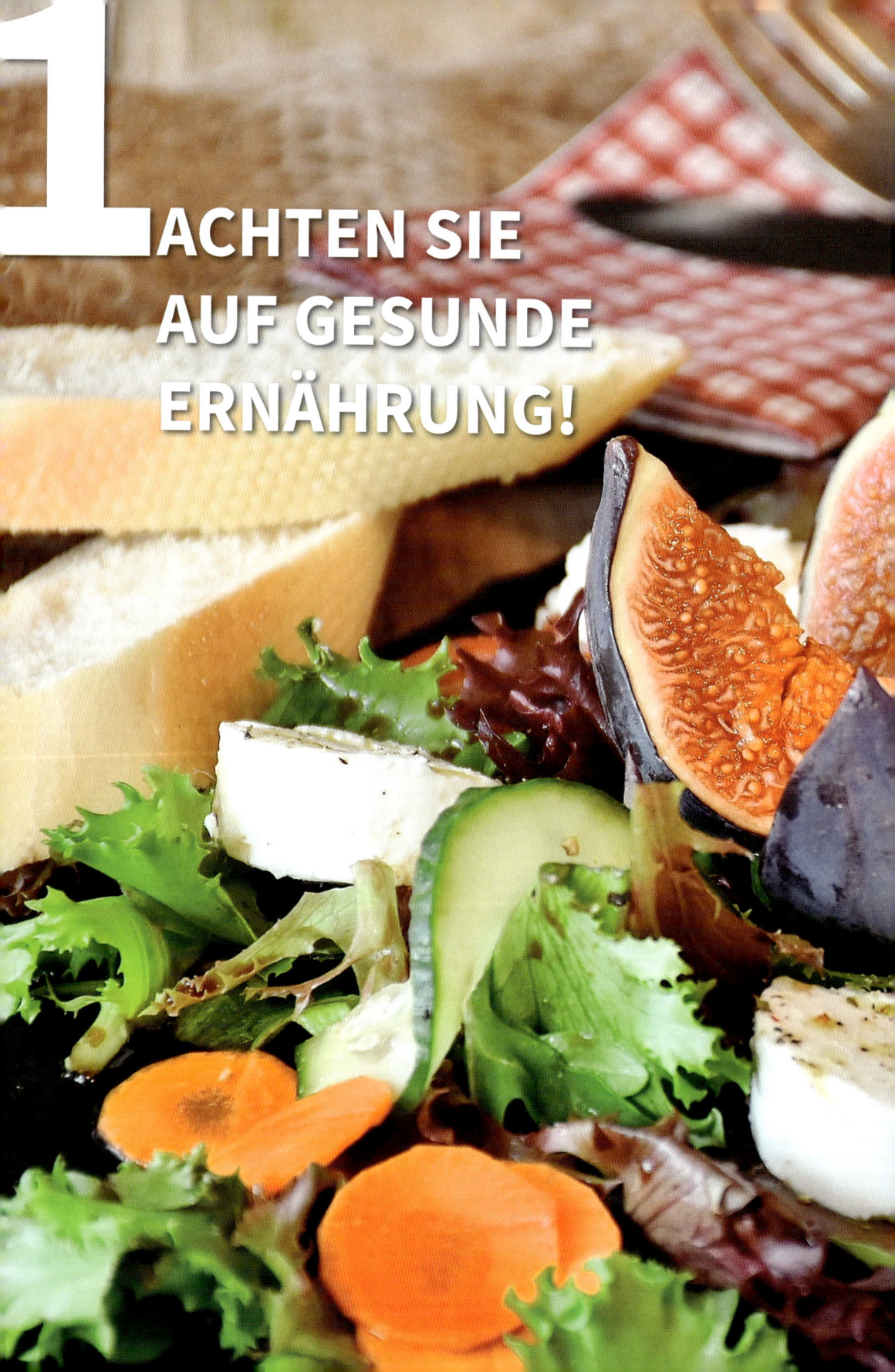

1

ACHTEN SIE AUF GESUNDE ERNÄHRUNG!

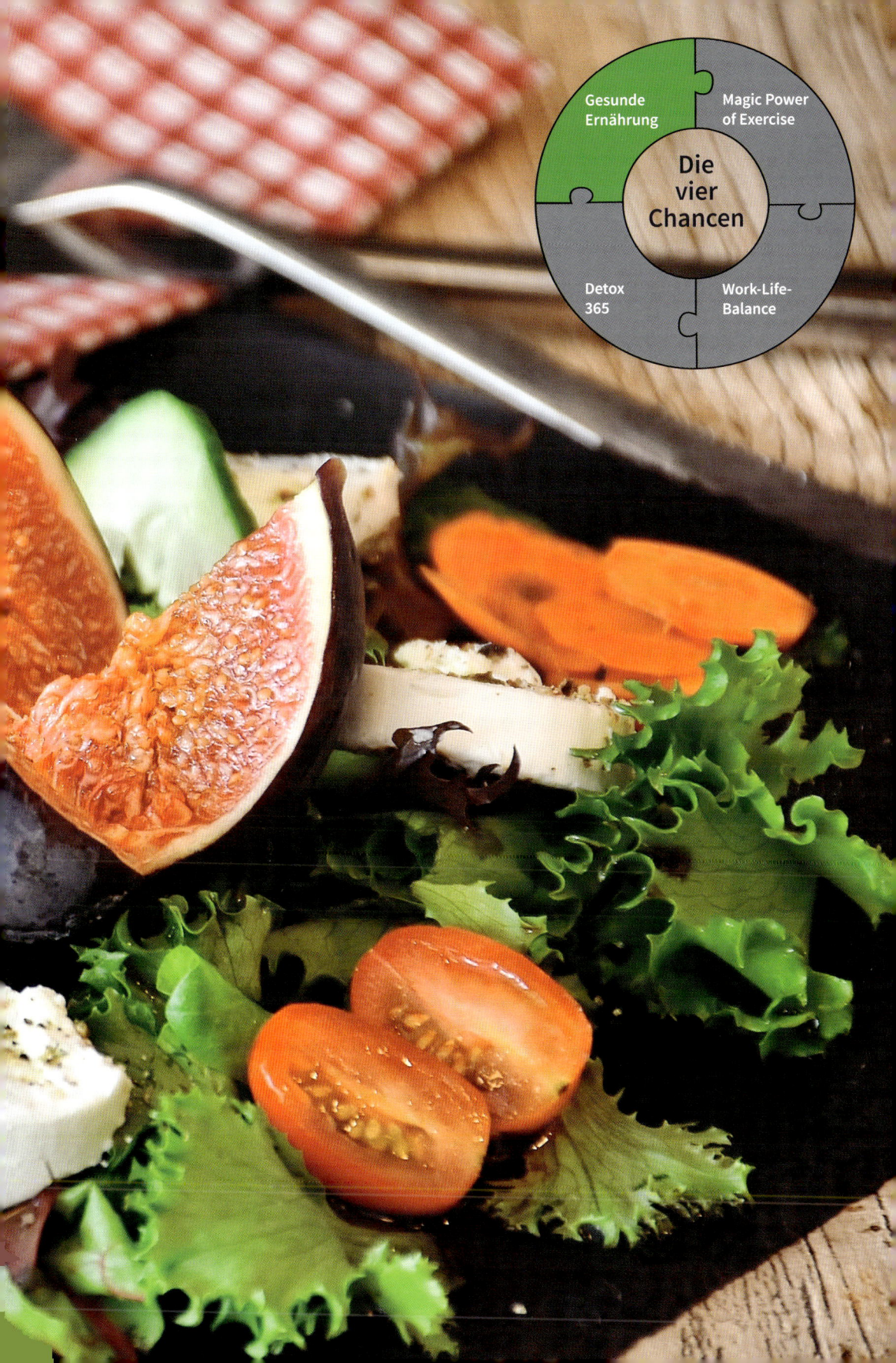

Die
vier
Chancen

Gesunde
Ernährung

Magic Power
of Exercise

Detox
365

Work-Life-
Balance

Wenn wir bislang von Ernährung sprachen, dann vor allem in negativer Art und Weise: Pestizide auf Obst und Gemüse, Antibiotika und Hormonrückstände im Fleisch, und der Fisch generell eine Giftmülldeponie. Was also tun? Am besten gar nichts mehr essen? Das ist keine Option, und wir wissen dies. Zudem nehmen wir ja nicht nur Gifte zu uns, sondern auch Nähr- und Vitalstoffe. Und so mag die Antwort auf diese Frage etwas banal daherkommen (aber wissenschaftlicher geht es nicht): Lieber schlecht essen als gar nicht essen, doch danach trachten, sich so gesund wie nur möglich zu ernähren. Es sind zwei Faktoren, die unsere Ernährung bestimmen: die individuelle bedarfsgerechte Versorgung des Körpers und die kulturelle Prägung des Einzelnen. Für den Körper und seinen Stoffwechsel ist es nicht wichtig, aus welchen Quellen die benötigten Nährstoffe stammen. Relevant ist lediglich, dass sie in ausreichender Menge und verwertbarer Form zugeführt werden. Ob vegan, vegetarisch oder reine Fleischesser, wie es beispielsweise die Inuit gewesen sind, ist letztlich egal. Der Mensch als Natur- und Kulturwesen kann heute je nach Verträglichkeit und Vorlieben Roh- und Kochkost zu sich nehmen.

Doch Essen ist für uns nicht nur die Zufuhr von Proteinen, Kohlenhydraten und Fetten, um weiterleben zu können. Ohne jegliche Nahrungs- und Wasseraufnahme würden wir zehn bis zwölf Tage überleben, mit Wasser und Normalgewicht nach rund zwei Monaten sterben. Wir essen nicht nur mit Messer und Gabel, sondern auch mit unseren Sinnen. „Das Auge isst mit", heißt es im Volksmund. Nahrungsaufnahme ist somit nicht nur ein körperlicher, sondern zusätzlich auch ein geistiger Prozess, der je nach Lebensumständen und einstellungen Auswirkungen auf unser Wohlergehen hat. In der chinesischen und ayurvedischen Ernährung beispielsweise wurde eine Essens-Strategie in Abstimmung mit der Konstitution eines jeden einzelnen Menschen entwickelt.

Klar ist: Zu viel zu essen ist schädlich, besonders wenn wir den „Mangel im Überfluss" berücksichtigen: zu viele Kalorien, aber zu wenige Vitalstoffe. Zu wenig zu essen, weil man schlank, jung und schön bleiben möchte, ist ebenfalls schädlich. Gestörtes Essverhalten führt zu Krankheiten wie Bulimie oder Anorexia nervosa. Diese sind weitaus schädlicher, als bei der Nahrungszufuhr Schad- und Giftstoffe mitaufzunehmen.

Soweit die Eckpunkte. Doch es ist schier unmöglich einen objektiv richtigen Ernährungsplan für alle zu präsentieren. Es gab und gibt zu viele verschiedene Ernährungstrends, bei denen sogar die Fachleute die Übersicht verlieren. Soll man nun fünfmal täglich essen oder dreimal? Und wie viele Portionen Obst und Gemüse sollen oder müssen es sein? Ist nun vegan besser als eine auf Fleisch basierende Ernährung? Festhalten kann man allemal, dass zwischen den Mahlzeiten ausreichend Zeit liegen sollte, um dem Körper (insbesondere der Verdauung und dem Stoffwechsel) die Möglichkeit zu geben, die aufgenommenen Stoffe zu verarbeiten bzw. auszuscheiden. Zudem ist es für unseren Körper von Vorteil, wenn auch er in der Nacht rasten kann – somit sollten zwischen Abendessen und Frühstück zehn, zwölf Stunden verstreichen. Doch alle gutgemeinten Ratschläge unterliegen den eigenen Lebensumständen und dem subjektiven Empfinden. Sind Sie Schichtarbeiter und machen auch Nachtdienste? Sind Sie beruflich auf Reisen? Betätigen Sie sich körperlich oder sind Sie hinter einem Schreibtisch gefangen? Wie sieht Ihre Freizeitgestaltung aus – treiben Sie Sport oder wandern Sie lediglich vom Sofa in die Küche und zurück?

Die guten und wertvollen Empfehlungen der Deutschen Gesellschaft für Ernährung oder des Fonds Gesundes Österreich mögen deswegen von einer objektiven Warte, in einer perfekten Welt, auch stimmen. Doch jeder Einzelne, jede Einzelne sollte sie auch für sich persönlich überprüfen.

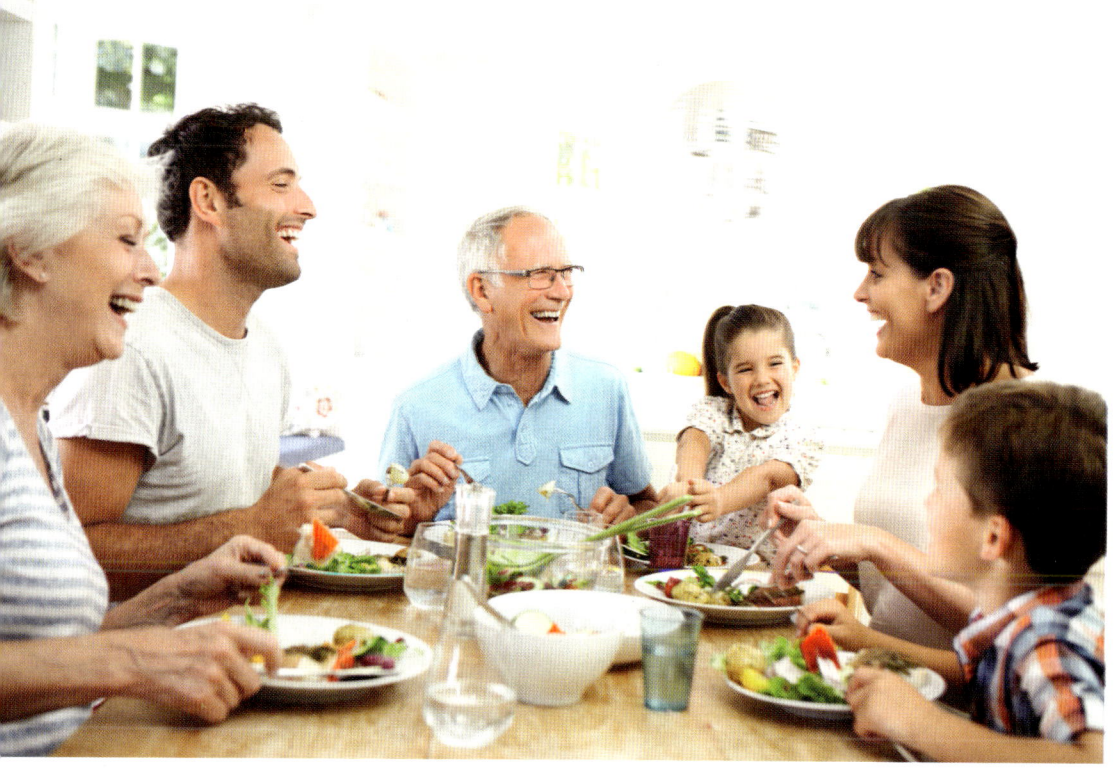

Zehn Regeln
der Deutschen Gesellschaft für Ernährung

- **Lebensmittelvielfalt genießen**
  Vollwertiges Essen und Trinken beinhaltet eine abwechslungsreiche Auswahl, angemessene Menge und Kombination nährstoffreicher und energiearmer Lebensmittel.
- **Reichlich Getreideprodukte sowie Kartoffeln**
  Brot, Getreide, Nudeln, Reis, am besten aus Vollkorn, sowie Kartoffeln enthalten reichlich Vitamine, Mineralstoffe sowie Ballaststoffe und sekundäre Pflanzenstoffe.
- **Gemüse und Obst**
  Genießen Sie Gemüse und Obst möglichst frisch, nur kurz gegart oder gelegentlich (Achtung: zusätzliche Kalorien!) als Saft oder Smoothie zu Hauptmahlzeiten oder als Zwischenmahlzeit.
- **Milch und Milchprodukte, vor allem Mager-Joghurt** (achten Sie auf zuckerarme Produkte) **täglich**; Fisch ein- bis zweimal die Woche; **Fleisch, Wurstwaren, Eier in Maßen**
  Diese Lebensmittel enthalten wertvolle Nährstoffe wie z. B. Calcium in Milch, Jod, Selen und Omega-3-Fettsäuren in Seefisch. Beachten Sie bei der Wahl des Fisches, dass die Produkte aus anerkannt nachhaltiger Herkunft stammen!
- **Wenig Fett und fettreiche Lebensmittel**
  Die gesteigerte Zufuhr von Nahrungsfett fördert die Entstehung von Übergewicht, erhöht das Risiko für Fettstoffwechselstörungen mit der Folge von Herz-Kreislauf-Erkrankungen. Achten Sie auf versteckte Fette (z. B. in Torten)!
- **Zucker und Salz in Maßen**
  Zucker sollte nur gelegentlich verwendet werden; würzen kann man auch mit Kräutern und Gewürzen und weniger mit Salz. Und wenn, dann angereichert mit Jod und Fluorid.
- **Reichlich Flüssigkeit**
  Wasser ist lebensnotwendig, bevorzugt sollte Wasser mit oder ohne Kohlensäure getrunken werden sowie energiearme Getränke wie Tee.
- **Essen schonend zubereiten**
  Lebensmittel sollten bei niedrigen Temperaturen nur kurz gegart werden, mit wenig Wasser und wenig Fett, damit der natürliche Geschmack erhalten bleibt, die Nährstoffe geschont und die Bil-

130

dung schädlicher Verbindungen verhindert werden. Verwenden Sie auch fermentierte Produkte, die für die Darmflora wichtig sind.

- **Sich Zeit nehmen und genießen**
  Nicht „nebenbei" essen, sondern eine Pause machen und sich Zeit für die Nahrungsaufnahme geben. Also nicht im Stehen Fast-Food verschlingen!
- **Auf das Gewicht achten und in Bewegung bleiben**
  Vollwertige Ernährung, viel körperliche Bewegung und Sport gehören zusammen und helfen, das Gewicht zu regulieren.

Wenn in den Tipps der Deutschen Gesellschaft für Ernährung von „ausgewogener Ernährung" die Rede ist, dann ist damit nicht gemeint, dass alle verfügbaren Lebensmittel oder Lebensmittelgruppen gleichrangig sind und in gleichem Maße zu sich genommen werden können. Im Gegenteil: Gemüse und Obst sollte mehr gegessen werden als Wurst und Süßigkeiten beispielsweise. Eine ausgewogene Kost besteht somit aus sehr ungleichen Mengen der verschiedenen Nahrungsmittelgruppen. Deren nach oben hin abnehmende Relevanz wird in der „Ernährungspyramide" sehr gut dargestellt.

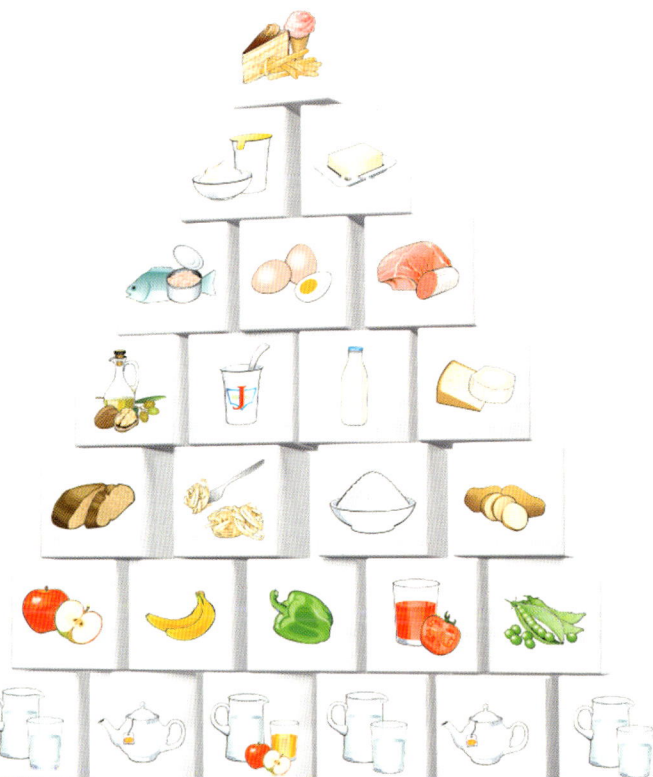

Quelle: gesundheit.gv.at

DIE BASISCHE ERNÄHRUNG

Damit alle Vorgänge in unserem Organismus störungsfrei ablaufen können, bedarf es einer Reihe von Regulations- und Kontrollmechanismen, die die Zusammensetzung unseres inneren Milieus aufrechterhalten. Dieses ist durch die Aufnahme, Verwertung und den Abbau von Nahrungsmitteln in ständiger Bewegung. Eine der wichtigsten Regulationsmechanismen ist der Säure-Basen-Haushalt. Das Verhältnis von Säuren und Basen soll nämlich im Körper bei sehr engen Grenzen konstant gehalten werden.

Der übersäuerte Prototyp

Soweit die Theorie. Tatsächlich leiden wir in der heutigen Zeit immer mehr an Übersäuerung. Das Sprichwort „ich bin so richtig sauer", das uns über die Lippen kommt, wenn es beruflich oder privat nicht so richtig läuft, spiegelt nicht nur eine seelische Situation wieder, sondern reflektiert auch ein aktuelles medizinisches und biochemisches Leiden: Wir sind in unserem Organismus übersäuert, und das ist ein ernstzunehmendes Problem. Es gibt im Körper kein Organ, keine Zelle, die nicht durch zu viel Säure (nachhaltig) geschädigt werden könnte. Das Gleichgewicht in der Körperflüssigkeit verschiebt sich prinzipiell häufig zugunsten der Säuren, und es kommt zu Störungen der biologischen Funktionen. Ein intakter Stoffwechsel – zu dem PMA-Zeolith einen großen Beitrag leisten kann – ist die erste große Chance zur Regulierung des Säure-Basen-Haushalts.

Der übersäuerte Prototyp kann leiden u. a. an chronischer oder akuter Gastritis, Darmpilz, Verstopfung, Blähungen, Gallenproblemen, Verdauungsproblemen, geschwollenen Beinen, Muskelschmerzen, Bandscheibenschäden, Osteoporose, Gelenkabnützungen, Rheuma, Übergewicht oder Gewichtszunahme, Nierensteinen, Schwindel, Migräne und hat ev. künstliche Gelenke sowie ein hohes Risiko an Tumoren (z. B. Dickdarm- oder Bauchspeicheldrüsenkrebs) zu erkranken. Übersäuerung ist bei fast jeder Erkrankung im Spiel, als Auslöser der Symptome oder als Resultat der Zellschädigung. Deswegen ist der Säure-Basen-Haushalt ganzheitsmedizinisch zu betrachten.

Übersäuerung entsteht durch Stress, Nebenwirkungen von Medikamenten, Suchtmittel, Bewegungsmangel, zu geringer Flüssigkeitszufuhr und selbstverständlich auch durch Ernährung. Säurebildende Nahrungsmittel sind beispielsweise Fleisch, Geflügel, Wurstwaren, Speck, Käse, tierische Fette, manche Fische, Eier, Süßigkeiten, Zucker, Schokolade, Alkohol, Erdnüsse, Pommes frites, Kaffee und Tee.

Die basische Ernährung schafft einen ausgeglichenen Säure-Basen-Haushalt und kehrt damit negative Auswirkungen der Übersäuerung wieder um. Sie schafft ein Milieu, in dem schädliche Bakterien und Pilze zugrunde gehen und in dem sich nur solche Mikroorganismen wohlfühlen, die für unsere Gesundheit vorteilhaft sind. Die basische Ernährung führt zur Entsäuerung, also zur Ausleitung aller überschüssigen Säuren und deren Schlacken und versorgt gleichzeitig mit allen essentiellen Mineralien und Spurenelementen. Bei der basischen Ernährung hat der Körper keinen Grund mehr, Fett einzulagern, um vor Säuren und Giften zu schützen.

Die basische Ernährung macht folglich fit, sie hält jung, schlank und schön. Sie verhindert chronische Erkrankungen und beugt außerdem den typischen Zivilisationskrankheiten sowie Alterserscheinungen vor. Basische und basenbildende Nahrungsmittel sind u. a. Kartoffeln, basische Milchprodukte, Blattsalate (ohne Dressing), Wurzeln, naturbelassene Gemüsesorten und reife Obstsorten.

TIPP PMA-Zeolith unterstützt aufgrund seiner vielfältigen Vorteile speziell auch eine basische Ernährung zusätzlich, weswegen Sie auf 100 Prozent Natur auch in diesem Falle nicht verzichten sollten!

***

Das Funktionieren der Körperzellen ist abhängig von dem, was wir uns durch Nahrung (und natürlich Atmung) zuführen. Unsere Nahrung soll uns alle notwendigen Zutaten für den Aufbau der Zellen und die Regulation aller Körperprozesse liefern – wir sind also praktisch gesehen das, was wir essen. Wie man sich ausreichend mit Vitalstoffen versorgen kann, erklärt Dr. med. Peter Renner in einem Interview.

Aus Zeitnot und Bequemlichkeit

133

Dr. Renner, Ernährung ist neben Bewegung ein wichtiger Faktor für unsere Gesundheit. Was kann denn passieren, wenn wir uns schlecht ernähren?

Wenn wir uns konsequent und über Jahre hinweg schlecht ernähren, dann laufen wir Gefahr, an Stoffwechselkrankheiten wie Diabetes oder an Herz-Kreislauf-Problemen zu erkranken. Das Problem liegt vor allem darin, dass wir für unseren Stoffwechsel laufend bestimmte Nährstoffe brauchen – es aber auch Substanzen gibt, die den Stoffwechsel langfristig entgleisen lassen. Einer dieser Übeltäter ist der Zucker, der zu Diabetes und Übergewicht führt. Wenn unser Stoffwechsel nur noch eingeschränkt funktioniert, dann werden wichtige selbsterhaltende Regulationsvorgänge in der Zell-Grundsubstanz nicht mehr ausreichend ausgeführt, wie die Zellerneuerung und die Elimination von Schadstoffen. Dadurch wird der Körper sehr anfällig. Auch Krebserkrankungen können sich aus einer langfristigen schlechten Ernährung ergeben.

Warum ernähren sich viele Menschen trotzdem nicht gesund? Haben wir den Bezug zu unseren Lebensmitteln verloren?

Es passiert oft aus Zeitnot und Bequemlichkeit. Beim Menschen fehlt mittlerweile der Instinkt – was ist gut für mich und was nicht. Dabei kann man das lernen, indem man wieder mehr beobachtet, was man besser oder schlechter verträgt und aus Fehlern Konsequenzen zieht. Sich eine Riesenportion Fleisch einzuverleiben ist vielleicht in vielen Fällen schnell und bequem, tut uns aber selten gut. Völlegefühl und Verstopfung sind nur zwei der häufigen „Nebenwirkungen". Man sehe sich nur mal die Schimpansen an: sie sind uns vom Aufbau der Verdauungsorgane sehr ähnlich, aber sie nehmen nur zwei Prozent tierische Eiweiße auf. Dafür decken sie über 50 Prozent des täglichen Nährstoffbedarfs über Rohkost, was definitiv gesünder ist.

Lässt sich mit einer gesunden Ernährungsweise der Bedarf an Vitalstoffen denn überhaupt noch decken – beziehungsweise: Wer ist gefährdet, seinen Bedarf nicht decken zu können? Haben Sie da konkrete Beispiele?

Generell sind jene Gruppen von Menschen gefährdet, bei denen Probleme bei der Nährstoffaufspaltung oder der Nährstoffaufnahme vorliegen oder ein erhöhter Vitalstoffbedarf besteht, was zum Beispiel bei vielen Erkrankungen oder in der Schwangerschaft der Fall ist. Dazu gesellen sich Darmentzündungen, Störungen der Gallenproduktion, Beeinträchtigung der Darmflora (zum Beispiel durch Antibiotika) und erhöhter Vitalstoffbedarf in der Schwangerschaft. Aber auch Stress kann zu Mangelzuständen führen. Daher sollten all diese Menschen besonders auf ihren Nährstoffhaushalt achten.

Zu oft ist aber die Ernährung einseitig und dazu auch noch mit zahlreichen Schadstoffen belastet. Ein weiteres Problem liegt im Lebensmittel selbst und zum Beispiel seinem Gehalt an Vitaminen.

Der Nährstoffgehalt in unseren Lebensmitteln nimmt rapide ab. Gleichzeitig steigen jedoch die beruflichen Anforderungen, die immer mehr Kraft benötigen!

Ein Beispiel: 1985 fanden sich in 100 g Lebensmitteln noch 4,7 mg Betacarotin, 1996 war es nur noch 1 mg. Der Gehalt an Vitalstoffen in den Nahrungsmitteln ist drastisch zurückgegangen.

Nährstoffgehalt im Vergleich: 1985 und 1996

	1985 Gehalt in 100 mg Lebensmittel	1996 Gehalt in 100 mg Lebensmittel
Betacarotin	4,7 mg	1 mg
Vitamin B6	0,33 mg	0,022 mg
Vitamin C	5 mg	1 mg

Wie kann man in diesem Fall sicherstellen, dass man trotzdem gesund bleibt?

Um trotz der geringen Vitaldichte gesund bleiben zu können, bleibt vielen nichts anderes übrig, als auf Vitalstoff-Präparate zurückzugreifen. Bei der Wahl der Präparate muss man natürlich auch darauf achten, dass diese nicht belastet sind. Nehmen wir zum Beispiel einige Algenextrakte, die aus einem Teil der Welt stammen, der durch radio-

135

aktive Abfälle im Wasser belastet ist – das macht für unsere Gesundheit unterm Strich keinen Sinn. Denn wir benötigen die Nährstoffe auch, um den Körper hinsichtlich der Entgiftungsfunktion zu optimieren. Dabei sind zwei Faktoren ganz wesentlich und das sind die Erhaltung einer intakten Darmfunktion mit ihrem Mikrobiom und die simultane Entlastung des Körpers von den vielen Schadstoffen durch das PMA-Zeolith-Pulver. Der zusätzliche Vorteil ist, dass die von Verklebungen und Belägen befreite Darmwand durch den PMA-Zeolith dann auch diese Vitalstoffe viel besser aufnehmen kann. Wodurch sich deren Wirksamkeit auch sofort erhöht.

Es ist wirklich keine einfache Aufgabe, unseren Körper zu versorgen, denn wir brauchen täglich 60 Mineralien, 15 Vitamine, 12 essentielle Aminosäuren und 3 ebenfalls essentielle Fettsäuren. Daher ist wichtig, dass die wenigen noch in unseren Lebensmitteln enthaltenen Nährstoffe auch gut über unsere Darmwand aufgenommen werden können. Ursprünglich sind wir über unsere Nahrung bestens versorgt worden, aber nun – aufgrund der vielen nährstoffarmen Lebensmittel in unseren Geschäften – müssen viele nachhelfen.

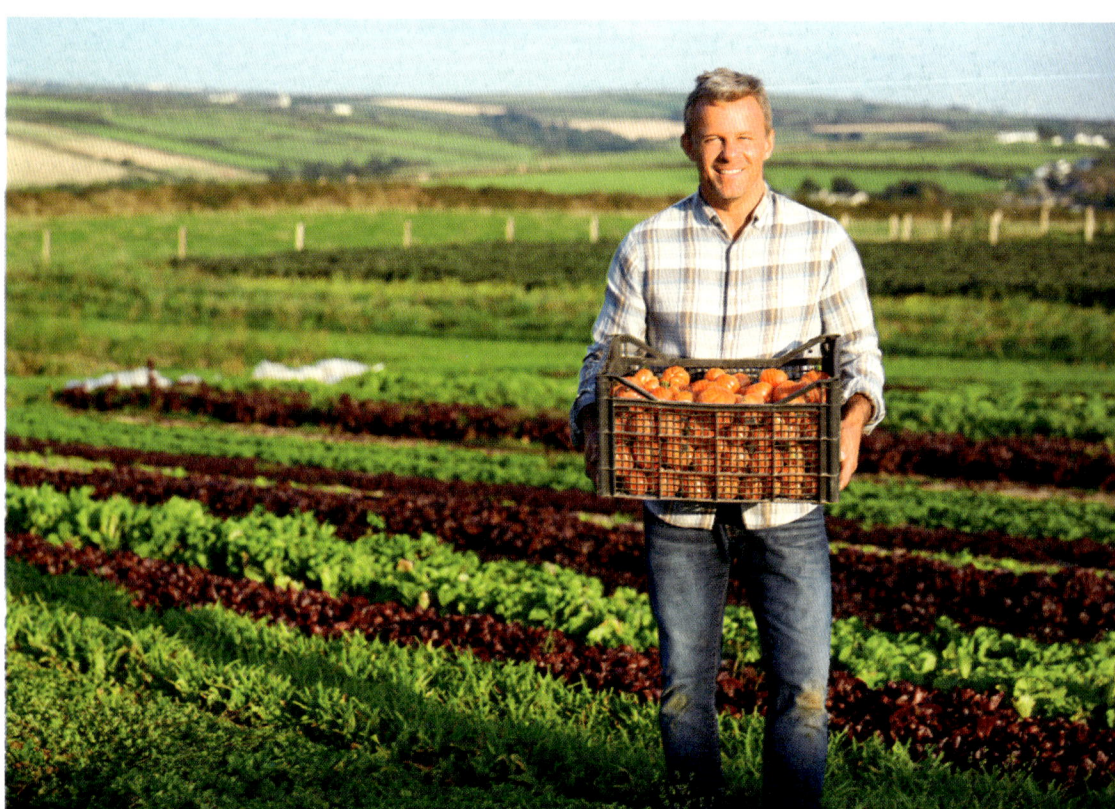

Da kommen dann die Nahrungsergänzungsmittel ins Spiel. Was muss man dabei beachten: Kann man Vitalstoffe überdosieren? Worauf muss ich aufpassen? Was kann ich tun, um die Aufnahme der Vitalstoffe generell zu verbessern?

Zuerst einmal muss man ganz klar sagen, dass man das Thema nicht damit abhaken kann, indem man einfach eine künstliche Multivitamin-Pille einnimmt. Zum einen muss man beachten, dass es wasserlösliche und fettlösliche Vitamine gibt. Bei den fettlöslichen muss generell darauf geachtet werden, dass diese nicht überdosiert werden. Es gibt auch zahlreiche Vitalstoffe, die ihre gegenseitige Aufnahme hemmen oder fördern. Auch bestimmte Nahrungsmittel, die ja wiederum Vitalstoffe enthalten, können ebenfalls zu Wechselwirkungen mit den künstlichen Präparaten beitragen. Ganz bekannt sind zum Beispiel die Wechselwirkung zwischen Eisen und Vitamin C: Wenn man Eisenpräparate oder eisenhaltige Lebensmittel mit einem Glas Orangensaft kombiniert, verbessert man die Aufnahme von Eisen im Körper. Umgekehrt verhält es sich zum Beispiel mit Eisen und Magnesium: Dabei hemmt Magnesium die Aufnahme von Eisen in den Körper. Wir raten daher immer, etwa zwei Stunden Abstand zwischen den Präparaten einzuhalten. Es gibt viele solcher Beispiele, weshalb es sich lohnt, bei Nahrungsergänzungsmitteln ganz genau hinzuschauen und besonders auf die Qualität zu achten. Und jene mit 100 % Natur zu bevorzugen. Wenn die Vitalstoffe in einem Kombipräparat optimal aufeinander abgestimmt sind, sind sie eine gute Ergänzung zu einer ausgewogenen Ernährung, die in besonders stressigen Zeiten oder bei Krankheit und Schwangerschaft die besonders wichtige ausreichende Versorgung sicherstellen können.

***

Exkurs | Lebensmittel sind Mittel zum Leben

Während wir über den Natur-Klinoptilolith-Zeolith recht schnell eine Remineralisierung und Entgiftung des Körpers herbeiführen können, ist das allein über unsere Nahrung immer schwerer möglich. „Lebensmittel" sind heute oft alles andere als Mittel zum Leben, sondern lichtschwache, tote Materie, die uns vielleicht noch kurzzeitig sättigt, aber nicht mehr richtig nährt. Statt mehr Vitalstoffe zu bekommen, nehmen wir mit unserer Nahrung weniger zu uns als früher. Die industriell erzeugte Fabriknahrung lässt uns inzwischen an vollen Töpfen verhungern, während sie uns gleichzeitig mit Zucker und Fett mästet und uns tagtäglich mit schädlichen Chemikalien wie Pestiziden, Fungiziden, Herbiziden, Farbstoffen, Konservierungsmitteln und giftigsten Schwermetallen wie Arsen, Blei oder Quecksilber eindeckt.

Obst und Gemüse leuchten farbenprächtig und verlockend auf den Regalen, frisch und makellos – wie viel an Schadstoffen unter der Schale lauert, können wir oft nur erahnen. Künstlicher Käse und mit viel Chemie gefärbtes Fleisch – rosa sieht einfach einladender aus als grau – sind ebenso auf den Märkten zu finden wie verseuchte Fische und schwer belastete Meeresfrüchte, zum Beispiel Muscheln und Krabben. Das Kaspische Meer enthält inzwischen so viele Giftstoffe, zum Beispiel aromatisierte Kohlenwasserstoffe, dass die berühmten Beluga-Störe an Krebs erkranken.

Die industrielle Landwirtschaft mit ihrer Tonnenideologie hat zu einem dramatischen Abfall des Vitamingehalts in den Nahrungsmitteln geführt. Tests am europäischen Zentrum für Immuntherapie und Immunforschung an der Schwarzwald Privatklinik Obertal in Beiersbronn zufolge verringerte sich der Kalziumgehalt einer Kartoffel in den letzten 20 Jahren um 70 Prozent von 14 Milligramm je 100 Gramm auf vier Milligramm. Der Vitamin C-Gehalt im Spinat schrumpfte um mehr als die Hälfte und der in Erdbeeren um 67 Prozent. Das lebenswichtige Vitamin B 6, das unter anderem die Konzentrationskraft und das Immunsystem stärkt, verminderte sich bei Bananen sogar um 92 Prozent. Der Anteil der Folsäure sackte um 84 Prozent ab. Die Möhren verloren 57 Prozent an Magnesium. Ein geschwächtes Immunsystem, ständige Müdigkeit, Konzentrationsstörungen und Schlafprobleme sind die Folge der schleichenden Unterversorgung.

Vor allem der Körper älterer Menschen kann sich kaum noch regenerieren. Forscher der Universität Heidelberg stellten bei der Untersuchung von 300 Achtzigjährigen fest, dass zwei Drittel an Vitaminmangel leiden. Nährstoff-leeres Obst und Gemüse reichen heute nicht mehr, daher sind gezielte und qualitativ hochwertige Nahrungs-Ergänzungen heute wichtiger denn je, um gesund, vital und leistungsstark zu bleiben.

***

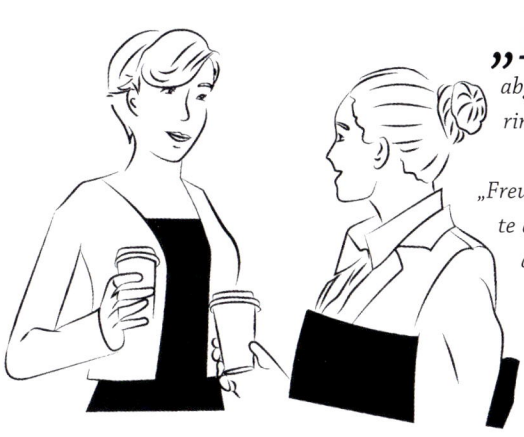

„*Entschuldige, wenn ich so direkt fra-ge: Täuscht es mich oder hast du abgenommen?*", sagte die Sachbearbeite-rin zu ihrer Arbeitskollegin.

„*Freut mich, dass es dir auffällt*", antworte-te diese mit einem breiten Lächeln. „*Und das Beste dabei: ganz ohne Diät!*"

„*Verzeih, aber sagen das nicht alle?!*", meinte Erstere ein wenig schnippisch. „*Ganz ohne zu hungern, ganz ohne Diät, ganz ohne Sport. Sorry …*"

„*Glaub mir, Gewichtskontrolle und Gewichtsverlust ist keine höhere Wissen-schaft. Es ist wie bei uns am Arbeitsplatz, eine einfache Einnahmen-Ausgaben-Rechnung. Nur dass wir eben nicht von Euros, sondern von Kalorien sprechen. Wie viele nehme ich zu mir? Und wie viele gebe ich pro Tag ab, durch Sport, oder einfach nur durch die Aufrechterhaltung des Organismus?*"

„*Wenn es so einfach wäre, dann gäbe es nicht so viele übergewichtige und adipö-se Personen in unserer Gesellschaft. Und allein wenn ich Kalorien höre – das as-soziiere ich damit, dass man sie zählen sollte, bei jedem Essen, bei jedem Snack.*"

„*Aber mitnichten! Diese Auffassung ist sowas von 20. Jahrhundert. Heu-te herrscht die Philosophie vor, dass man schon auch Spaß haben soll beim Essen und es genießen darf. Aber wir sollten eben aufpassen, wann wir was konsumieren. Ich beispielsweise esse dreimal am Tag, achte auf lange Pausen zwischen den Mahlzeiten, damit der Stoffwechsel nicht überfordert wird und mit der einen Nahrungsaufnahme und verwertung abgeschlossen hat, ehe – sie kicherte das nächste Material kommt. Und zwischen Abend-essen und Frühstück sollten mindestens 10, 12 Stunden liegen, damit sich der Körper erholen kann.*"

„*Das heißt: kein Fortgehen, keine Party, keine Familienfeier, gar nichts. Wie öde.*"

„*Keine Regel ohne Ausnahme. Selbstverständlich kann man zuweilen auch groß* feiern. Aber es ist und bleibt Mathematik. Wenn ich 2000 Kalorien täglich be-nötige, aber an einem Tag 4500 zu mir nehme, dann muss ich diese auch wieder abtragen. Da hat sich die 3:1-Regel bewährt. Einmal feiern, drei Tage fasten. Und der Kalorienhaushalt ist wieder ausgeglichen."

„Hm. Klingt ja schön und gut, aber du und ich wissen auch, dass die Nahrung längst nicht mehr das ist, was sie verspricht, weniger Vitalstoffe, weniger ge-sund, immer mehr verpestet."

„Schon wahr. Aber nicht essen, ist auch keine Option, oder? Was wir hingegen ma-chen können, ist, unseren Körper mit hochwertigen Nahrungsergänzungsmitteln zu unterstützen, mit medizinisch zugelassenen, die du in der Apotheke erhältst, und nicht mit anderem dubiosem Zeug aus dem Internet. Und bevor du vom Geld redest – ja, das kostet auch was. Aber hier reden wir über unsere Gesundheit."

„Ich lass mir das alles durch den Kopf gehen. Vielleicht fange ich auch wieder mal ein Abnehm-Programm an, aber meine Erfahrung sagt mir, dass es mir dann sehr schnell schlecht geht."

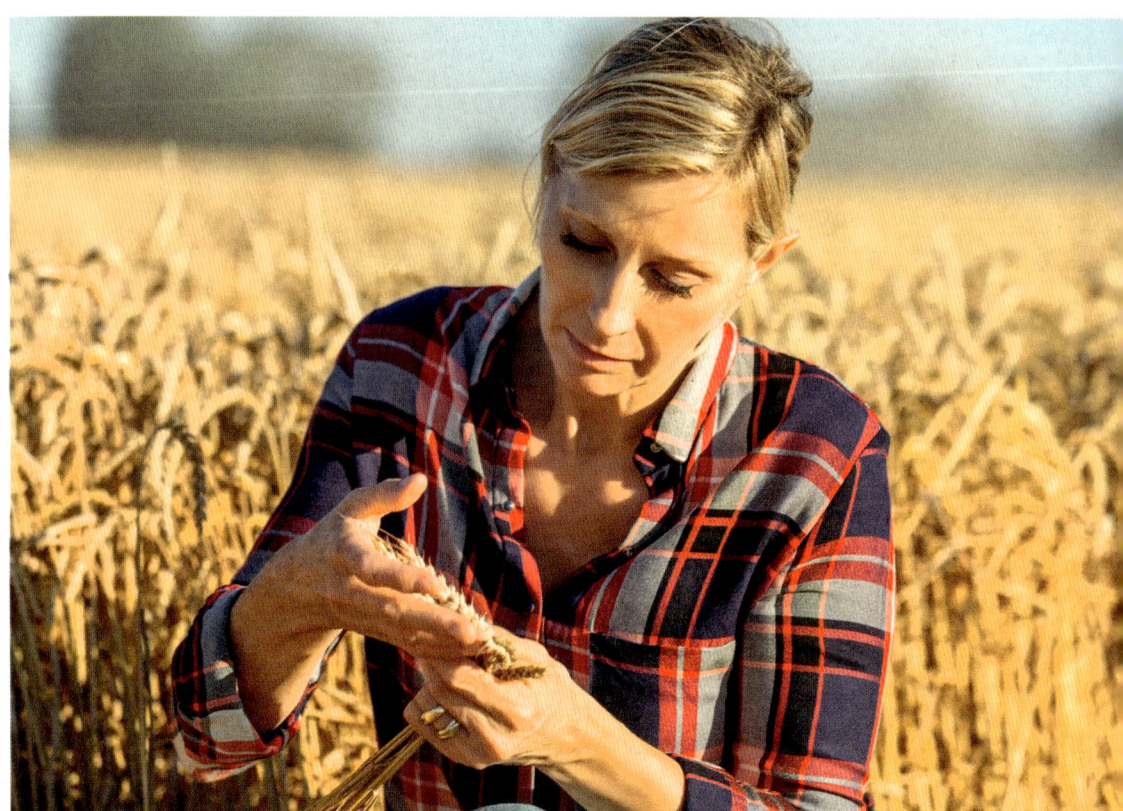

„Wahrscheinlich, weil du in kurzer Zeit viele Pfunde loswerden willst. Das ist problematisch, denn wir vergiften mit schnellen Diäten unseren Körper."

„Wie das?"

„Du, ich muss los, habe jetzt einen Termin mit dem Chef. Lass uns später weiterreden."

***

ABNEHMEN, ODER: OHNE FLEISS KEIN PREIS

Für ein Wohlfühlgewicht ohne Nebenwirkungen

Jeder, der schon einmal eine Diät versucht hat, kennt die Probleme, die damit zusammenhängen: trotz aller Bemühungen haben viele Menschen nur kurzzeitig Erfolg, um dann spätestens nach einem Jahr wieder zum Ausgangsgewicht zurückzugelangen. Daraus kann man folgern, dass eine Diät alleine nicht ausreicht, um das Gewicht langfristig unter Kontrolle zu bekommen. Natürlich liegt vieles an der Tatsache, dass wir unsere Essens- und Lebensgewohnheiten nicht langfristig umstellen oder zu viel Energie darauf verwenden, eine ausgewogene Kalorienbilanz zu ermitteln. Darauf alleine kommt es aber scheinbar nicht an. Selbst wenn man auf eine niedrige Kalorienzufuhr achtet, sich vernünftig und mit möglichst unbehandelten Lebensmitteln ernährt und sogar regelmäßig Sport treibt, erwischt viele der Frust nach dem Abnehmen, wenn man sich müde und ausgelaugt fühlt und das Gewicht nicht halten kann.

Wir Bewegungs-Lebewesen

Das Prinzip des Abnehmens ist eigentlich recht einfach und nichts anderes als eine Rechenaufgabe, in der es um Energieaufnahme und Energieverbrauch und die Differenz zwischen den beiden geht. Je weniger Kalorien wir zuführen, und je mehr wir verbrauchen, umso schneller werden wir Gewicht verlieren. Es gilt natürlich (leider) auch das Gegenteil: Wenig Bewegung, dafür aber kalorienreiche Kost machen dick. Der gesamte Mensch ist, oder besser: wäre, aufgrund seiner Gene auf Bewegung ausgelegt – und davon haben wir in unserem Leben viel zu wenig. Aus diesem Grund können „Wunderdiäten" ihre Versprechen auch nicht halten, denn es ist eine einfache physikalische Regel, dass unverbrauchte Energie in Fettdepots für schlechtere Zeiten gespeichert wird. Diese treten in unserem Leben voller prall gefüllter Supermärkte, Bäckereien und Fast-Food-Läden aber niemals ein. Daher sollte man optimalerweise gleich an beiden Fronten angreifen: zum einen reduziert man die unnötigen Kalorien, zum anderen erhöht man den Verbrauch, indem man sich mehr bewegt.

Unser eingebauter Fettverbrenner – die Muskeln

Ein wahres Wunder bei der Fettverbrennung hat unser Körper im Übrigen direkt eingebaut: unsere Muskeln. Wenn wir genügend Muskelmasse aufgebaut haben und diese auch durch regelmäßige Bewegung erhalten, erhöht sich der Grundumsatz und man verbrennt sogar im Schlaf mehr Kalorien, als es mit wenig Muskelmasse der Fall ist. Allein dadurch lässt sich der Kalorienverbrauch dauerhaft erhöhen. Auch ein gesunder und aktiver Stoffwechsel ist für unser Gewicht von Bedeutung, deshalb ist es wichtig, dass wir genügend Nährstoffe zu uns nehmen, um dem Körper jene Rohstoffe zu liefern, die er für die Steuerung aller wichtigen Prozesse benötigt. Gerade hierfür ist eine abwechslungsreiche und möglichst naturnahe Ernährung besonders wichtig. Wenn man seinen Nährstoffbedarf nicht durch Ernährung decken kann, empfiehlt es sich, hochwertige Nahrungsergänzungsmittel, am besten mit 100 % Natur, einzunehmen, welche dem Körper wieder auf die Sprünge helfen können.

Wie viel Übergewicht ist genetisch bedingt?

Nun könnten ja viele einwenden, dass das ja alles schön und gut sei, aber dass ausgerechnet bei ihnen Hopfen und Malz verloren sei, da Übergewicht nun mal in der Familie liege. Worauf bei solchen Einwänden angespielt wird, sind die Gene, die für das Übergewicht verantwortlich sein sollen – und gegen ungünstige Gene, kann man schließlich auch nichts machen. Oder? Zuerst einmal sollte man sich im Klaren sein, dass genetische Faktoren häufig durch Umweltfaktoren überlagert werden, sodass nur schwierig zu erkennen ist, was genetisch bedingt und was uns durch Erziehung und Vorbilder „zugefüttert" worden ist. Schließlich hat nicht jeder von uns einen eineiigen Zwilling, der in einer anderen Familie aufgewachsen ist, um unsere Gen-Hypothese zu überprüfen. Ein Beispiel: Eltern, die schon immer viel ferngesehen haben, waren den verlockenden Werbeaussagen ständig ausgeliefert, die sie dazu verleitet haben, eine ungesunde Lebens- und Ernährungsweise anzunehmen. Gleichzeitig standen auch schon in ihrem Elternhaus immer fette und deftige Speisen auf dem Tisch. Natürlich geben sie ihre Gene an ihre Kinder weiter – aber genauso leben sie auch vor, dass Essen fett und deftig sein muss, damit es schmeckt. Auch ihre Kinder werden vermutlich viel fernsehen und von den Werbebotschaften der Kinderprodukte „angesteckt" werden. Aus welchem Grund sollen sie gesundes Gemüse vorziehen, während die Eltern Bratwurst und Pommes verspeisen? Das Fazit daraus: der genetische Einfluss auf unser Gewicht ist mittlerweile wohl unbestritten, doch für wie viele der überflüssigen Kilos sind die Gene überhaupt verantwortlich? Wie interagieren Genetik und Epigenetik? (siehe Kasten unten). Gerade bei Übergewicht spielen epigenetische, also von einer Generation zur nächsten weitergegebene Veränderungen, eine wichtige Rolle.

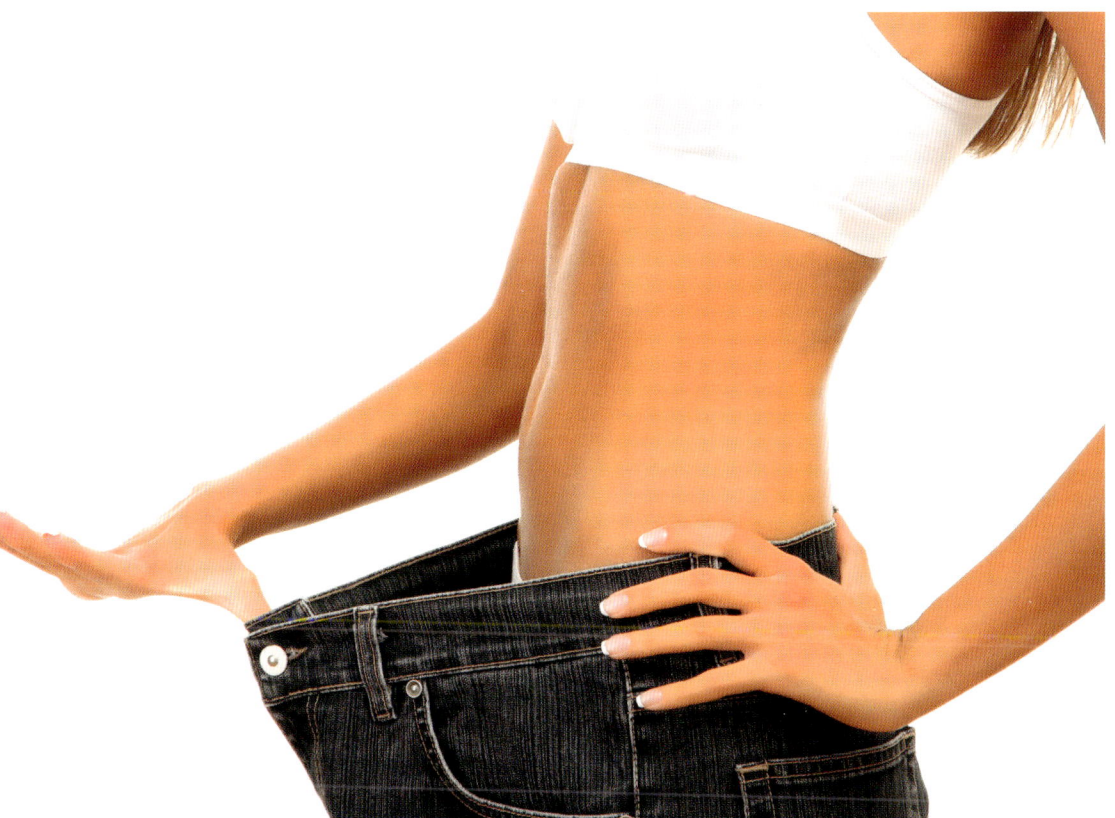

Genetik und Epigenetik

Genetik befasst sich mit den Gesetzmäßigkeiten und den Grundlagen der Ausbildung von erblichen Merkmalen und der Weitergabe von Erbanlagen (Gene) an die nächste Generation (Vererbung).

Epigenetik umschreibt Mechanismen und Konsequenzen vererbbarer Chromosomenmodifikationen, die nicht auf Veränderungen der DNA-Sequenz beruhen. Epigenetik untersucht die Änderung der Genfunktion, die nicht auf Mutation beruhen und dennoch an Tochterzellen weitergegeben werden. Diese Veränderungen beeinflussen die Gene in ihrer Aktivität.

Warum Diäten und Sport allein oft nicht wirken

Dass sich Übergewicht in den Industriegesellschaften immer weiter ausbreitet, ist ein bekanntes Phänomen, das aktuell auch in Ländern wie China und Japan zu beobachten ist, da vermehrt Fast Food konsumiert wird. Betrachten wir das Problem Übergewicht aber einmal aus der ganzheitlichen Sicht: Etwas in unserer Umwelt nimmt einen derartig negativen Einfluss auf uns, dass wir immer dicker, risikobehafteter und schließlich kränker werden. Sicher ist der Faktor Ernährung ein wichtiger Ansatzpunkt, aber es ist nicht nur die Zusammensetzung unserer Nahrung, nicht nur das Fehlen von Nährstoffen und die Unmenge an Fett und Kohlenhydraten, sondern auch das Übermaß an Zusatzstoffen, Pestiziden und Umweltgiften, die wir durch ungesunde, stark verarbeitete und behandelte Lebensmittel zu uns nehmen.

Und die Gifte fluten unseren Körper

All die Gifte, die wir durch das Essen, aber auch durch Wasser und über die Luft in uns aufnehmen, werden zum Teil aufwendig entgiftet, aber zu einem großen Teil auch in Geweben gespeichert. Eine beliebte Giftmülldeponie des Körpers ist das Fettgewebe. Und jetzt kommt der Knackpunkt: Bauen wir dieses Fettgewebe im Rahmen einer Speed-Diät wieder ab, dann überfluten wir den Körper innerhalb von kürzester Zeit mit den verschiedensten Substanzen, die sich über Jahrzehnte dort angesammelt haben. Das wiederum hat viele negative Auswirkungen: Kopfschmerzen, Gereiztheit, Migräne, Schwindel treten nach zwei bis vier Tagen häufig auf. Es ist also kein Wunder, dass Diäten uns auch aus diesem Grund nicht guttun und wir immer zu dem zurück wollen, was wir hatten – und wir haben den berühmten Jo-Jo-Effekt!

Fett abbauen – Giftstoffe ausschleusen

Vor diesem Hintergrund ist es leichter zu verstehen, warum Diäten so schwierig durchzuhalten sind. Um die Flut von Giften, die beim Fettabbau freigegeben wird, in den Griff zu bekommen, arbeiten unsere Entgiftungsorgane auf Hochtouren. Damit arbeiten wir aber im Prinzip gegen unseren Körper. Um endlich wieder in Einklang mit unserem Körper zu kommen, müssen wir ihm dringend auf die Sprünge helfen, um die Flut von freigesetzten Substanzen schnellstens loszuwerden. Auch dabei kann mikroaktiviertes PMA-Natur-Zeolith zum Einsatz kommen. Machen wir doch aus der Diät gleich eine Abnehm-Kur, ganz ohne Stress, Leistungsdruck, Migräne, Schwindel, nervlich erhöhte Gereiztheit. Bei immer mehr Abnehm-, Basenfasten- und Detox-Kuren in Medical-Wellness Kliniken und Kurhotels wird daher vom Start weg begleitend zu einer Gewichtsreduktions-Kur das Naturmineral PMA-Zeolith verabreicht, um diese ja nach zwei bis vier Tagen auftretenden bekannten Nebenwirkungen mit 100 % Natur zu vermeiden und so die Kur „komfortabler" und ohne diese Belastungen zu einem Erfolg werden zu lassen. Das PMA-Zeolith-Pulver saugt wie ein Löschblatt die freiwerdenden Gifte auf und leitet diese auf natürlichem Wege aus. Diese Erkenntnis kann auch sofort bei allen privaten Abnehm-Kuren zu Hause genutzt werden.

Eine Kur, die über eine längere Zeit ganz praktisch zu Hause angewendet wird, bei der vielleicht noch Tipps und Tricks von Ernährungsberatern in Anspruch genommen werden, kann auch viel leichter in eine Umstellung der Lebens- und Ernährungsgewohnheiten münden.

DETOXKUR MACHT SCHÖN

Nicht nur Ernährungsspezialisten, sondern auch Schönheitschirurgen stellen Entgiftung an die erste Stelle einer Schönheitskur. Die Haut als größtes Entgiftungsorgan des Körpers reagiert sofort auf Entlastungen und positive Wirkungen sind bereits nach wenigen Tagen sichtbar.

Für Schönheitschirurgen ist klar: Schönheit kommt nicht aus dem Operationssaal, sondern vor allem von innen. „Unser Körper und unsere Gesundheit brauchen regelmäßig Wartung. Vor allem unsere Haut ist laufend intensiven und auch schädlichen Einflüssen unserer Umwelt ausgesetzt. Wer da nicht rechtzeitig und wirksam etwas unternimmt, kämpft mit Austrocknung, vermehrter Faltenbildung und damit oft auch mit Nachteilen des eigenen Aussehens", schreibt etwa die Schönheitsspezialistin Dagmar Millesi in ihrem Blog. Auch ihr Kollege, der Schönheitschirurg Artur Worseg unterstrich in einem Interview, dass „unter Stress gesund leben und vital bleiben eine genaue, maßgeschneiderte Lebensplanung erfordert". Der Schlüssel zu einem optimalen Lebensgefühl – ausgewogene Ernährung und Bewegung – sei zwar allgemein bekannt, doch die tatsächliche Umsetzung sei für die

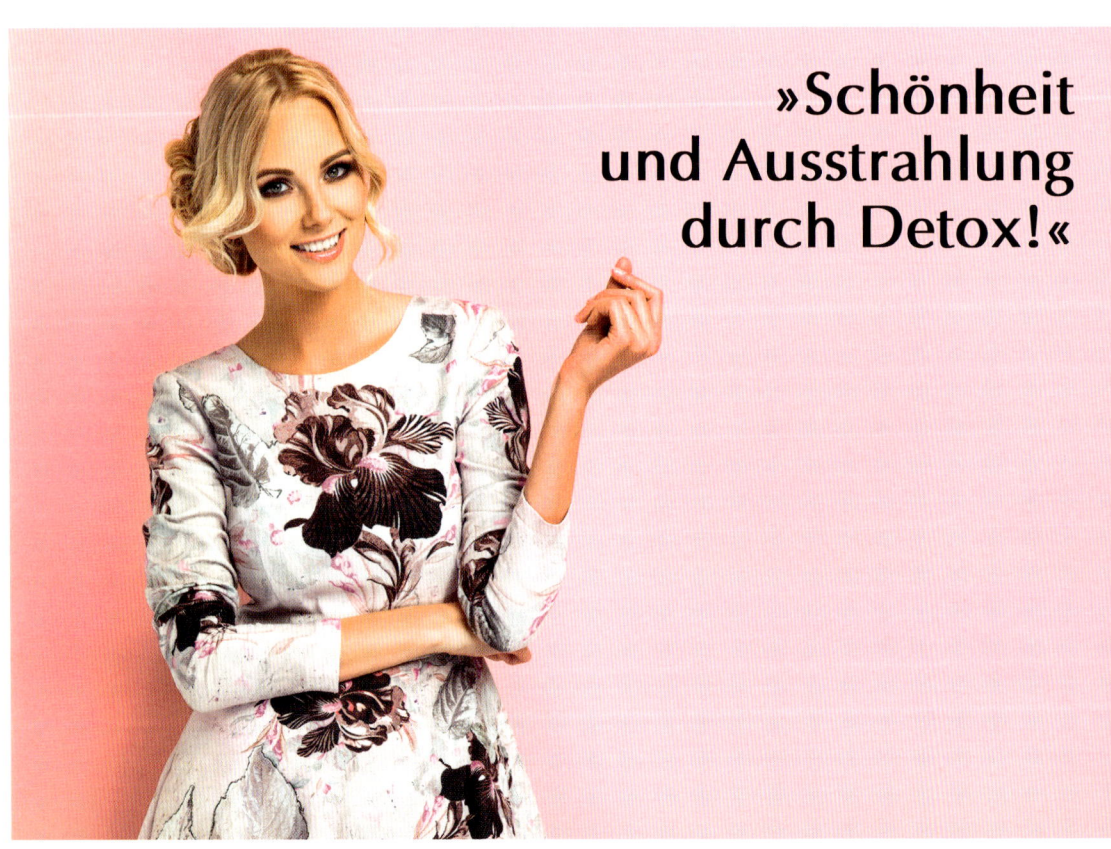

»Schönheit
und Ausstrahlung
durch Detox!«

meisten nur schwer im Alltag zu verwirklichen. Dass zu viel Alkohol, wenig Schlaf und vitaminarme Ernährung der Haut schaden, ist Fakt.

PMA-Zeolith reinigt von innen

Wenn die Haut leidet oder altert, geht das auf das Konto von freien Radikalen und von Umweltgiften. Diese Feinde der Gesundheit und Schönheit geraten immer mehr ins Blickfeld der modernen Anti-Aging-Medizin. Mit der richtigen Ernährung einerseits und einer Entgiftung von innen andererseits kann die Haut geklärt, verfeinert, gestrafft und aufgepolstert werden. Die jugendliche Ausstrahlung der Haut kehrt häufig bereits nach wenigen Wochen zurück, wissen auch Hollywoodstars.

Dafür gibt es eine simple Unterstützung: Minerale aus der Natur. Zeolithe bieten – so zeigen zunehmend wissenschaftliche Studien – effektiven Schutz gegen Umwelt- und Nahrungsmittelgifte. Die Effekte dieses einzigartigen Naturminerals werden durch die patentierte PMA-Technologie um ein Vielfaches verstärkt.

Detox bzw. die Reinigung von innen bringt somit nicht nur aufgrund der Gewichtsabnahme Energie und Wohlbefinden zurück, sondern sorgt

Kein Abnehmen ohne gleichzeitiges Entgiften!

auch für eine größere Schönheit und geschmeidigeren Teint nach außen. Auch die Filmstars in Kalifornien schwören vor der Oscarverleihung bzw. ihren Auftritten auf eine Detox-Kur.

Darüber hinaus gibt es eine Wurzel, die sich ganz besonders als Unterstützung bei der Gewichtsreduktion eignet: **Glucomannan**. Eines der größten Probleme beim Abnehmen ist die Tatsache, dass sich das Hunger- und Sättigungsgefühl nicht so einfach austricksen lässt: wer weniger isst, der ist auch weniger satt und demzufolge schneller wieder hungrig. Das führt zu den gefürchteten Heißhunger-Attacken, die oft darin enden, dass man sich die fehlenden Kalorien in Form von ungesunden Snacks zuführt. Chemische Appetithemmer scheinen zwar verlockend – aber wollen wir unserem Körper wirklich noch mehr künstliche Stoffe zumuten? Da kommt Glucomannan gerade recht. Es ist ein ganz natürlicher Ballaststoff, der aus der Konjakwurzel hergestellt wird. Diese erstaunliche Wurzel kennt vielleicht der eine oder andere, der häufiger in Asia-Läden einkauft – sie wird in Asien gern als Verdickungsmittel eingesetzt und es gibt sogar Nudeln, die aus dem Mehl der Konjakwurzel zubereitet werden und pro hundert Gramm mit nur acht Kalorien zu Buche schlagen. Sie sind in einer Minute fertig und haben weder verwertbare Kohlenhydrate noch Fett, dafür aber reichlich Ballaststoffe.

Glucomannan ist der 100 % natürliche Ballaststoff aus dieser Pflanze und wenn man ihn mit Wasser vermischt, vergrößert sich sein Volumen um das Siebzehnfache. Auf diese Weise eignet sich Glucomannan ideal, um auf natürliche Weise schneller satt zu werden und das Hungergefühl zu senken. Aber das ist noch nicht alles – Glucomannan signalisiert nicht nur unserem Magen, dass wir satt sind, es tut auch dem gesamten Verdauungssystem gut, denn die aufgequollenen Ballaststoffe helfen dem Darm bei seiner natürlichen Reinigung, bei der Weiterbewegung des Nahrungsbreis und schließlich auch bei der Entleerung, da der Stuhl durch die geleeartige Masse weicher und gleitfähiger wird. Natürlich ist man in der Forschung schon längst auf diese Pflanze aufmerksam geworden und so sind ihre Wirkungen durch zahlreiche klinischen Studien untersucht worden. Unter anderem wurde festgestellt, dass die Einnahme von Glucomannan sich positiv auf den Fett- und Cholesterinstoffwechsel auswirkt, was weiter für die Verwendung von Glucomannan spricht. Auch die Europäische Behörde für Lebensmittelsicherheit (EFSA) hat Glucomannan als wirksam bei der Gewichtsreduktion eingestuft, sofern man dreimal täglich mindestens ein Gramm Glucomannan mit ein bis zwei Gläsern Wasser vor der Mahlzeit einnimmt. Voraussetzung ist in jedem Fall eine kalorienreduzierte Diät. Glucomannan unterstützt so den Körper nachweisich beim gesunden und nachhaltigen Gewichtsverlust und liefert darüber hinaus noch große Mengen an Vitamin B (v.a. B1, B2, B6, Folsäure und B12).

Tipps und Tricks bei der Abnehm-Kur

Ein gesundes Wohlfühlgewicht ist nicht nur gut für die Seele, es ist auch für unseren Körper wichtig, damit er gut funktioniert und weniger anfällig für Krankheiten ist. Aber dies zu erreichen ist nicht gerade einfach. Wer sich schon einmal im Diäten-Dschungel verirrt hat, weiß, wovon die Rede ist. Im Grunde genommen ist das Prinzip einfach, wenn man sich möglichst nah an die Natur hält – also an das, was die Natur für uns vorgesehen hat. Zusätzlich müssen wir Faktoren in

Betracht ziehen, durch die sich unsere Umwelt stark verändert hat und dazu gehören zum Beispiel verarbeitete Lebensmittel, sowie Umwelt- und Nahrungsmittelgifte. Also muss man das Natur-Modell in diesen Punkten etwas modifizieren, um es an unsere tatsächlichen Gegebenheiten anzupassen.

Es gibt einige Säulen, auf die sich eine gesunde Gewichtsreduktion stützt, und davon ausgehend zahlreiche Tipps, wie man gesund zu seinem Wohlfühlgewicht gelangt. Zum einen spielen Ernährung und Bewegung eine große Rolle, zum anderen ausreichend erholsamer Schlaf. Was jedoch häufig vergessen wird, ist die begleitende Entgiftung, durch die der Körper bei der Entsorgung der frei werdenden Giftstoffe unterstützt wird. Je weniger Gifte im Körper, desto weniger werden natürlich im Fettgewebe gelagert. Und die Schadstoffe stehen einer Gewichtsreduktion nicht mehr im Wege!

Bewegung: Muskeln aufbauen statt Fett einlagern

Ein wertvoller Tipp: schauen wir nicht immer auf die Waage, sondern vertrauen wir lieber auf unser Gefühl. Es wird uns alles sagen, was wichtig ist: ob die Muskeln zugelegt haben, ob man kräftiger ge-

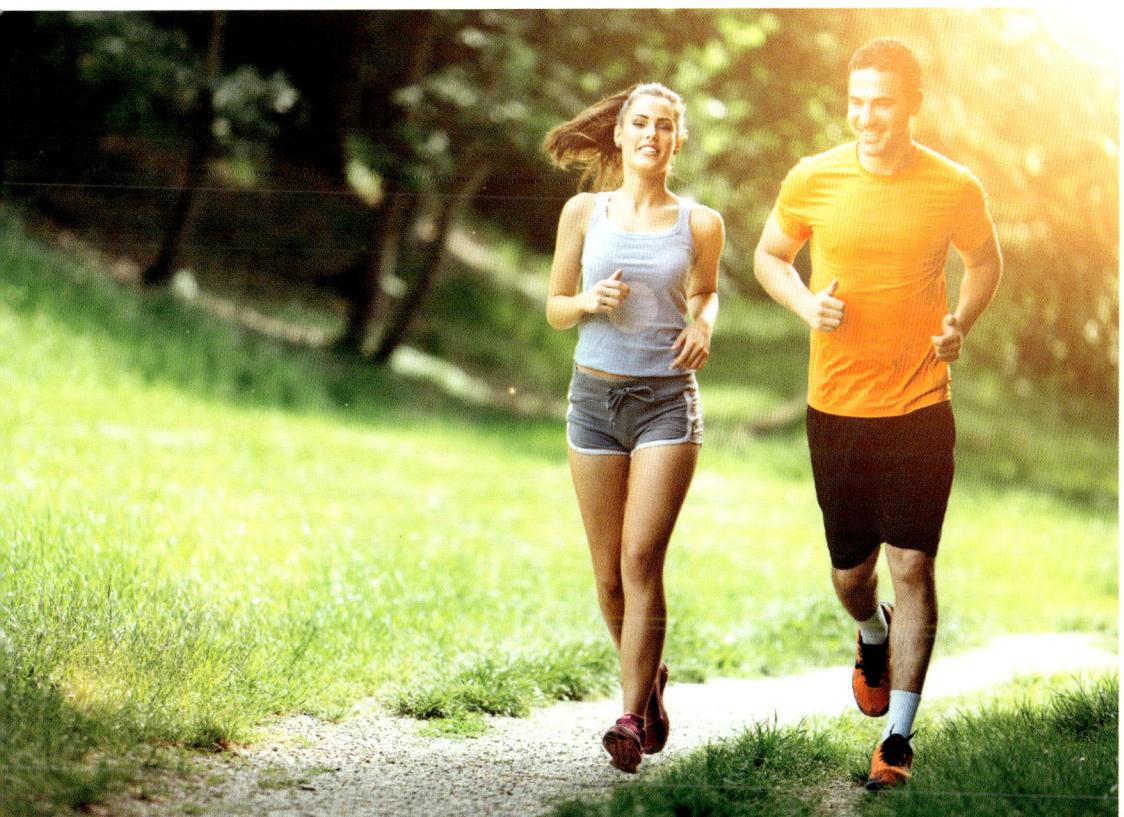

worden ist und mehr Energie hat. Letztendlich sagt das mehr aus, als jede Waage, denn wer seine Motivation allein vom Gewichtsverlust abhängig macht, der wird sehr viel Geduld aufbringen müssen. Treibt man nämlich neben der Diät regelmäßig Sport, wird man ein gewisses Gewicht an Fett verlieren, was in vielen Fällen jedoch unsichtbar bleibt, da durch den Sport die Muskelmasse zunimmt. Muskeln wiegen mehr als Fett und so macht bereits eine kleine Zunahme der Muskelmasse jeglichen Gewichtsverlust durch Fett wieder wett. Aber keine Panik – wie bereits oben erwähnt: Jeder Gramm Muskelgewebe ist für unser langfristiges Ziel, ein gesundes Gewicht zu erreichen, sehr wertvoll, weil Muskeln auch in Ruhe Kalorien verbrennen. Erfahrene Ernährungsprofis empfehlen daher immer neben einer Diät nicht nur Ausdauertraining, sondern auch ein gezieltes Krafttraining zu machen.

Gesundheit und Detox-Wirkung wird durch gesunden, metall- und chemiefreien Schlaf gefördert

Nach 30 Jahren Schlaf-Gesund-Forschung kann es laut Buchautor und Schlaf-Gesund-Pionier Prof. Dr. med. h.c. Günther W. Amann-Jennson auf den Punkt gebracht werden: Ein Großteil unserer Gesundheit und unseres Wohlbefindens hängen vom gesunden Schlaf ab. Der nächtliche Schlaf hat zudem die lebensnotwendige Funktion verschiedene Giftstoffe, die wir tagsüber durch Ernährung, Wasser und Umwelt in den Organismus aufnehmen, zu neutralisieren, abzubauen und auf die Ausscheidung aus dem Körper vorzubereiten. Dieser Prozess wird durch die regelmäßige Einnahme von PMA-Zeolith-Produkten stark unterstützt. Dadurch regenerieren sich die Zellen aller Organsysteme, die tagsüber hoch aktiv waren und hauptsächlich in der Nacht ihre Ruhephase haben, viel besser und es gibt neue Energie für den Tag.

Chemie und Metalle am Schlafplatz unbedingt vermeiden

Nur ein biologisch hochwertiger Schlaf garantiert die ausreichende und wirksame Ausschüttung der „Nachthormone", insbesondere des Schlaf- und Schutzhormons Melatonin. Melatonin ist das beste natürliche Antioxidans und wirkt so gegen viele freie Radikale, die auch als Krebsauslöser in Verdacht stehen. Der Schlaf reguliert zudem das Wachstumshormon sowie die Hormone Cortisol, Insulin und Testosteron. Diese Hormone sind für alle nächtlichen Auf- und Abbauprozesse und zur Entgiftung des Organismus sehr wichtig. Diese Wirkung kann massiv verbessert werden, wenn gleichzeitig für einen giftfreien Schlafplatz gesorgt wird. Der „Industrie-Schlaf" mit chemisch belasteten, metallhaltigen Matratzen, Kissen und Zudecken ist bereits zu einer der größten Gesundheitsgefahren für den Zivilisationsmenschen geworden. Viele Menschen gefährden ihre Gesundheit, indem sie jede Nacht 7-8 Stunden lang industriell verarbeitete Matratzen und Bettwaren mit toxischen und krebserregenden Chemikalien verwenden. Die flüchtigen organischen Verbindungen (VOCs) gelangen über die Haut und Atmung in den Körper und reichern sich dort an. Wer zudem Federkernmatratzen und Boxspringbetten benutzt, sollte wissen, dass die elektrisch leitfähigen Stahlfedern an die Strahlungsfelder des Hausstromnetzes sowie von Mobilfunk, W-LAN, DECT-Schnurlostelefonen etc. ankoppeln und wie Antennen die ganze Nacht verstärkt auf den Körper des Schlafenden einwirken und für die Ausschüttung von Stresshormonen sorgen. Dies kann Schlaf, Regeneration und Gesundheit ganz massiv stören und Entgiftungsprozesse verzögern oder gar blockieren.

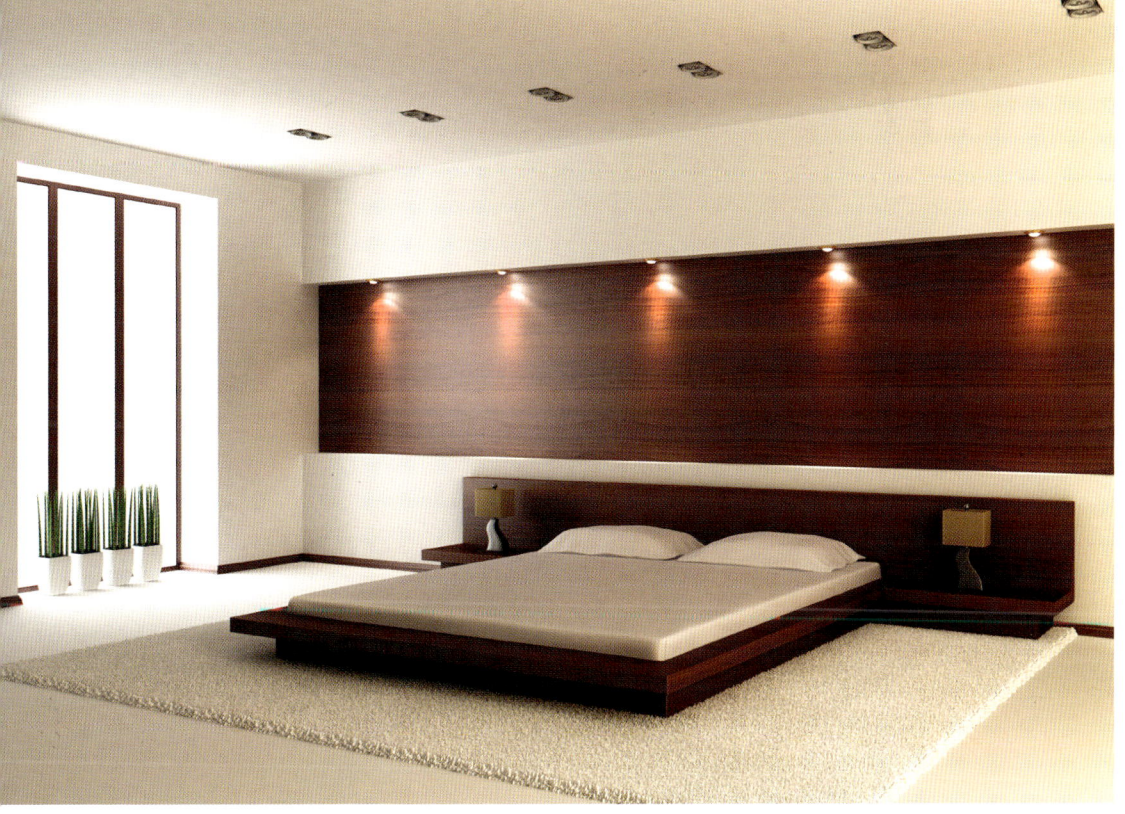

Der neue Trend: chemie-, metallfrei und geerdet schlafen (Clean Sleeping)

Wer Entgiftung (Detox) auf höchstem Niveau betreiben will, bevorzugt den „Natur-Schlaf", verwendet am besten organische, metallfreie und handwerklich verarbeitete Bettsysteme wie z. B. das von Schlafwissenschaftlern wie Prof. Dr. Günther Amann-Jennson entwickelte ganzheitliche Schlaf-Gesundheits-System. Die schadstofffreie, bio-aktive Schafschurwolle in Unterbetten und Zudecken ist sogar in der Lage, luftlösliche Giftstoffe wie z. B. Formaldehyd aus der Schlafzimmerluft auszufiltern. Die großflächige Körpererdung (Earthing) während des Schlafes versorgt den Körper mit freien Elektronen, die wie die PMA-Zeolith-Moleküle eine negative Ladung haben und dadurch oxidativem Stress entgegenwirken. Eine regelmäßige Einnahme und Versorgung mit wichtigen PMA-Zeolith-Mineralien hat neben vielen anderen Vorteilen auch die Stärkung des angeborenen Immunsystems zur Folge und führt automatisch auch zu besserem Schlaf. Eine Forschergruppe vom University of Rochester Medical Centre (UK) ist sogar zu der Überzeugung gelangt, dass eine der Hauptfunktionen des Schlafes neben der Körper-Entgiftung

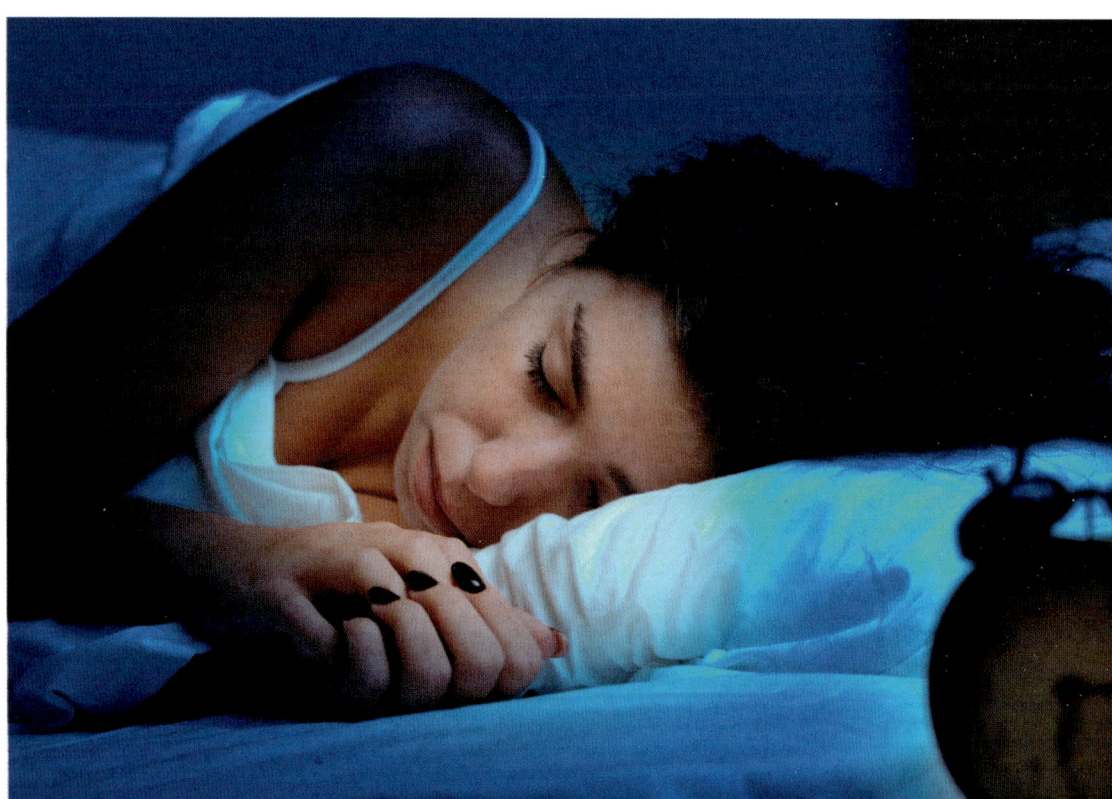

auch die Entgiftung des Gehirns ist. Dabei wird das Gehirn durch ein „glymphatisches System" im Schlaf von Giftstoffen und Ablagerungen wie Amyloiden, die unter anderem auch als Auslöser von Morbus Alzheimer gelten, befreit.

Entgiftung steuert einer übermäßigen Fetteinlagerung entgegen

Wie bereits am Anfang des Kapitels erwähnt, spielt die simultane Entgiftung besonders im Zusammenhang mit dem Abnehmen eine große Rolle. Und dennoch konzentrieren sich die meisten Diätwilligen zuallererst auf die purzelnden Pfunde und die Zahlen auf der Waage. Dabei kann man sich so einige durch Migräne und Schwindel verursachte Rückschläge ersparen, wenn man dem Körper beim Abnehmen ein wenig unter die Arme greift. Kommt der Fettabbau in Gang, dann werden all die giftigen Substanzen, die im Fettgewebe eingelagert waren, wieder freigesetzt und gelangen über die Blutbahn in alle möglichen Körperregionen, zum Teil auch ins Gehirn. Die Leber muss wieder einmal auf Hochtouren arbeiten, weil sie nun besonders viel zu entgiften hat.

Nebenwirkungen beim Fettabbau

- Abgeschlagenheit und verminderte Leistungsfähigkeit
- Tagesmüdigkeit und Schlafstörungen
- Migräne und Schwindel
- Konzentrationsprobleme und Kopfschmerzen
- Verdauungsstörungen und Übersäuerung des Magens
- Gelenk- und Muskelschmerzen

Kurzum, es geht uns nicht gut. Das wirkt sich auch auf unser Gemüt aus, was darin resultiert, dass wir versucht sind, unsere Laune durch Kalorienbomben anzuheben. Diesen Effekt kann man wesentlich abmildern, indem man dem Körper bei der Entgiftung der freigewordenen Substanzen hilft. Auf diese Weise fühlt sich das Abnehmen nicht nur leichter an, sondern wir erhalten unsere Gesundheit in dieser für den Körper sehr anstrengenden Phase, indem wir uns vor den Folgen der Vergiftung schützen. Wer auf basische Ernährung achtet und regelmäßig und täglich entgiftet, sorgt außerdem dafür, dass Giftstoffe in einem Eilverfahren neutralisiert werden. Es gibt viele Präparate und Maßnahmen, denen eine entgiftende Wirkung nachgesagt wird, wie zum Beispiel bestimmte Pflanzen, Ayurveda-Kuren und noch einiges mehr. Es gibt aber auch eine Substanz, die im Bezug auf ihre Effektivität einen klaren Vorteil gegenüber den anderen besitzt und das ist natürliches, mikroaktiviertes Vulkanmineral, der PMA-Zeolith. Bei der Einnahme von mikroaktiviertem PMA-Zeolith parallel zu einer Abnehm-Kur, reduziert man die Nebenwirkungen die durch diesen Prozess hervorgerufen werden. Auch die schädlichen Stoffe, die fortwährend durch die Nahrung in unseren Verdauungstrakt gelangen, werden durch die schwammartige Struktur im Zeolith gebunden und ausgeschieden. Wenn unser Körper mit weniger Giften konfrontiert wird, sieht er sich auch nicht mehr dazu gezwungen so viel Fettgewebe anzulegen.

Bei der Einnahme von Zeolith sollte man unbedingt auf Produkte mit Medizinprodukt-Qualität achten. Dies garantiert die Wirksamkeit sowie die höchsten Reinheits- und Qualitätsanforderungen, was ein Medizinprodukte-Hersteller durch Studien heute detailliert nachweisen muss.

Ein entgifteter Körper ist auch gleich leistungs- und widerstandsfähiger, sei es gegenüber Erregern oder Krankheiten jeglicher Art. Das

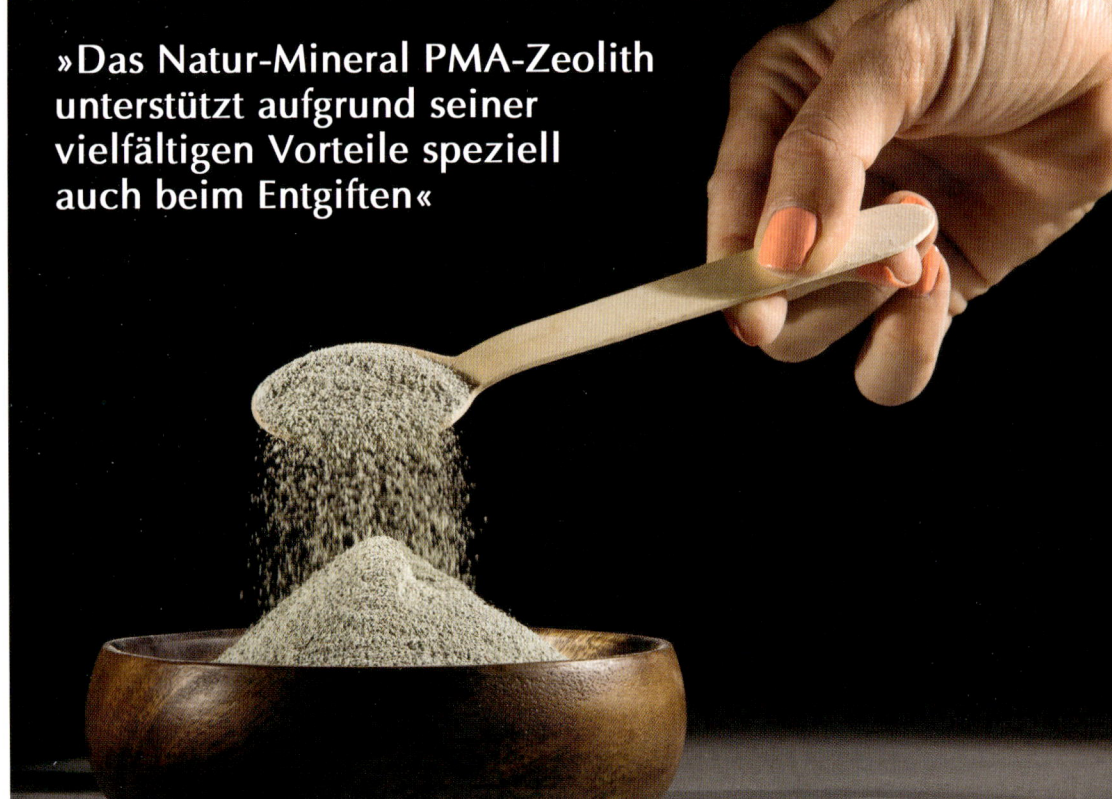

»Das Natur-Mineral PMA-Zeolith unterstützt aufgrund seiner vielfältigen Vorteile speziell auch beim Entgiften«

bringt neue Energie für den Arbeitstag sowie für den Alltag und Sport – und steigert auch die Motivation, immer weiterzumachen und allfällige aufputschende Getränke zu reduzieren.

Dr. med. Stephan Schimpf, Spezialist für erfolgreiches Abnehmen und Autor medizinischer Ratgeber, empfiehlt:

Erfolgreich schlank durch permanente Entgiftung!

- Ein einigermaßen normales Körpergewicht ist eine Voraussetzung für einen gut funktionierenden Körper.
- Sollten Sie übergewichtig sein, müssen Sie Fettgewebe abbauen, dafür Muskulatur aufbauen.
- Das Fettgewebe ist mit Giften und Schadstoffen belastet; beim Abnehmen fluten die Gifte den Körper, was zu ernsten Problemen führen kann.
- Deshalb sollten Sie immer dann, wenn Ihr Körperfett schmilzt, gleichzeitig geeignete Entgiftungsmaßnahmen mit 100 % Natur setzen.
- Noch besser ist es selbstverständlich, regelmäßig zu entgiften, um den Nahrungsmittel- und Umwelt-Giften keine Chance zu geben, Ihren Körper zu verseuchen.
- Deswegen, wann immer Sie in einer Apotheke ein Abnehm-Mittel kaufen: auch ein Detox-bzw. Entgiftungs-Produkt, medizinisch geprüft, von bester Qualität, gleich mitnehmen. Vergessen Sie nicht – es geht um Ihre Gesundheit!

Und nur mit bester Gesundheit können Sie beruflich wie privat erfolgreich werden und bleiben!

Motivation erhalten

Apropos Motivation – sie ist das A und O, um Veränderungen in der Ernährung und im Lebensstil langfristig umzusetzen. Solange genügend Motivation vorhanden ist, kann man neue und gesündere Gewohnheiten lernen, während alte Gewohnheiten langsam ausrangiert werden. Um unsere Motivation zu erhalten, sollten wir uns möglichst realistische Ziele beim Abnehmen setzen. Etwa ein halbes Kilo pro Woche gilt zum Beispiel als realistisch. Noch besser ist es aber, wenn man seltener auf die Waage sieht, sondern vielmehr ein neues Gefühl für den eigenen Körper entwickelt. Eine abstrakte Wunschgewichts-Zahl auf der Waage ist ohnehin weniger dazu geeignet, eine echte Motivation aufrechtzuerhalten. Sie kann sich sogar ganz schnell in Frust verwandeln, wenn es nicht schnell genug vorwärts geht oder es auch mal einen Rückschlag gibt. Ein besseres konkretes Ziel ist ein Fitness-Ziel, wie zum Beispiel: zweimal die Woche eine bestimmte Sportart ausüben, zwanzig Klimmzüge schaffen oder zehn Kilometer unter einer gewissen Zeit laufen. Welches Ziel für wen am besten geeignet ist, sollte daran gemessen werden, was man konkret will. Eine echte Begeisterung ist schließlich die beste Voraussetzung dafür, dass wir langfristig motiviert am Ball bleiben.

***

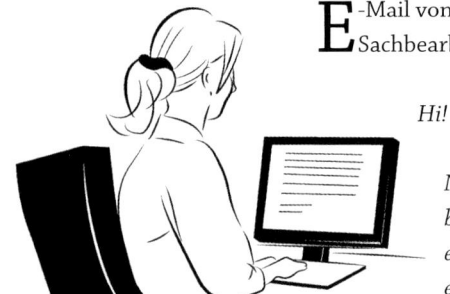

E-Mail von der einen an die andere Sachbearbeiterin:

Hi!

Nur ganz kurz, während du deinen Termin beim Chef wahrgenommen hast, habe ich ein bisschen herumgesurft (nicht lang, weißt eh). Und ich bin tatsächlich auf einige Seiten gestoßen, die dieses Phänomen der Gewichtsreduktion und gleichzeitigen Vergiftung des Körpers beschreiben. Es geht letztlich darum, dass, wenn wir Fette zu schnell loswerden, darin gelagerte Gifte und Schadstoffe freisetzen, die den Körper überschwemmen und daher rühren Kopfschmerzen, Schwindel, Schwächeanfälle. Deswegen sei es notwendig, so heißt es, dass man bei jeder Gewichtsabnahme gleichzeitig auch entgiftet, am besten mit PMA-Zeolith-Klinoptilolith. Schon mal was davon gehört?

Ich habe auch das folgende Statement von einer anderen Person gefunden – beeindruckend!

Ich wog vor einigen Monaten 105 Kilo. Meine Leberwerte waren katastrophal und der Arzt empfahl mir dringend abzunehmen. Ich habe auf Fleisch und fettige Ernährung verzichtet, wodurch sich meine Leberwerte eigentlich schon verbessern sollten, was allerdings nicht der Fall war. Meine Frau kam mit PMA-Zeolith-Kapseln und Pulver an. Ich bin eigentlich nicht der Typ für solche Natur-Medizinprodukte, habe mich aber ihr zuliebe doch dazu entschieden, diese einzunehmen. Ich habe schon etwas abgenommen! Meine Frau nimmt es selbst, auch zur Unterstützung beim Abnehmen. Ich habe gegen 16 Uhr nicht mehr die Heißhunger-Attacken auf Kuchen oder derartiges. Wie das Ganze funktioniert, weiß ich nicht bzw. habe mich damit auch nicht auseinandergesetzt, aber solange es mich unterstützt, reicht mir das. Nach einer Detox-Kur hat der Arzt erneut meine Leberwerte gemessen und festgestellt, dass diese sich zum Positiven verändert haben. Vielleicht sollte ich öfters mal auf meine Frau hören, sie weiß anscheinend, was gut für mich ist.

So, jetzt muss ich weitermachen. Lass uns später beim Kaffee weiterquatschen.

***

HABEN SIE STARKE NERVEN?

Top-Tipps für Souveränität und mehr Gelassenheit

Unser Nervensystem ist ein beeindruckender Apparat. Wenn man Spitzensportlern oder Akrobaten zuschaut, kann man sich hautnah davon überzeugen, auf welch vielseitige Art und Weise unsere Sin-

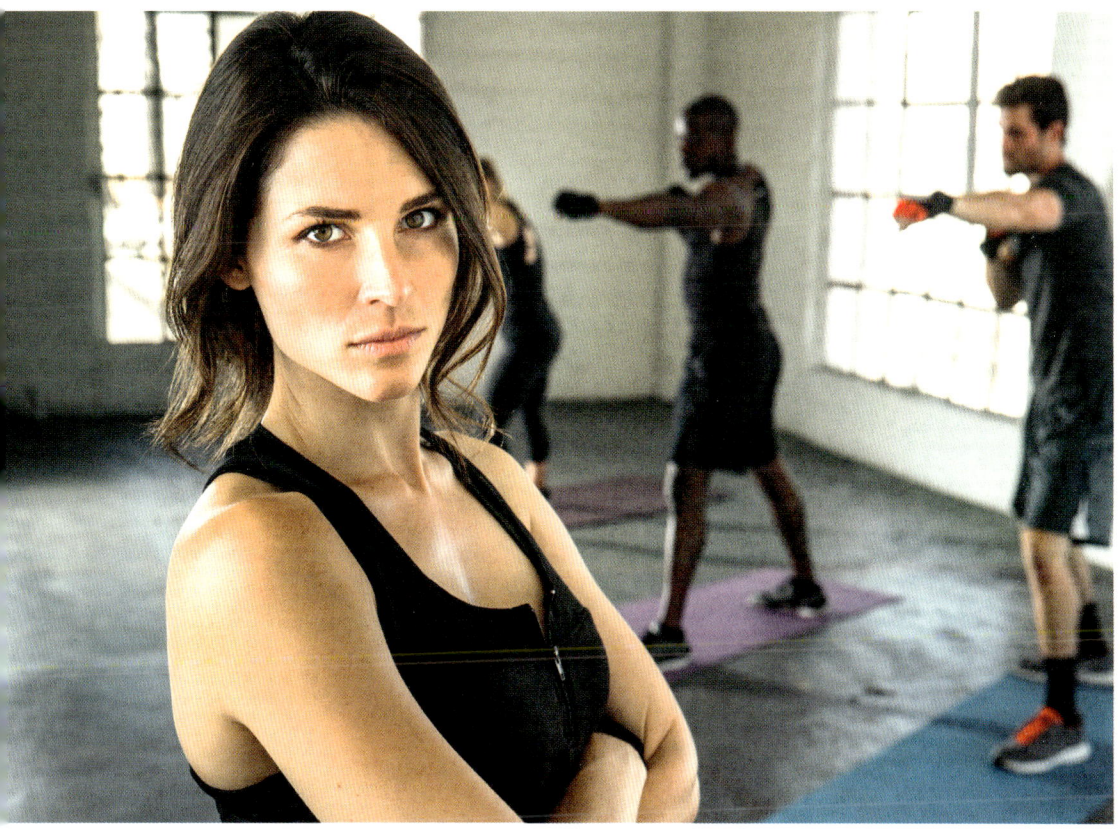

nesorgane das Gehirn mit Informationen füttern, und wie dieses die Muskelbewegungen über das Nervensystem koordiniert. Genauso wie es einem Artisten ermöglicht, einen Salto mit Schraube zu machen und sicher auf beiden Füßen zu landen, koordiniert es still und heimlich auch viele andere Vorgänge in unserem Körper. Geht nur geringfügig etwas schief, so kann dies mitunter gravierende Auswirkungen haben, wie wir es zum Beispiel im Fall von ADHS (Aufmerksamkeitsdefizit/ Hyperaktivitätssyndrom), Parkinson oder Alzheimer beobachten können. Das Gehirn samt Nervensystem leistet also eine sehr wichtige Arbeit und wenn es nicht richtig funktioniert, dann funktioniert auch der Mensch nur sehr eingeschränkt. Nun könnte ein denkfauler Geselle behaupten, man müsse das Gehirn und die Nerven schonen und nicht so viel mit Denken beanspruchen. Aber im Gegenteil, besonders unsere grauen Zellen brauchen Training, um sich zu entfalten – ebenso wie ein Muskel Bewegung braucht, um beweglich zu bleiben und seine gesunde Funktionalität zu erhalten. Machen Sie Brain-Jogging!

Unser Gehirn erhält seine Informationen nicht nur von den Sinnesorganen und anderen Rezeptoren, sondern auch durch Botenstoffe und Hormone. Es setzt selbst ebenfalls Botenstoffe frei, die zum Beispiel ein Gefühl des Glücks und der Behaglichkeit hervorrufen können. Auf der anderen Seite kann es aber auch Müdigkeit, Vergesslichkeit und Konzentrationsstörungen auslösen. Wir können das Gehirn ein wenig austricksen, indem wir zum Beispiel ätherische Öle einsetzen, um uns in einen Zustand der Entspannung zu versetzen oder für Belebung zu sorgen. Das Interessante dabei ist, dass wir unsere Sinnesorgane, wie zum Beispiel das Riechorgan, nicht willentlich beeinflussen können – aber Gefühle, die durch diese Sinneseindrücke oder Hormone ausgelöst werden, können wiederum unser bewusstes und unbewusstes Verhalten steuern. So kann uns bereits der Geruch nach frischen Brötchen dazu verleiten, die nächste Bäckerei aufzusuchen, auch wenn wir vielleicht gar nicht hungrig sind. Eine schlechte Nachricht in der Zeitung kann uns dazu veranlassen, den ganzen Tag gereizt und schlecht gelaunt zuzubringen und eine altbekannte Melodie kann uns in die Vergangenheit versetzen.

Für solche und ähnliche Entscheidungen haben wir den Begriff „Bauchgefühl" gefunden, denn sie basieren mehr auf Emotionen, denn auf rationalen Abwägungen. Es sind Informationen, die nicht sofort und nicht bewusst abrufbar sind. In unserem Unbewussten schlummert eine unglaubliche Sammlung an Wissen und Erfahrungen. Diese nutzen wir intuitiv für solche Bauchentscheidungen und beziehen auf diese Weise manchmal sogar wesentlich mehr Faktoren in die Entscheidung mit ein, als es uns bei einem bewussten Entscheidungsprozess möglich wäre. Um all diese Leistungen (und noch vieles mehr) einwandfrei zu vollbringen, benötigt das Gehirn einerseits jede Menge Nährstoffe und andererseits ausreichend Schlaf, der eine wichtige Funktion in der Regeneration auch des Nervensystems erfüllt. Er ist unter anderem für ein gutes Gedächtnis und ein funktionierendes Immunsystem wichtig. Im Jahre 2013 fand ein Forscher-Team aus Rochester Hinweise darauf, dass das Gehirn im Schlaf nicht nur den Aufbau-Stoffwechsel steuert, sondern auch einen Zustand einnimmt, der den Abtransport von toxischen Substanzen ermöglicht. So- mit hat der Schlaf für uns also auch eine entgiftende Funktion.

Entgiftung ist somit ein Gebot der Stunde. Viele Schadstoffe aus der Umwelt und Giftstoffe aus Nahrung, Kleidung und weiteren täglichen Bedarfsartikeln gelangen Tag für Tag in unseren Körper und zum Teil auch ins Gehirn. Ein Beispiel dafür ist das giftige Schwermetall Queck- silber, das sich in Amalgamfüllungen und in einigen Lebensmitteln, wie zum Beispiel Fisch und Meeresfrüchten wiederfindet und, falls es als organische Verbindung vorliegt, in den Körper aufgenommen wird. Dort kann es ohne Probleme die Blut-Hirn-Schranke überwinden und dadurch zum Gehirn gelangen. Folgewirkungen können Schädigungen des Nervensystems oder Krankheiten wie Alzheimer sein.

Es ist also nicht nur wichtig, unser Gehirn zu ernähren, sondern auch für einen guten Stoffwechsel, ausreichend „Schönheitsschlaf" und weitere allgemein entgiftende Maßnahmen (zum Beispiel durch die Einnahme von Zeolith-Klinoptilolith) zu sorgen. Da wir durch unsere heutige Ernährung in der Regel nicht alle notwendigen Stoffe aufnehmen können, ist es besonders für Menschen, die ein anfälliges Nervensystem haben, wichtig, entsprechend für Ersatz zu sorgen. Zur Unterstützung einer gesunden Funktion von Gehirn und Nerven, die uns möglichst positive Gefühle beschert, haben die Menschen bereits seit Urzeiten verschiedene Kräuter und Wurzeln verwendet. Diese ha- ben sich bewährt, weil sie unseren Nerven sozusagen eine gewisse Stabilität verleihen. Auf diese Weise können wir uns leichter gegen negative Eindrücke von außen wehren und ein gesundes und stabiles „Nervenkostüm" aufbauen.

Diese Pflanzen haben sich besonders für die Stärkung der Nerven bewährt:

Wertvolle Natur-Wirkstoffe für starke Nerven und erhöhte Souveränität

- Rosenwurz (Rhodiola rosea)
- Ginseng
- Melisse
- Hopfen
- Griffonia simplicifolia
- Thiamin (Vitamin B1)

Rosenwurz (Rhodiola rosea)

Der Rosenwurz gehört zur Familie der Dickblattgewächse (Crassulaceae). Die Dickblattgewächse gehören wiederum zu den Sukkulenten, die in der letzten Zeit auch Einzug in unsere Wohnzimmer gehalten haben. Als eine der wenigen Pflanzenarten gedeiht sie sogar in der lebensfeindlichen Arktis. Außerdem findet man sie auch in Felsspalten der nordamerikanischen und eurasischen Gebirge.

Die stimulierenden Adaptogene (biologisch aktive Pflanzenstoffe) in der Rosenwurz werden traditionell zur Linderung körperlicher und geistiger Symptome von Stress und Überarbeitung (Burn-Out) eingesetzt. Das traditionelle „Heilmittel" gibt Ihnen mehr Energie und erhöht die Stresstoleranz. Es verbessert Ihre Konzentration und Leistungsfähigkeit, ist ein Stress-Killer aus der Natur, hilft Ihrem Erinnerungs- und Aufnah-

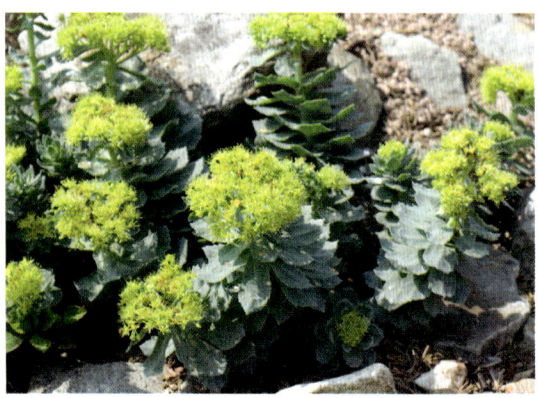
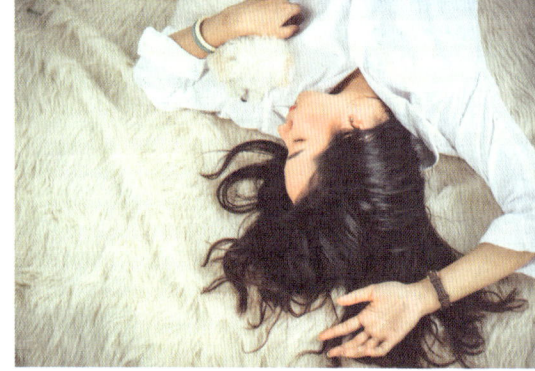

Den Rosenwurz findet man gern in Gebirgsregionen.
Dort gedeiht er in Felsspalten.

mevermögen. Rosenwurz-Extrakt WS® 1375 hat sich bei Patienten bewährt, die unter Konzentrationsstörungen, Vergesslichkeit, Müdigkeit, schneller Erschöpfung und Schwierigkeiten bei der Bewältigung von akuten Stresssituationen leiden. Rosenwurz kann auch unterstützend bei Schlafstörungen, Episoden leichter Depressionen oder Angststörungen eingesetzt werden. Der Wirkmechanismus beruht auf der gesteigerten Ausschüttung von u.a. positiven Neurotransmittern und der gleichzeitig verminderten Ausschüttung von Stresshormonen (=Cortisol).

Ginseng

Ginseng ist in Asien seit über 1000 Jahren bekannt und wird als beliebtes Heilmittel bei zahlreichen Beschwerden wie auch nervlichen Überlastungen eingesetzt. Er gilt als natürlicher Muntermacher. Auch bei uns ist Ginseng längst angekommen. Traditionell verwendet man ihn als Stärkungsmittel für Körper und Geist, bei Schwächezuständen aller Art, als Potenzmittel und als natürlicher Blutverdünner. Es kann weiteres zur Unterstützung bei Grippe, Asthma und Heuschnupfen eingesetzt werden und hat sich auch im Kampf gegen Mundgeruch bewährt.

Ginseng hat den Vorteil, dass er sehr gut vertragen wird und dass die heilenden Eigenschaften, die aus der langen Geschichte der Anwendung von Ginseng überliefert sind, nun auch klinisch belegt werden konnten. Doch nicht nur zur Heilung von Beschwerden wird die Wurzel eingesetzt, mittlerweile werden Ginseng-Produkte auch gern von aktiven Leistungssportlern eingenommen, die ihre Erholungszeit nach Wettkämpfen oder in einer kräftezehrenden Trainingsphase verkürzen

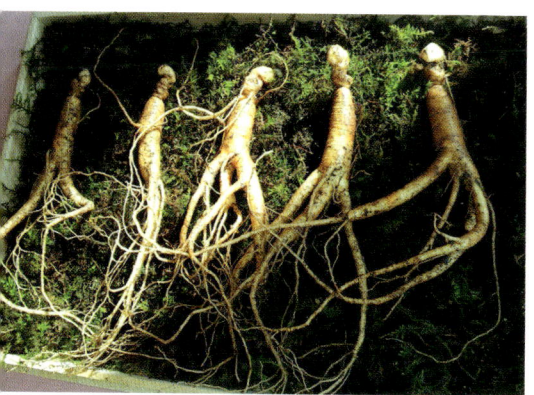

möchten. Bei industriell hergestellten Ginseng-Präparaten werden bevorzugt die getrockneten Wurzeln verwendet. Darin sind wertvolle Ginsenoside, ätherische Öle, Phytosterole und Peptidoglykane enthalten. Wer mit der Anwendung von Ginseng beginnt, braucht aber ein wenig Geduld, denn die positive Wirkung setzt erst nach etwa zwei bis drei Wochen ein.

Die Ginseng-Wurzel ist auch bei uns angekommen und wird gern zur Leistungssteigerung eingesetzt.

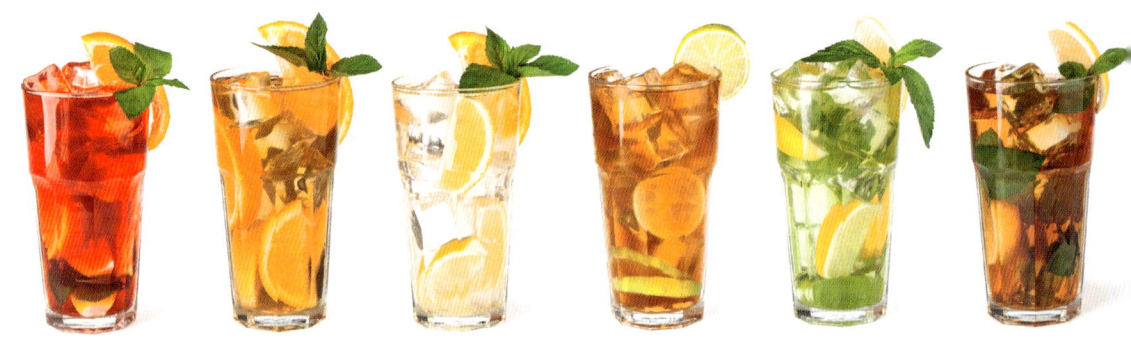

Melisse

Die Pflanzenart aus der Familie der Lippenblütler ist reich an natürlichen ätherischen Ölen, Flavonoiden und wertvollen Bitterstoffen. Schön für unser Auge und angenehm im Geschmack ist die Melisse in vielen Kräutergärten oder auf der Fensterbank der Küche anzutreffen. Zerreibt man ihre Blätter, riechen sie leicht nach Zitrone. Bereits im Mittelalter wusste man um die beruhigende Wirkung der Melisse, sodass ihr Anbau in Klostergärten sogar vorgeschrieben war.

Das Wissen um ihre positive Wirkung auf die Nerven geht aber sogar noch viel weiter zurück, denn Anwendungen von Melisse können bis in die Zeit kurz nach Christi Geburt zurückverfolgt werden. Die Melisse, auch Herztrost genannt, zählt zur Gruppe der Kräuter und findet sich vor allem in verschiedensten Teezubereitungen mit speziellen Rezepturen wieder, wie zum Beispiel Beruhigungs- oder Schlaftee, Figurtee oder Frauentee. Insbesondere den Kölnern ist die Melisse durch den Klosterfrau Melissengeist bekannt, der im Jahre 1775 von einer Nonne namens Maria Clementine zusammengestellt wurde. Arzneimittel und Nahrungsergänzungsmittel mit Melisse werden vor allem bei Beschwerdebildern eingesetzt, die durch Unruhe, Nervosität und Schlaflosigkeit gekennzeichnet sind.

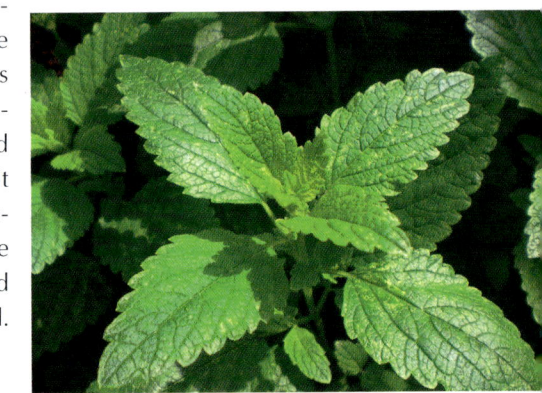

Hopfen

Hopfen ist eine Kletterpflanze und gehört zu den Hanfgewächsen. Er ist reich an natürlichen Harzen, ätherischen Ölen und Mineralien. In ihren Anbaugebieten kann er bis zu sieben Meter hoch wachsen. Nicht nur jedem Biertrinker ist diese wertvolle Zutat bekannt. Was allerdings kaum jemand weiß, ist, dass die weiblichen Ähren dieser Kletterpflanze als Dragees oder Tee beruhigend auf unsere Nerven wirken. Aus diesem Grund enthalten die meisten Beruhigungstees Hopfen, der häufig unter seinem wissenschaftlichen Namen Humulus lupulus geführt wird. Die Wirksamkeit als leichtes Einschlaf- und Beruhigungsmittel ist von der BGA-Kommission-E bestätigt. (Die Kommission E bezeichnet eine selbstständige, wissenschaftliche Sachverständigenkommission für pflanzliche Arzneimittel des ehemaligen Bundesgesundheitsamtes (BGA) und des heutigen Bundesinstituts für Arzneimittel und Medizinprodukte (BfArM) in Deutschland)

Auch einen nervösen Darm kann man mit der Wirkung des Hopfens bestens in den Griff bekommen. Die darin enthaltenen Bitterstoffe sorgen sowohl für einen herben Geschmack als auch für eine keimtötende Wirkung. Abgesehen davon können Präparate mit Hopfen auch in den Wechseljahren Linderung verschaffen. Er enthält nämlich pflanzliche Hormone, auch als Phytohormone bezeichnet, die dem weiblichen Östrogen zum Verwechseln ähnlich sind und die unangenehmen Begleiterscheinungen der Wechseljahre deutlich mildern können.

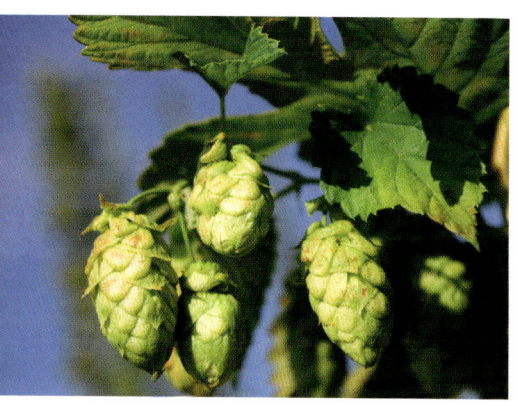
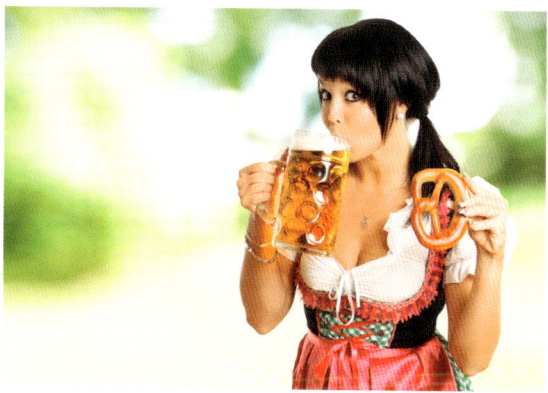

Griffonia simplicifolia

Griffonia simplicifolia, oder ganz einfach afrikanische Schwarzbohne, ist eine Schlingpflanze und zählt wie ihre Bohnen-Verwandten zu den Hülsenfrüchtlern. Ihre Heimat ist der Regenwald von Westafrika und Kongo und aus ihren Samen kann man einen besonderen Wirkstoff gewinnen, das 5-HTP (5-hydroxy-L-tryptophan). Dieser Wirkstoff ist so besonders, weil unser Gehirn daraus das Glückshormon Serotonin bilden kann. Serotonin gehört zu den Botenstoffen des Nervensystems (Neurotransmitter), welche die Aufgabe haben, Informationen von einer Nervenzelle zur anderen weiterzuleiten. Hätten wir keine Botenstoffe, wären unsere Hunderte von Milliarden Nervenzellen vollkommen nutzlos, weil sie nicht miteinander kommunizieren könnten. Serotonin stimuliert genau die Hirnbereiche, die für die Regulation von Emotionen verantwortlich sind, sodass wir uns gelassener, zufriedener, satter, schmerzfreier – und eben glücklicher fühlen. Wenn wir nicht genug Serotonin haben, dann bleiben diese angenehmen Gefühle aus, was oft zu Depressionen und Angstzuständen führt. Die afrikanische Schwarzbohne kann durch Ihre wertvollen Inhaltstoffe stimmungsaufhellend und schlaffördernd wirken und wird häufig bei Depressionen und Schlafstörungen eingesetzt.

Damit unser Gehirn Serotonin herstellen kann, brauchen wir bestimmte Bausteine. Ein ganz wichtiger Baustein für Serotonin ist die Aminosäure Tryptophan, die wir über die Ernährung aufnehmen. Wenn wir zu wenig Serotonin haben, liegt das Problem häufig nicht in der Produktion selbst. Vielmehr fehlen uns die notwendigen Bausteine, insbesondere Tryptophan. Deshalb ist das 5-HTP aus der afrikanischen Schwarzbohne so entscheidend. Das darin enthaltene Tryptophan kann diesen Mangel nämlich bestens ausgleichen, sodass unser Gehirn endlich den wohltuenden Botenstoff herstellen kann. Interessanterweise ähnelt die afrikanische Schwarzbohne in ihrem Aussehen einem anderen beliebten Tryptophan-Lieferanten, der Kakaobohne. Auch in ihr ist Tryptophan enthalten, was einer der Gründe ist, weshalb Schokolade glücklich macht.

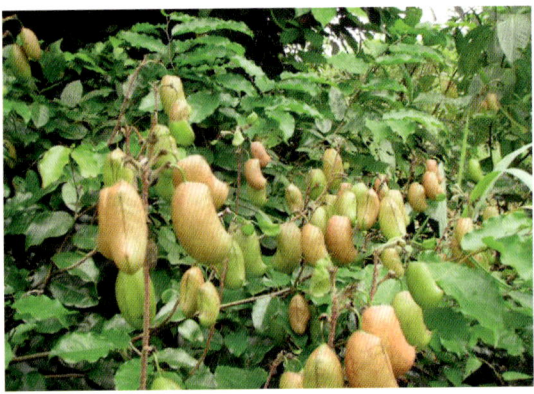

Die Früchte der afrikanischen Schwarzbohne enthalten das wertvolle 5-HTP, das unser Gehirn benötigt, um das „Glückshormon" Serotonin herzustellen.

Thiamin (Vitamin B1)

Thiamin ist ein wasserlösliches B-Vitamin, das auch unter der Bezeichnung Vitamin B1 bekannt ist. Dieses Vitamin ist für einen reibungslosen Ablauf in unserem Nervensystem unentbehrlich, weil es die Erregung und Reizweiterleitung im Nervensystem und den Stoffwechsel von einigen Botenstoffen mit reguliert. Natürlich haben wir für so ein wichtiges Vitamin einen Speicher angelegt, aber leider hält der Vorrat nicht besonders lange. Angenommen wir würden aus irgendwelchen Gründen über einen längeren Zeitraum kein Thiamin mehr zu uns nehmen, dann hätte sich der Vorrat bereits nach zwei Wochen halbiert. Aus diesem Grund sollten wir etwa ein Gramm Thiamin am Tag aufnehmen, Männer sogar etwas mehr als Frauen. Besonders viel Thiamin findet sich in Weizenkeimen und Sonnenblumenkernen, dort sind es pro 100 g etwa 2 g Thiamin. Bei der Verdauung unserer Nahrung wird dieses Vitamin aus dem Verdauungsbrei aktiv aufgenommen und durch die Darmschleimhaut ins Blut geschleust.

Findet sich zu wenig Thiamin in unserer Nahrung, reagieren wir mit zahlreichen Symptomen, vor allem Müdigkeit, Konzentrationsstörungen, Reizbarkeit, Depressionen, häufigen Kopfschmerzen und schwächelnder Immunabwehr. In extremeren Fällen kann sich ein Mangel an Vitamin B1 sogar auf das Herz-Kreislaufsystem auswirken und niedrigen Blutdruck, beschleunigten Puls und im schlimmsten Fall Herzversagen auslösen. Es gibt sogar schwere Krankheiten, die durch einen chronischen Mangel an Thiamin ausgelöst wurden. Ende des 19. Jahrhunderts trat vor allem in Asien eine Krankheit auf, die massive Symptome im Bereich des Nervensystems und des Herz-Kreislaufsystems zeigte. Die an Beriberi Erkrankten litten an einer ausgeprägten Muskelschwäche, Empfindungsstörungen an Händen und Füßen, sie konnten nicht mehr richtig gehen und hatten Probleme sich zu konzentrieren oder zu sprechen. Diejenigen, deren Herz-Kreislaufsystem betroffen war, litten an Atemproblemen, einem stark beschleunigten Puls und einer Herzleistungsschwäche, die sogar bis zum Herzversagen führen konnte.

Es wurde viel darüber gerätselt, was der Auslöser dieser Krankheit war, bis sich nach und nach herausstellte, dass die Mangelernährung der Bevölkerung dafür verantwortlich war. Das Problem lag insbesondere darin, dass es sich immer mehr einbürgerte, den Reis vor dem

Verkauf zu schälen. Damit wurden aber auch alle in der Schale vorhandenen Nährstoffe entfernt, sodass den Menschen, die sich überwiegend von Reis ernährten, eine wichtige Thiamin-Quelle verloren ging. Vollständig aufgeklärt wurde dieser „Fall" schließlich durch den niederländischen Arzt Christiaan Eijkman, der das Vitamin B1 entdeckt und den Zusammenhang mit Beriberi erkannt hat. Für die Entdeckung dieses wichtigen Vitamins erhielt er 1929 den Nobelpreis.

IMMER MEHR BEANSPRUCHT: IHRE AUGEN!

Handy, Tablet und Co. - wie Ihre Augen trotz allem jetzt gesund bleiben

Der Sehsinn ist unbestritten unser wichtigster Sinn. Die meisten von uns könnten wohl auf keinen anderen Sinn weniger verzichten, als auf das Augenlicht. Und dennoch setzten wir gerade diesen Sinn andau-

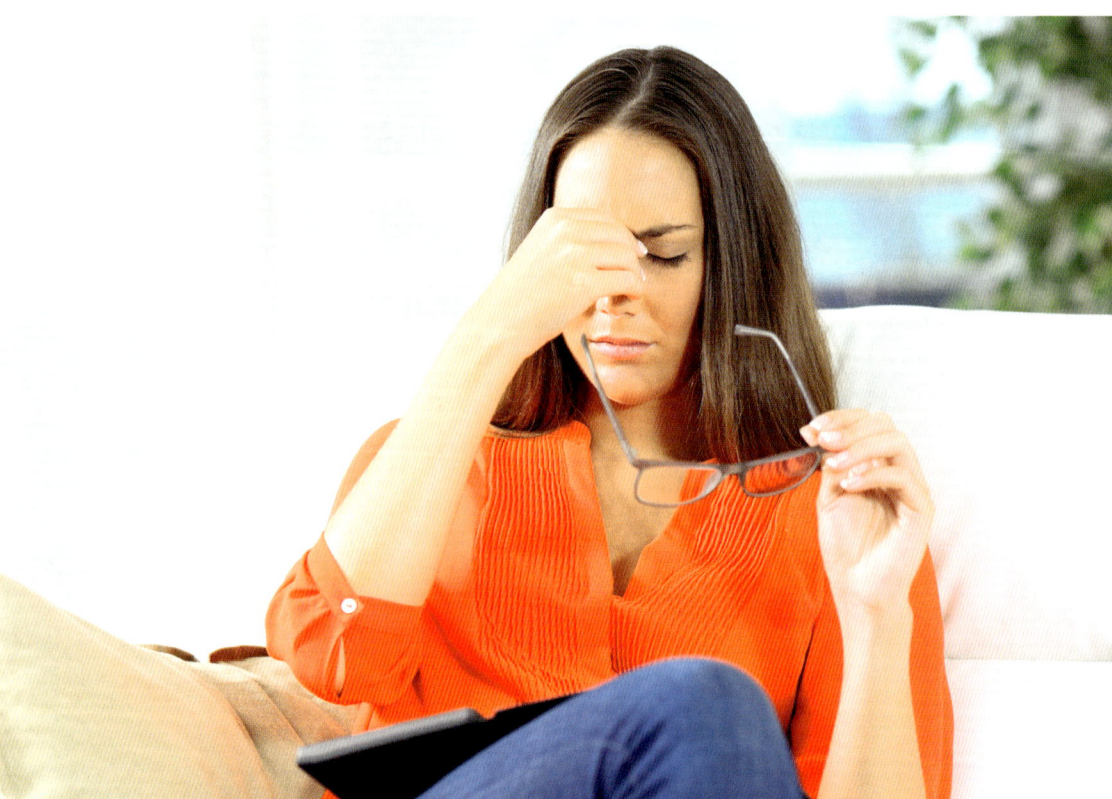

ernden Belastungen (und somit Gefahren) aus. Wir arbeiten nicht nur an Bildschirmen und Tablets (Achtung: Blaustrahlung!) sondern auch an viel zu kleinen Smartphones und überstrapazieren dadurch unseren Sehsinn. Und nachdem wir die Arbeitszeit vor den Bildschirmen abgesessen haben, läuft zu Hause noch stundenlang der Fernseher.

Daher brauchen unsere Augen ganz besondere Aufmerksamkeit. Hornhaut, Lederhaut, Pupille, Iris, Linse, Vorder- und Hinterkammer, Glaskörper, Netzhaut und Sehnerv – all diese Strukturen wollen gut mit Nährstoffen versorgt sein. Das jugendliche Adlerauge verliert nämlich im Laufe der Jahre naturgemäß an Sehkraft, weil die Linse mit dem Alter immer mehr an Elastizität verliert. Dadurch wird es für die Augenmuskeln schwieriger, sie so zu wölben, wie es für eine scharfe Sicht nötig wäre. Die Umstellung von Nahsicht auf Weitsicht und umgekehrt wird aus diesem Grund immer problematischer. Auch bestimmte Erkrankungen können dazu führen, dass sich unsere Sehkraft verschlechtert, wie es zum Beispiel bei Linsentrübungen (grauer Star) oder bei der Erhöhung des Augeninnendrucks (zum Beispiel beim grünen Star) der Fall ist. Zusätzlich führen aber auch Versorgungsstörungen und Schädigungen der Netzhaut zu einer Sehverschlechterung. Diese Sehprobleme treten immer häufiger auf und das nicht nur, weil die Bevölkerung immer älter wird. Auch eine schlechte Ernährung führt auf Dauer dazu, dass unsere Augen nicht mehr optimal versorgt werden können.

Was passiert, wenn wir sehen

Die Augen müssen einiges an Arbeit leisten, damit wir optische Eindrücke von unserer Umwelt gewinnen können. Durch unsere Augenlinse dringen Lichtstrahlen ins Innere des Auges und bilden die Umgebung auf der Innenseite des Auges wie auf einer Kinoleinwand ab. Dort sitzen Millionen von Sehzellen, die diese Informationen aufnehmen und weiterleiten. Jede einzelne Sehzelle verhält sich wie ein Punkt auf einem digitalen Bildschirm: sie leitet nur die Information an das Sehzentrum im Gehirn weiter, die sie an der Stelle erhält, wo sie sitzt. Das Gesamtbild wird erst im Gehirn durch das Zusammensetzen aller Teilinformationen erzeugt. Das bedeutet, dass wir nicht nur mit den Augen sehen, sondern auch mit dem Gehirn.

Bei der Aufnahme des Lichts werden die Antennen der Sehzellen

Tag für Tag in riesigen Mengen verbraucht. So müssen jeden Tag etwa zwölf Millionen Antennen abgestoßen, in ihre Bausteine zerlegt und wegtransportiert werden. Damit macht man Platz für neue, nachwachsende Antennen. Diesen ständigen Stoffwechsel brauchen die Sehzellen, um am Leben zu bleiben.

Mittlerweile ist aus wissenschaftlicher Sicht klar, dass sich Nahrungsergänzungsmittel äußerst positiv auf den Verlauf der Alterserscheinungen am Auge auswirken. Deswegen sind hier jene Nährstoffe dargestellt, die wir im Zusammenhang mit der Augengesundheit am meisten benötigen.

Wertvolle Natur-Wirkstoffe zur Erhaltung Ihrer Sehkraft!

- Vitamin A
- Vitamin B2
- Vitamin C
- Vitamin E
- Zink
- Carotinoide
- Kupfer
- Heidelbeere

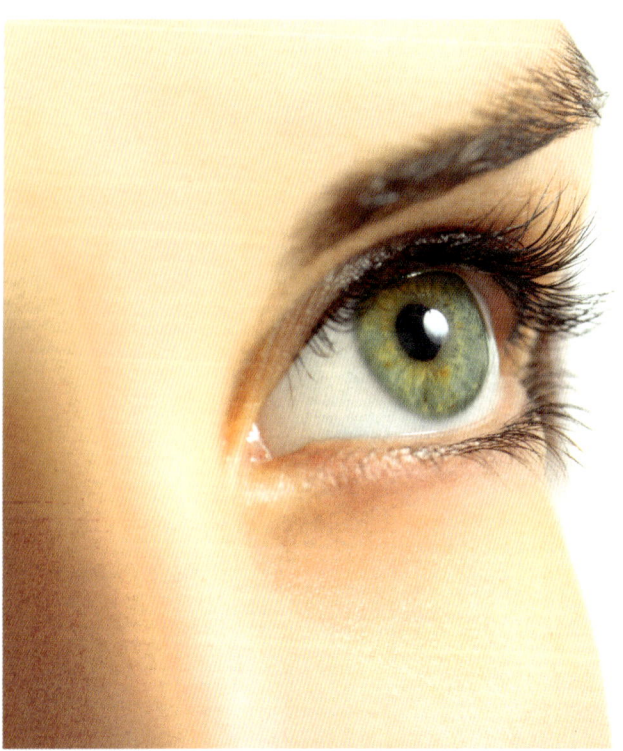

Vitamin A

Vitamin A, wie Augen – sagt eine Eselsbrücke und meint damit, dass Vitamin A vor allem für ein gutes Sehvermögen wichtig ist. Dieses Vitamin, das auch als Retinol bezeichnet wird, ist direkt am Sehvorgang beteiligt und ist für die Netzhautfunktion damit unentbehrlich. Es hilft nämlich bei der Herstellung eines besonderen Proteins, des Rhodopsins, das wiederum für die Hell-Dunkel-Anpassung notwendig ist. Darüber hinaus unterstützt Vitamin A auch die Produktion der Augenflüssigkeit. Trockene Augen und Blendempfindlichkeit gehen also häufig auf einen Vitamin-A-Mangel zurück.

Aber Vitamin A kann noch viel mehr: Es schützt den Körper wirksam vor Infektionen, vor allem in den Atemwegen und hält außerdem alle Oberflächengewebe in Schuss. Dazu gehört die Haut, aber auch die Schleimhäute in den Atemwegen, im Darm und der Gebärmutter. Bei Akne, Psoriasis sowie Altersflecken kann Vitamin A die gesunde Funktion der Haut wiederherstellen. Auch für kräftige Knochen und Zähne ist Vitamin A wichtig.

Vitamin B2

Vitamin B2, auch als Riboflavin bekannt, wurde früher als Vitamin G bezeichnet. Abgesehen von seiner positiven Wirkung auf den Energiestoffwechsel und die Gewebserneuerung hat es auch einen guten Einfluss auf die Augen: es erleichtert die Hell-Dunkel-Anpassung und lindert überanstrengte Augen. Darüber hinaus ist es an der Bildung des extrem wichtigen Antioxidans Glutathion beteiligt. Zur Erinnerung: Glutathion brauchen wir, um die Abfallprodukte, die durch den Zellstoffwechsel entstehen, aus den Zellen auszuschleusen und um freie Radikale zu neutralisieren.

Ein Mangel an Vitamin B2 kann bei einem erhöhten Energiebedarf des Körpers, wie zum Beispiel in der Schwangerschaft und Stillzeit festgestellt werden. Auch bei vegetarischer und veganer Ernährung, sowie bei Menschen, die aufgrund von Allergien oder Unverträglichkeiten auf Milch, Milchprodukte oder Eier verzichten müssen, kann die Versorgung unzureichend sein. Das äußert sich vor allem durch rissige Mundwinkel und einen spröden, trockenen Mund.

Vitamin C

Dieses Vitamin ist an sehr vielen Vorgängen im Körper, also auch in verschiedenen Zellen des menschlichen Auges, beteiligt; daher werden Schritt für Schritt die wichtigsten Eigenschaften und Wirkorte des Vitalstoffs erläutert.

Ein wichtiges Antioxidationsmittel

Vitamin C fängt freie Radikale in Blut, Gehirn, Körperzellen und sogar im Zellkern ab und macht sie unschädlich.

Für den Schutz unserer Gefäße

Vitamin C schützt die Gefäße, indem es die Gefäßwände auf der Innenseite glatt erhält – denn auf glatten Wänden können sich Cholesterin und Kalksalze nicht so leicht ablagern. Auf diese Weise hat es auch eine vorbeugende Wirkung bei Arteriosklerose („Arterienverkalkung") und schützt uns indirekt vor allen Erkrankungen, die mit „Arterienverkalkung" einhergehen, wie zum Beispiel Bluthochdruck, Angina pectoris, Herzinfarkt und Schlaganfall). Außerdem hat es einen positiven Effekt auf die Konsistenz des Blutes, sodass der Blutfluss verbessert wird.

Für ein strafferes Bindegewebe

Ein schlaffes Bindegewebe sorgt nicht nur für Cellulite – Bindegewebe gibt es überall in unserem Körper und es erfüllt eine wichtige Stützfunktion. Vitamin C sorgt dafür, das Eiweiß und andere Substanzen zu Kollagenfasern verschmolzen werden, die das Bindegewebe mit ihrer Zugfestigkeit straffen. Auch Narbengewebe besteht aus Kollagen, sodass Vitamin C bei der Wundheilung eine wichtige Rolle spielt.

Für eine optimale Aufnahme von Calcium und Eisen

Mit Vitamin C kann unser Körper Calcium und Eisen aus der Nahrung besser aufnehmen, sodass eine Versorgung mit diesen Vitalstoffen sichergestellt wird. Außerdem sorgt es dafür, dass eingelagertes Eisen (in Milz und Darm) wieder freigesetzt wird und für die Blutbildung und Stärkung des Immunsystems zur Verfügung steht.

Für einen ausgeglichenen Hormonhaushalt

Auch hormonell kann man von einer guten Versorgung mit Vitamin C profitieren: es sorgt dafür, dass Wachstumshormone, Schilddrüsenhormone, Sexualhormone oder Stresshormone ausgeschüttet werden können.

Für die Augen

Wissenschaftler der Health & Science Universität in Oregon kamen in einer Studie über die Wirkweise von Vitamin C zu überraschenden Ergebnissen. Sie fanden heraus, dass Vitamin C benötigt wird, um die sich auf der Netzhaut befindlichen Zellen gesund zu erhalten und die Sehfunktion auf diese Weise zu schützen. Gleichzeitig stellten die Verantwortlichen der Studie fest, dass diese Wirkungsweise des Vitamin C sich nicht nur auf die Netzhautzellen beschränkt, sondern sich mit großer Wahrscheinlichkeit auf das gesamte zentrale Nervensystem übertragen lässt.

Wenn genug Vitamin C im Körper vorhanden ist, dann wirkt es geradezu entgiftend. Es kann die Leberenzyme aktivieren, die ihrerseits Giftstoffe wie Nikotin, Cyanide, Formaldehyd und Acetaldehyd abbauen.

Ein idealer und natürlicher Vitamin-C-Lieferant

Die Acerolakirsche ist die Frucht, die wohl mit am meisten Vitamin C enthält: etwa 1700 Milligramm pro hundert Gramm. Ursprünglich stammt sie aus dem tropischen Süd- und Mittelamerika. Heute wird sie vor allem in Mexiko, Jamaika, Panama, Guatemala, Brasilien und Florida angebaut. Der Saft kann in Bioläden oder Reformhäusern auch in unseren Breitengraden gekauft werden.

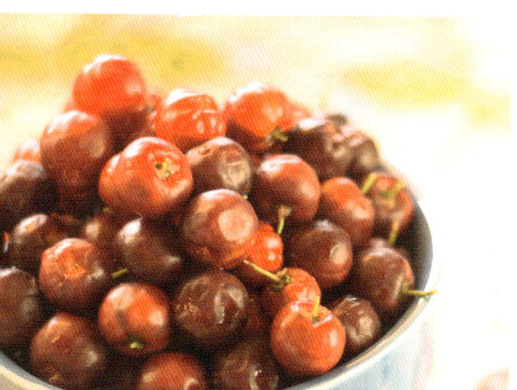
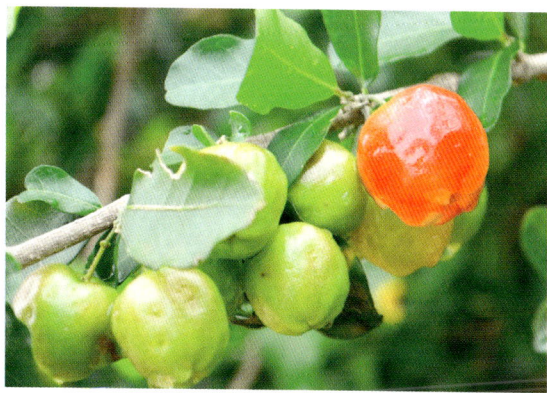

Die Acerola-Kirsche, ein idealer und natürlicher Vitamin-C-Lieferant

171

Vitamin E

Dieses fettlösliche Antioxidans spielt bei der Gesundheit der Augen eine große Rolle. Wenn Vitamin E seine Funktion als Antioxidans ausführt, oxidiert es und wird auf diese Weise „inaktiviert". Allerdings kann es durch andere Substanzen wieder reaktiviert werden, wie zum Beispiel durch Vitamin C, den Zell-Entgifter Glutathion und Selen. Bei diesem Prozess werden diese Stoffe verbraucht, sodass in jedem Fall auf eine gute Vitamin-C-Versorgung geachtet werden muss. Im Bereich der Augenheilkunde wird Vitamin E präventiv gegen die Entstehung von Katarakten (Grauer Star), altersabhängiger Makuladegeneration (AMD) und Retinitis pigmentosa eingesetzt.

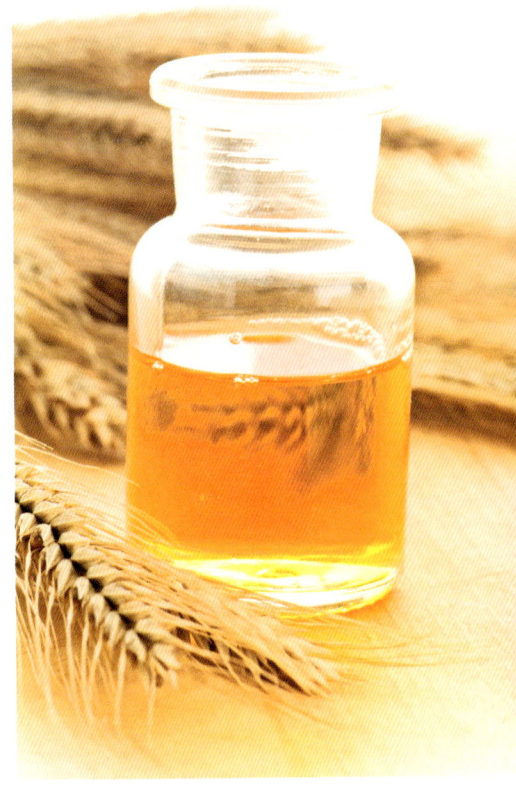

Weizenkeimöl und Sonnenblumenöl haben einen besonders hohen Gehalt an Vitamin E

Zink

Zink ist ein Spurenelement, das in der Erdkruste relativ häufig vorkommt. Dieses Metall hat im menschlichen Stoffwechsel eine so wichtige Funktion, dass die Wirkung von Zink bis auf die zelluläre Ebene reicht. Wir brauchen Zink, da es mit über 300 Enzymen zusammenarbeitet, um Kohlenhydrate, Fette und Eiweiße zu verstoffwechseln. Im Auge wandelt Zink Retinol in Retinal um und ist damit direkt am Sehvorgang beteiligt. Zusätzlich unterstützt es den Vitamin-A-Stoffwechsel. Auf diese Weise stärkt Zink die Sehkraft. Außerdem sorgt Zink dafür, dass die Schwermetalle Cadmium, Blei und Kupfer weniger leicht vom Körper aufgenommen werden können und hilft auf diese Weise bei der natürlichen Entgiftung.

Nach Angaben der WHO leidet die Hälfte der Weltbevölkerung an einem Zinkmangel. In Europa haben insbesondere Schwangere, Kinder und Heranwachsende in der Entwicklung, Sportler, Senioren und

Alkoholiker einen erhöhten Bedarf an Zink. Ebenso müssen Vegetarier auf eine gute Versorgung achten, wie auch all jene, die sich einseitig oder größtenteils von Fast Food ernähren. Bei solchen Abwägungen sollten wir absolut ehrlich mit uns selbst sein, denn auch wenn das Essen nicht von einer Fast-Food-Kette stammt, muss es noch lange kein gesundes Essen sein. Auch bei vorgefertigten, vorgekochten oder stark verarbeiteten Lebensmitteln mit zahlreichen Zusätzen zur Konservierung und Geschmacksverbesserung, handelt es sich strenggenommen um „schnelles Essen", also Fast Food.

Um den Zink-Bedarf auf natürliche Weise mit Lebensmitteln zu decken, gehören Käse, Nüsse, Fisch, Meeresfrüchte, Fleisch und Haferflocken unbedingt auf den Speiseplan. Aber: Fast alle der genannten Lebensmittel sind für viele Menschen problematisch. Käse, Fleisch, Fisch und Meeresfrüchte eignen sich nicht für Veganer. Käse ist unter Umständen für viele Laktoseintolerante ein Problem, Haferflocken für Menschen mit Zöliakie bzw. Glutenunverträglichkeit. Aus diesem Grund kann es schwierig sein, den Bedarf durch die normale Ernährung zu decken. In solchen Fällen sollte auf ein hochwertiges Nahrungsergänzungsmittel zurückgegriffen werden. Durch seine entgiftende Eigenschaft ist es auch bei Schwermetallbelastungen, wie bei Amalgamsanierungen, sinnvoll, Zink in Form von Nahrungsergänzungsmitteln einzunehmen, um andere Entgiftungsmaßnahmen zu unterstützen.

Carotinoide

Heute weiß man bereits, dass Carotinoide besonders wirksame Antioxidantien darstellen. Vor allem aus natürlichen Quellen stammend sind sie sehr effektiv: sie bremsen oxidative Prozesse, sind am Sehvorgang beteiligt, steigern die Immunabwehr, unterdrücken die Entartung von Zellen und damit die Entstehung von Krebs. Insgesamt gibt es etwa 600 verschiedene Arten von Carotinoiden, von denen einige, wie zum Beispiel Beta-Carotin und Lutein, bereits sehr gut erforscht sind. Die im Folgenden genauer ausgeführten Wirkstoffe gehören allesamt zur Gruppe der Carotinoide.

Beta-Carotin

Beta-Carotin ist ein Naturfarbstoff, der in farbigen Früchten, Gemüse und Blättern vorkommt. Aber auch in farbigen Wurzeln ist dieser sekundäre Pflanzenstoff zu finden. In der Lebensmittelindustrie ist dieser

173

Farbstoff bekannt und äußerst beliebt. Wenn man auf die Zutatenliste einiger Produkte blickt, wird ansatzweise deutlich in welch großen Mengen Beta-Carotin in der Industrie eingesetzt wird. Im Körper wird Beta-Carotin in Vitamin A umgewandelt und wirkt daher überall dort, wo Vitamin A es auch tut. Vor allem ist es aber ein effektiver Radikalfänger und könnte daher auch als „Schutzfaktor gegen freie Radikale" bezeichnet werden.

Lutein

Die Makula, auch gelber Fleck genannt, ist der Ort auf der Netzhaut, wo scharfes Sehen entsteht. Sie setzt sich aus den Stoffen Lutein und Zeaxanthin zusammen – beides Carotinoide. Dort wirken sie wie eine Sonnenbrille und filtern die schädliche UV-Strahlung heraus. Wird dieser Fleck zerstört (man spricht von Makuladegeneration), kann dies im schlimmsten Fall sogar bis zur Erblindung führen. Bei Patienten mit Makuladegeneration findet sich wesentlich weniger Lutein in diesem Bereich, also wurde angenommen, dass man eine positive Wirkung erzielen kann, wenn man Lutein durch Nahrung oder Nahrungsergänzungsmittel aufnimmt. Mittlerweile gibt es Studien zur Wirkung von Carotinoiden auf die altersbedingte Makuladegeneration (AMD). Vor zwölf Jahren hat eine US-amerikanische Studie gezeigt, dass Carotinoide sich positiv auf AMD auswirken. Eine Folgestudie konnte dies ebenfalls bestätigen und hob besonders die positive Wirkung von Lutein hervor. Die größte Lutein-Quelle stellt eine Blüte dar, die Tagetes heißt. Daher wird diese zur industriellen Gewinnung von Lutein herangezogen. Anschließend wird dieses Carotinoid unter anderem als Lebensmittelfarbstoff eingesetzt.

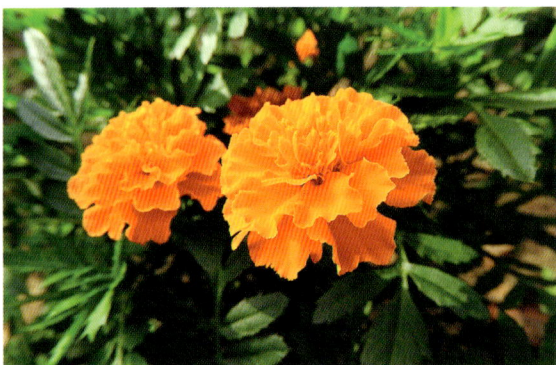

Lutein ist nicht nur in Pflanzen vorhanden, die gelbe bis rötliche Färbungen aufweisen; auch grünes Gemüse wie Salat, Grünkohl oder Spinat enthält Lutein und Zeaxanthin. Doch am wirkungsvollsten wird dieser Stoff als Nahrungsergänzungsmittel aufgenommen.

Tagetes, eine erstklassige Lutein-Quelle

174

Astaxanthin und Zeaxanthin

Astaxanthin ist ein Carotin, das von einer bestimmten Alge (Haematococcus pluvialis) produziert wird. Über die Nahrungskette findet dieser wertvolle Stoff auch den Weg zu uns, weil er sich in den Geweben der Organismen, die sich von der Alge ernähren und allen in der Nahrungskette darüber stehenden Lebewesen anreichert. Dieses Carotinoid ist zwar mit dem Beta-Carotin, dem Lutein und dem Zeaxanthin verwandt, ist als Antioxidans jedoch deutlich wirkungsvoller. Es kann als eines der wenigen Antioxidantien die Blut-Hirn-Schranke überwinden und auf diese Weise unser Gehirn und die Augen versorgen und schützen.

Zeaxanthin ist ein orange-gelber Farbstoff, der in einigen Pflanzen, wie zum Beispiel Mais und Spinat vorkommt. Wie bereits erwähnt ist Zeaxanthin neben Lutein das Farbpigment, das den gelben Fleck auf der Netzhaut des Auges (Makula) bildet. Dort schützt es das Auge vor einer zu starken Lichteinstrahlung. Aufgrund seiner Rolle in der Makula unserer Augen, kann die Einnahme von Zeaxanthin bei der Vorbeugung und Linderung der altersbedingten Makuladegeneration (AMD) hilfreich sein. Zum einen geschieht dies durch die antioxidative Wirkung, zum anderen durch den Schutz vor energiereichem Licht.

Kupfer

Kupfer ist ein Spurenelement, das für den Menschen essentiell ist, weil es Bestandteil zahlreicher Enzyme und an sehr vielen Stoffwechselprozessen beteiligt ist. Es ist beispielsweise notwendig, um Eisen in den roten Blutfarbstoff Hämoglobin umzuwandeln und um für Festigkeit und Elastizität von Bindegeweben zu sorgen. Ein Mangel an Kupfer kann also zu Blutarmut und Brüchigkeit von Blutgefäßen, Knochen und Knorpelgewebe führen.

Darüber hinaus hat auch Kupfer eine antioxidative Schutzfunktion für die Zellen. Da es Bestandteil eines Enzyms ist, das die Aminosäure Tyrosin in den körpereigenen Farbstoff Melanin umwandelt, ist es auch an der Pigmentierung von Haut, Haaren und Augen beteiligt.

Heidelbeere

Die Heidelbeere ist von Natur aus reich an Anthoxyanen und Rhodopsin. Diese bedingen, dass die Mikrozirkulation des Blutes in Gang gehalten wird, Nährstoffe bis zur letzten Kapillare gelangen und Abfallstoffe

175

abtransportiert werden. Es gilt als sogenanntes „Rostschutzmittel der Zellen", stärkt die Augen und verbessert das „Dämmerungs"sehvermögen.

Das Fazit

Jedes Vitamin und jeder Natur-Nährstoff ist für den Körper lebensnotwendig. Jedes dieser Vitamine hat bestimmte Aufgaben und zusammen tragen sie zu gesünderen Gewebsstrukturen, besserer Immunabwehr und einem funktionierenden Stoffwechsel bei. Aus diesem Grund ist es auch so wichtig, dass ein – sei es nur geringer – Mangel nicht über Jahrzehnte „verschleppt" wird. Sonst kann unser Körper nicht optimal funktionieren und läuft auf Sparflamme. Kommen noch andere, ungünstige Faktoren hinzu, entstehen stärkere Mangelsymptome oder sogar Krankheiten. Daher ist es wichtig, auf eine gute Nährstoffzufuhr zu achten. Qualitativ hochwertige, medizinisch geprüfte Nahrungsergänzungsmittel aus Ihrer Apotheke oder aus Marken-Reformhäusern helfen Ihnen dabei! Achten Sie bei Wirkstoff-Kombinationsprodukten zu den angeführten Schwerpunkten „Abnehmen, Nerven, und Augen" darauf, ob die vorhin empfohlenen enthalten sind.

***

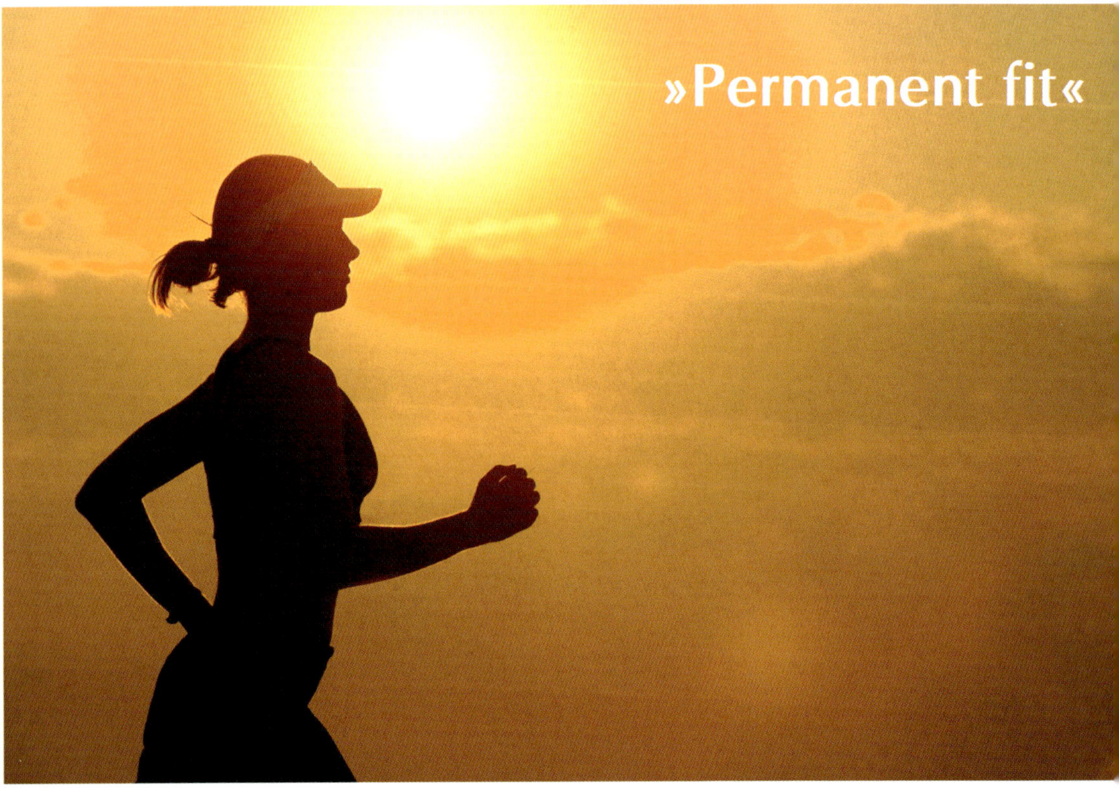

»Permanent fit«

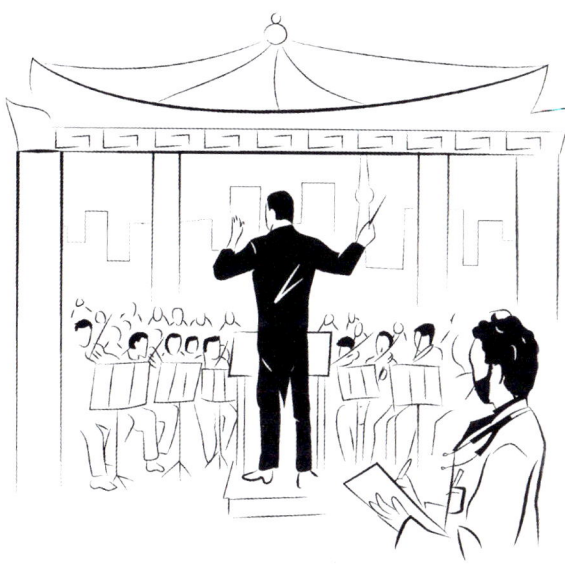

Die großen Symphonie-orchester aus Europa haben in Asien einen hohen Stellenwert und sind sehr gefragt. Deswegen gehen vielfach große Orchester auf Tour. Sprachbarrieren, dicht getaktete Reise- und Probenzeiten, Versorgung mit Medikamenten und die medizinische Versorgung selbst müssen die Organisatoren berücksichtigen. Bei bis zu 400 Mitgliedern eines Ensembles wird dann ein Arzt als Begleitung mit eingeplant, um auch in entlegeneren Gebieten die medizinische Versorgung sicherzustellen.

„Ach, Herr Doktor", sagte der Cellist, als wir weit außerhalb von Schanghai weilten, „ich probiere es zwar mit meinen Hausmittelchen, aber die Magenkrämpfe, die im Zehnminuten-Takt auftreten, wollen nicht verschwinden. Diese unterschiedlichen Mahlzeiten, wo man gar nicht weiß, was eigentlich in den Speisen drinnen ist, tun mir nicht gut. Vieles schaut auch so künstlich aus. Was können Sie mir raten?".

Der Arzt verschrieb ihm zwei Kapseln PMA-Zeolith pro Stunde, zusammen mit viel Flüssigkeit.

Nach drei Stunden herrschte Ruhe im Bauch, und am Abend konnte der Musiker wie geplant am Konzert teilnehmen.

Ein anderes Mal klagte die Violinistin überlaufende Infektanfälligkeit, die ihre Leistungen bei den Darbietungen vor vollen Häusern immer mehr beeinträchtigten. Speziell in China wurde ihr immer vor Augen geführt, dass eigentlich der Darm das Zentrum des Immunsystems darstellt. Schließlich befinden sich auch 80 % aller Immunabwehrzellen darin. Scheinbar wussten die Chinesen immer schon, was man hauptsächlich schützen und stärken muss, um gesund und vital zu bleiben.

Über die traditionelle chinesische Medizin (TCM) sprach sie auch mit dem begleitenden Arzt. Dieser reflektierte sofort, dass sich das „Zentrum des Immunsystems" bei der Cellistin auch sofort mit der Kraft von 100 % Natur stärken lässt. Er verordnete ihr drei Mal täglich je einen Messlöffel PMA-Zeolith, der ja exakt dort wirkt, wo sich 80 % der Immun-Abwehrsoldaten bemühen, uns gesund zu erhalten.

Nach wenigen Tagen waren die Infekte verschwunden, die Cellistin lief zu Höchstleistungen auf und wurde mit Sonderapplaus bedacht.

***

Es gibt noch andere Substanzen, die im PMA-Zeolith-Klinoptilolith nicht enthalten sind, die aber das Vulkanmineral als eine Art Transporter nutzen können und so auf direktem Wege dorthin gebracht werden, wo sie unser Körper am dringendsten benötigt.

Ein Taxi namens Zeolith

Zu diesen gehört die **Oligomere Proanthocyanidine (OPC)** mit Vitamin C. Unter OPC werden in der jüngeren Ernährungsmedizin erforschte sekundäre Pflanzenstoffe zusammengefasst und gewinnen neben Vitaminen und Mineralien zunehmend an Bedeutung. Sie sind natürliche Radikalfänger und unterstützen viele Schutzmechanismen unseres Körpers. Zusammen mit dem Zeolith potenziert sich also die Abwehr von oxidativem Stress, wie er bei Erkrankungen und den begleitenden medikamentösen Therapien entsteht. Um OPC für den Körper nutzbar zu machen, sollte noch zusätzlich Vitamin C zugeführt werden.

Weihrauch wird nicht nur von verschiedenen Religionen bei rituellen Handlungen eingesetzt, sondern auch von alters her weltweit in der Naturmedizin verwendet. Zunutze macht man sich seine entzündungshemmenden und abschwellenden Eigenschaften, die sich besonders bei rheumatischen Erkrankungen als wirkungsvoll erweisen. So ist vor allem bei Gelenkschmerzen an eine Mischung von Zeolith mit Weihrauch zu denken.

Eine Gewürzpflanze, die in keiner Currymischung fehlen darf, ist **Kurkuma**. Sie verleiht der Mischung die gelbe Farbe. Die Gelbwurz hat antibakterielle Eigenschaften, tötet Würmer und Bakterien ab, verhindert Durchfall, fördert die Verdauung und erleichtert die Fettverbrennung. Kurkuma wirkt entzündungshemmend und antioxidativ. Es kann bei Diabetes möglicher auftretender Folgeerkrankungen vorbeugen. Aufgrund ihrer herausragenden Eigenschaften kann Kurkuma bestens mit Zeolith bei Magen-Darm-Beschwerden kombiniert werden. Mehr noch: Auch die klassische Schulmedizin diskutiert heute die positive Wirkung von Kurkuma bei Darmkrebs!

Guarana ist ein im Amazonasgebiet vorkommendes Lianengewächs, dessen Samen von den Indios fein vermahlen und als anregendes Getränk genossen werden. Es enthält deutlich mehr Koffein als der herkömmliche Kaffee, setzt diesen aber auch deutlich langsamer frei. Die muntermachende Wirkung hält somit bis zu sechs Stunden an. Weiters kann es beim Abnehmen helfen und steigert mit seinem

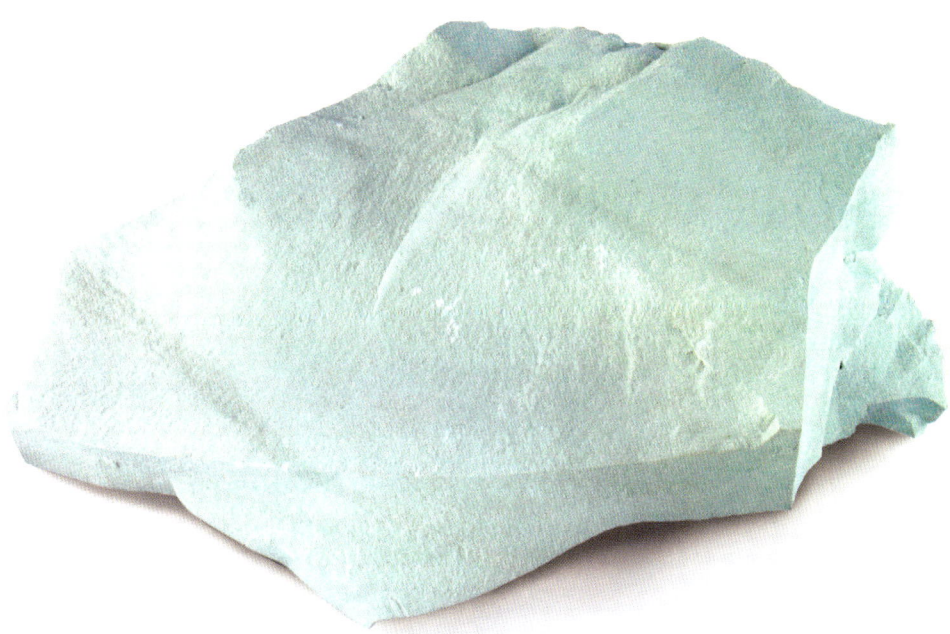

Das Natur-Mineral PMA-Zeolith-Klinoptilolith ist eine Art Taxi und bringt hilfreiche Substanzen auf direktem Wege dorthin, wo sie unser Körper am dringendsten benötigt.

179

hohen Coffeinanteil sowohl die körperliche als auch die geistige Leistung. Daher ist es mit seinen vielseitigen Eigenschaften für eine breite Anwendung geeignet. Auch in Europa finden wir Guarana, in Schokolade, Keksen, Limonaden, Kaugummis oder Energy-Drinks. Gesünder ist es allerdings als reines Pulver in Kapsel- und Tablettenform. Und im Zusammenspiel mit Zeolith kann ein Plus an Energie und mehr Lebensfreude erlangt werden.

Der **Meerrettichbaum (Moringa)** ist der „Baum der Unsterblichkeit", weil er eine große Widerstandskraft besitzt. Moringa enthält viel Eiweiß, auch Vitamine, Nährstoffe und Wachstumshormone. Die Blätter können roh gegessen, leicht angedünstet, gekocht oder in der Pfanne gebraten werden. Ihre jungen Triebe kann man auspressen und als Dünger verwenden, natürlich auch für andere Pflanzen. Besonders erfreulich ist, dass beim Zermahlen oder Trocknen der Blätter nur wenige Wirkstoffe verloren gehen. Deshalb bietet sich eine Haltbarmachung geradezu an. Eingesetzt wird das Moringa-Blattpulver im Rahmen der ayurvedischen Tradition und gilt als besonders nährstoff- und vitaminreich.

Ginkgo ist eine der symbolträchtigsten, ältesten und wirkungsvollsten Heilpflanzen unseres Planeten. Die uralte Baumart, die ursprünglich aus China stammt, wird heute auf der ganzen Welt angepflanzt. Ginkgo hilft mit dem Plus an Kalzium und Magnesium unter anderem gegen Alzheimer und Demenz, Asthma, bei Durchblutungsproblemen und bei Kopfschmerzen – und auch bei Potenzstörungen.

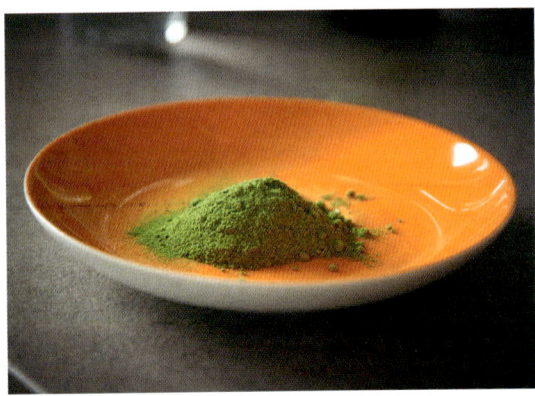

Blattpulver von Moringa, dem Baum des Lebens

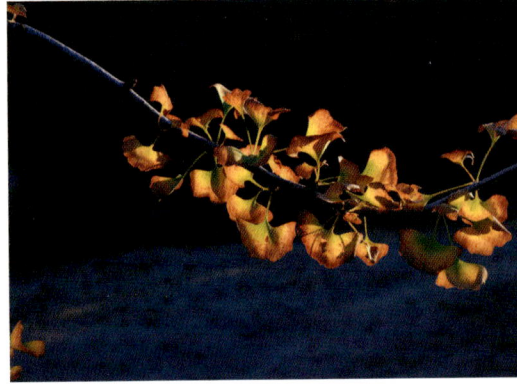

Ginkgo, eine uralte symbolträchtige Heilpflanze

Ginkgo bietet eine ausgezeichnete Möglichkeit zur natürlichen Unterstützung der Konzentration sowie des Gedächtnisses. Dabei kann es sich seine neuroprotektive Wirkung entfalten und Erkrankungen im Bereich der zerebralen Insuffizienzen vorbeugen und lindern. Nebenbei hilft es auch noch durch seinen durchblutungsfördernden Effekt im Bereich der arteriellen Verschlusskrankheiten und lindert Hautkrankheiten. Kalzium und Magnesium leisten in Verbindung mit Zeolith einen wichtigen Beitrag zu einer normalen Signalübertragung zwischen den Nervenzellen und zu einer normalen Funktion des Nervensystems.

Schadstoffe raus – Gesundheit rein!

Qualitativ hochwertige Nahrungsergänzungsmittel mit 100 % Natur gehören in der heutigen Zeit auf unseren Speiseplan, um gesund, fit und erfolgreich zu bleiben.

Doch sie entfalten erst dann ihre ganze Wirkung, wenn sie aufgrund einer sauberen und funktionstüchtigen Darmwand vom Körper bestens aufgenommen werden und sich damit wirkungsvoll entfalten können. Deshalb sind Nahrungsergänzungsmittel erst mit gleichzeitigem Entgiften mit dem Vulkanmineral PMA-Zeolith-Klinoptilolith eine besonders empfohlene Kombination!

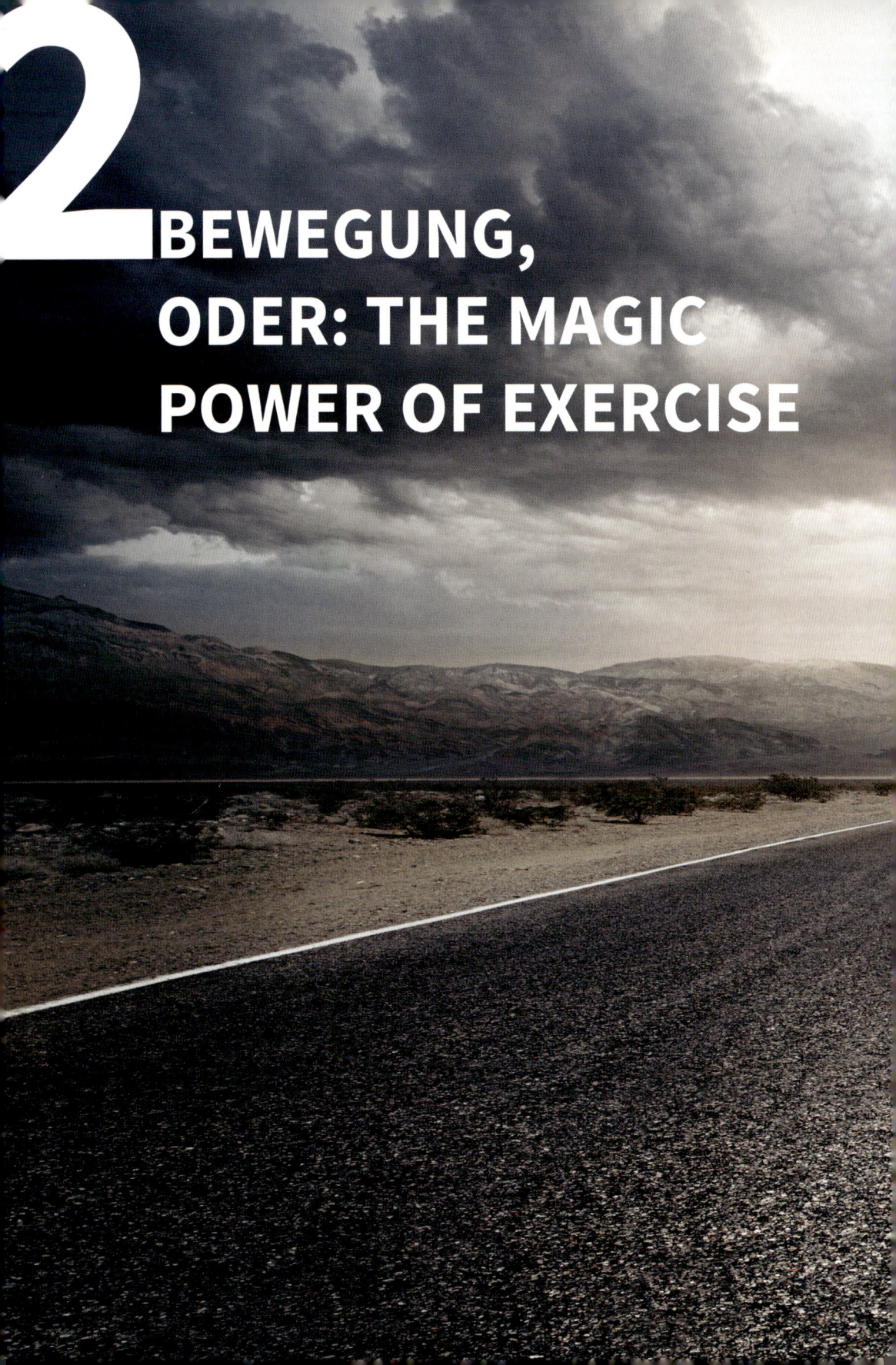

2 BEWEGUNG, ODER: THE MAGIC POWER OF EXERCISE

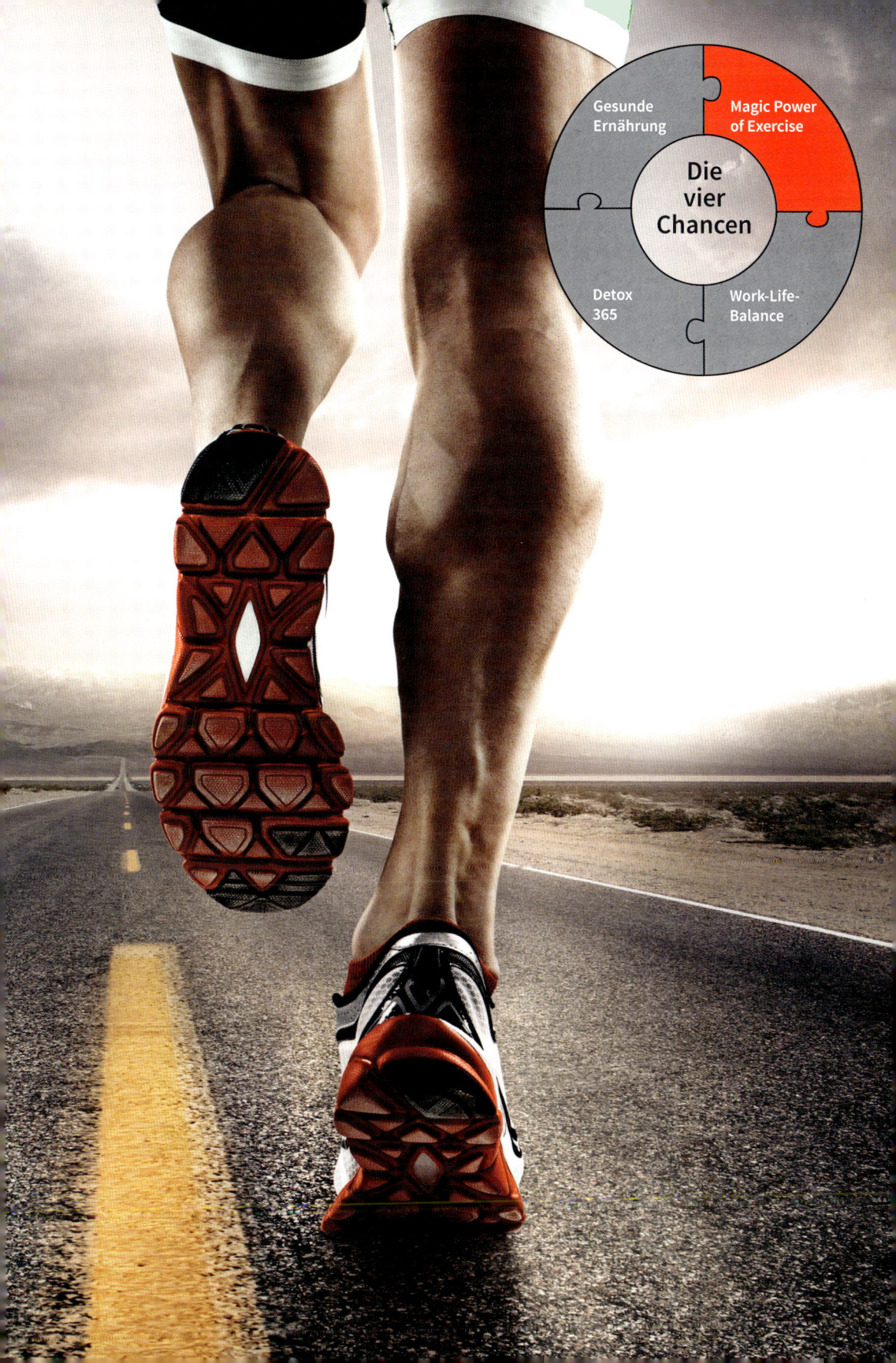

Gesunde
Ernährung

Magic Power
of Exercise

Die
vier
Chancen

Detox
365

Work-Life-
Balance

Eine Wunderpille für unsere Gesundheit

Wenn es eine Tablette oder Kapsel gäbe, welche das Risiko für Herzinfarkt, Herzinsuffizienz und Schlaganfall erheblich senkt, ebenso das Risiko an verschiedenen Krebsarten zu erkranken, der Depression und Demenz vorbeugt, den Blutdruck senkt, Diabetes mellitus Typ 2 verhindert, der Sarkopenie sowie der Osteoporose vorbeugt, die Beweglichkeit und allgemeine Leistungsfähigkeit steigert, sogar das Leben bzw. vor allem die gesunden Lebensjahre (für Lebensqualität und Mobilität im Alter besonders wichtig) steigert – würden Sie diese Tablette nehmen?! Es ist eine rhetorische Frage, doch die Antwort wird Sie eventuell überraschen: Wir haben diese Wunderpille bereits, aber sie ist anstrengend und erfordert das aktive Mitmachen – sie nennt sich: Körperliche Aktivität.

Körperliches Training ist auch eine „Therapie" und wirkt wie ein „Medikament":

Indikation – Prävention, alle chronischen Erkrankungen, Rehabilitation

Dosierung – Individuell: Häufigkeit, Umfang (Intensität), Art, Dauer, Progression

Dosis-Wirkungsbeziehung – vorhanden, nicht-linear (bedeutet: gerade zu Beginn große Effekte)

Somatische Wirkungen vielfältig, Herz, Kreislauf, endotheliale Funktion (wichtig für die Regulierung des Blutdrucks), Muskel, Lunge, Stoffwechsel, vegetatives Nervensystem; molekulare Wirkungen

Psychoaktive Wirkung – gegen Demenz, gegen Depression, gegen „fatigue"

Nebenwirkungen – kardialer Zwischenfall (zu umgehen mit Vorsorgeuntersuchung); Verletzungen von Knochen, Bändern, Gelenken, zu minimieren durch Aufwärmen, gute Technik und das Vermeiden von Selbstüberschätzung

Kontraindikationen – Akute schweren Erkrankungen, z.B. hohes Fieber

Was uns gesund erhält

Muskelschwäche, Störungen des Fettstoffwechsels oder des Wasserhaushalts, Nervenerkrankungen, Osteoporose, Haarausfall, Verdauungsstörungen – die Liste der Erkrankungen infolge von Mangelzuständen ist beinahe unendlich. Eine abwechslungsreiche Mischkost wäre zwar ideal, doch sie wird von den meisten von uns nur selten realisiert. Auf der einen Seite ist uns Ernährung wichtig, auf der anderen Seite beherrschen Zeitmangel, finanzielle Überlegungen, aber auch Bequemlichkeit und Sorglosigkeit nur allzu oft unseren Alltag. Das Gleiche lässt sich ebenfalls über Bewegung und Sport sagen – wir wissen, dass Bewegung gut ist, wir wissen, dass Bewegung wichtig ist. Und dennoch bleibt für viele ein sportlich-aktives Leben nur eine Wunschvorstellung. Nicht umsonst stehen Sport und Diäten ganz oben auf der Liste der häufigsten Vorsätze an Silvester – oder an sehr vielen Montagen im Jahr, bekannt auch als Montags-Diät.

Dass das Zusammenspiel von Bewegung und Ernährung für die Gesundheit von größter Bedeutung ist, wurde mittlerweile erkannt. Es gibt sogar Studiengänge zu diesem Thema. So existiert beispielsweise an der Uni Gießen der Studiengang „Bachelor of Science: Bewegung und Gesundheit", bei dem sich die Studenten aus der naturwissenschaftlich-sportwissenschaftlichen Sicht mit der Wirkung von Bewegung und Ernährung auf die Gesundheit beschäftigen. Die Erkenntnisse um die Bedeutung der Bewegung häufen sich und man geht mittlerweile sogar so weit zu sagen, dass Bewegung auch das Gehirn verändern kann: Durch Sport werden möglicherweise Areale aktiviert, die es uns einfacher machen, alte Gewohnheiten zu durchbrechen und die uns motivieren, einen gesünderen Lebensstil zu verfolgen.

Es gibt viele Anleitungen dazu, wie genau man seinen Schweinehund überwindet, jedoch scheint es am sinnvollsten zu sein, diesen am Anfang mit eher kleineren Aufgaben zu ködern, die es einem praktisch unmöglich machen, keinen Erfolg zu haben: statt „aller Anfang ist schwer" – „aller Anfang ist leicht"! Auch wenn der Weg anfangs sehr lang scheint, ist diese Herangehensweise letztendlich effektiver und führt schneller zum Ziel als die übliche Abfolge: Energischer Anfang, dann Übertraining, Erschöpfung und Resignation. Je häufiger man in diesem Teufelskreis gefangen war, desto eher wird das negative Selbstbild bestätigt, dass man es eben niemals schaffen wird. Also lieber langsam anfangen und stets die Motivation und Kraft für mehr verspüren.

Bewegungs-chancen suchen

Die Energie, die übrig bleibt, nutzen wir, um im Alltag so viel Bewegung wie möglich zu erfahren: Treppe statt Aufzug, Aufstehen oder Stehpult statt rein sitzender Tätigkeit, Besuch statt Anruf und Spaziergang statt Autofahrt. Ein aktiver Lebensstil macht nicht nur schlauer, sondern auch glücklicher, weil uns unser inneres Belohnungssystem für Bewegung mit Glückshormonen belohnt. In Kombination mit einer ausgewogenen Ernährung, die für eine ausreichende Versorgung mit Nährstoffen sorgt, sorgt solch ein gesunder Lebensstil nicht nur dafür, dass wir aller Voraussicht nach länger leben, sondern – und das sollte uns besonders wichtig sein – dass wir unser Leben so lange wie möglich genießen können. Gesunde Lebensjahre sind wichtiger als die reine Lebenserwartung.

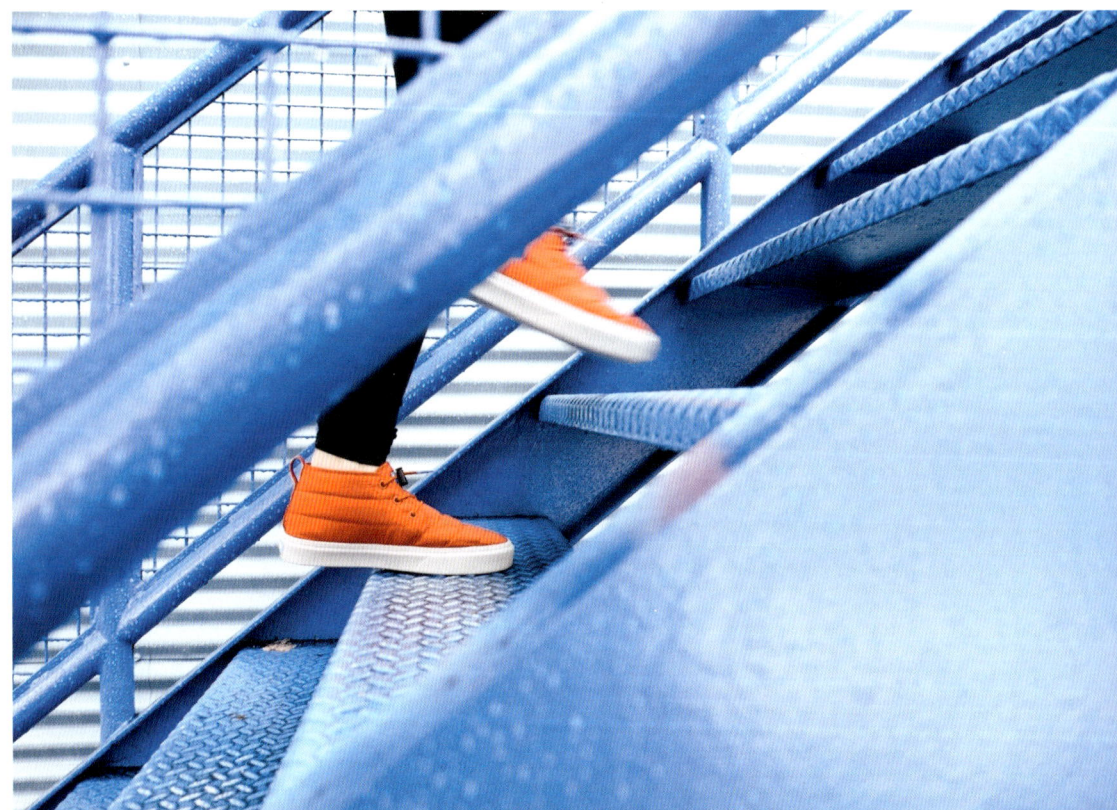

Denn das wollen wir ja alle, besonders dann, wenn wir älter werden: fit, fesch und gelenkig sein. Die Herausforderung daran ist, dass man dafür auch regelmäßig etwas tun muss. Die Fitness gehört regelmäßig trainiert, sonst geht sie verloren. „Wohlverdienter Ruhestand ist daher einer der schlechtesten Ausdrücke, die es gibt. Nur die Herausforderung hält jung", sagt Sportmediziner Prof. Dr. Norbert Bachl. Früher hieß es „Langläufer leben länger". Dann hat man diesen Satz erweitert auf „Lässige Langläufer leben länger." Und heute heißt es: „Lässig liebende Langläufer leben länger." Denn auch die Psyche und das soziale Umfeld eines Menschen haben auf sein Wohlbefinden großen Einfluss. Alle Faktoren zusammen garantieren eine hohe Lebensqualität bis ins hohe Alter, welche oftmals von höherer Bedeutung ist als einige Jahre Lebensverlängerung.

Zur körperlichen Fitness gehören Ausdauer, Kraft und Schnelligkeit, aber auch Koordination, Balance und das Funktionieren der Sensomotorik, also der Steuerung unserer Bewegungen. Oft ist uns gar nicht bewusst, wie sehr wir unsere Muskelkraft brauchen. Fürs Aufstehen aus dem Bett oder von einem Sessel, für das Tragen von Einkaufstaschen, für schnelles Gehen (z. B. um den anfahrenden Autobus noch zu erreichen). Auch Koordination, Gleichgewicht und Balance sind wichtig und können in Sportspielen wie z. B. Tennis, Tischtennis oder Golf geschult werden.

In diesem Zusammenhang ist erwähnenswert, dass die Überprüfung von Studien am Zentrum für Sportwissenschaften der Universität Wien die förderliche Wirkung des PMA-Zeolith-Klinoptiloliths auf die körperliche Leistungsfähigkeit bestätigt hat. Im Schnitt wurden 11 Prozent Leistungssteigerung festgestellt. Energieraubende Schadstoffe wie giftige Schwermetalle sowie Stoffwechselgifte und freie Radikale wurden vom PMA-Zeolith gebunden und vollständig über den Stuhl ausgeschieden. Die dadurch entstandene Entlastung des Körpers führt zu einer deutlichen Reduktion der Milchsäure bei Belastung, was zu einer Verlängerung der aeroben Phase beiträgt und in weiterer Folge die Regenerationszeit verbessert. Die bessere Sauerstoff-Verfügbarkeit ermöglicht ein effizientes Training bei geringerer Herzfrequenz. Und als weiterer Pluspunkt wird das Immunsystem gestärkt.

„Plötzlich waren die Teamkollegen nicht mehr da", beschreibt ein Triathlet die Wirkung des PMA-Zeolith-Klinoptiloliths, auf das u. a.

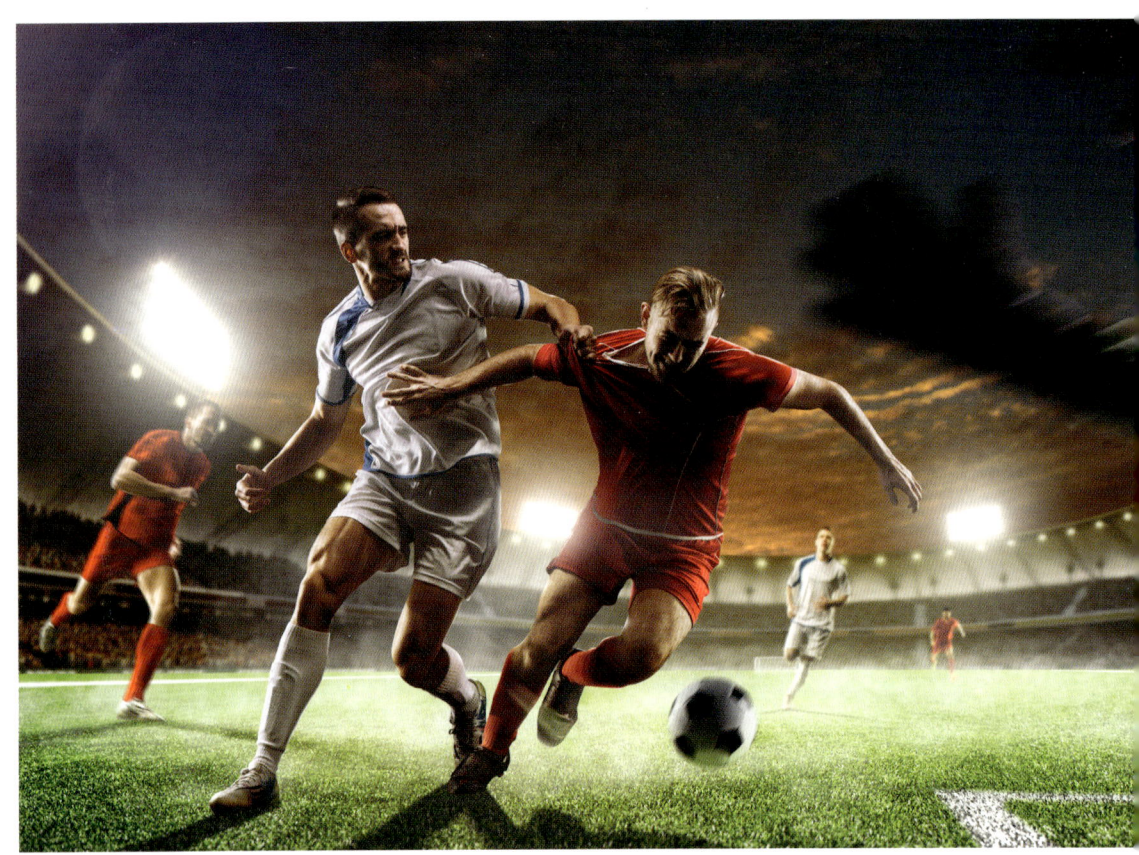

auch der dreifache Race Across America-Ultraradsportler Christoph Strasser, Österreichs Fußball-Rekordmeister Rapid Wien, Welthandballerin Alexandra Do Nascimento oder NHL-Eishockeyprofi Michael Grabner schwören.

***

Körperliches Training ist ein effektives und kostengünstiges Therapeutikum für sehr viele Erkrankungen wie auch in der Primär- und Sekundärprävention der koronaren Herzkrankheit, des Herzinfarkts bzw. anderer degenerativer Herz-Kreislauf-Erkrankungen. Egal ob „scheinbar gesund", über 35, als Patient mit Risikofaktoren oder als Patient mit manifesten Erkrankungen – für alle diese Gruppen ist vor Beginn des Trainings eine sportmedizinische Untersuchung notwendig. Bewegung und Training muss und soll wie ein Medikament verordnet werden:

Es muss indiziert sein: Nicht alle körperlichen Aktivitäten bzw. Sportarten sind für alle Menschen gleich geeignet (z. B. bei Knie- oder

Hüftgelenksarthrosen Sportarten wählen, bei denen man das Körpergewicht nicht tragen muss – wie z. B. Radfahren).

Körperliche Aktivität und Training müssen dosiert werden: Nur
wenn Umfang, Intensität und Häufigkeit richtig gewählt werden, gibt
es einen effektiven Leistungs- und
Gesundheitszuwachs ohne Überan-
strengungen und Schäden.

Körperliche Aktivität und Training sollen kontrolliert werden: Die
entsprechenden Untersuchungen
(wie z. B. Ergometrie) helfen nicht

Bewegungs-
chancen
vermehren

nur den Leistungszuwachs zu objektivieren und Hilfestellung zur Er-
reichung des Ziels zu geben, sondern sind auch eine ganz besondere
Motivation, da erkennbar ist, welche Effekte durch körperliche Bewegung erzielt werden können.

Bewegung ist Leben: Interview mit Prof. Dr. med. Oliver Tobolski

Im Alter erkennt man die Schwachstellen des menschlichen Körpers.
Natürlich hängt vieles von der Lebensweise ab, aber in der Regel sind
unsere Gelenke (auch die Wirbelgelenke im Rücken), unser Gehirn,
unser Herz-Kreislaufsystem, der Stoffwechsel und der Darm besonders
anfällig für Krankheiten. Als die beste Vorbeugung gegen diese Alterserscheinungen gilt bereits seit langer Zeit die Bewegung. Woran liegt
das genau und wovor soll uns die Bewegung eigentlich schützen? Wir
Menschen haben ein im Vergleich zu unserer Körpergröße besonders
großes Gehirn. Umso verblüffender ist dann die Theorie eines Forschers,
dass sich das Gehirn ursprünglich mit dem Ziel der Fortbewegung entwickelt habe, damit man besser mit seiner Umgebung interagieren könne.
Haben wir Menschen uns nun von dieser Entwicklung komplett abge-
koppelt, indem wir uns größtenteils in einer virtuellen Umgebung „bewegen" und mit ihr interagieren – und welche Auswirkungen hat dies
genau auf unsere Gesundheit? Prof. Dr. med. Oliver Tobolski, Sportor-
thopäde und Professor an der Deutschen Hochschule für Prävention und
Gesundheitsmanagement (DHfPG), stand Rede und Antwort.

Braucht der Mensch Bewegung, um gesund zu bleiben?

Der Satz „Bewegung ist Leben und Leben ist Bewegung" stellt meiner Meinung nach die zentrale Aussage für die Gesundheit im industriellen Zeitalter dar. Die meisten Faktoren, die im 21. Jahrhundert zum chronifizierten Schmerzsyndrom führen, sind letztendlich auf den Mangel an Bewegung oder auf lange Zwangshaltungen, wie zum Beispiel bei der Arbeit am PC, zurückzuführen. Dieser komplette Rückgang von Bewegung führt dazu, dass Schmerzsyndrome im Achsenskelett, und ganz besonders an den Gelenken, stark zugenommen haben. Wenn wir zum Beispiel Kinder beobachten, stellen wir fest, dass auch ihre Bewegung im Alltag stark zurückgegangen ist. Sie haben zum Teil eine 30- oder sogar 40-Stunden-Woche und sind gezwungen, an langen Schultagen auf ihren Stühlen zu sitzen. Die Pausen dagegen werden immer kürzer und die Bedeutung des Sportunterrichts wird teilweise kontrovers gesehen. Häufig wird zur Not an Sportstunden „gespart". Es fängt ja bereits mit der Anfahrt zur Schule an. Häufig erreichen die Kinder – ganz anders als früher – die Schule mit dem Bus oder im Auto der Eltern, das Radfahren – insbesondere in Großstädten – wird zunehmend gefährlich und so fällt auch das Fahrrad als gesundes Transportmittel weg.

Und das ändert sich bei den meisten auch später nicht, wenn sie erwachsen werden.

Das stimmt, der „normale" Arbeitnehmer erreicht seinen Arbeitsplatz mit dem Auto, sitzt den ganzen Tag auf seinem Schreibtischstuhl und verbringt den Abend, gestresst vom zunehmenden Druck der Arbeit, zu Hause sitzend vor dem Fernseher. Dabei ist unsere Muskulatur nicht nur bewegungsfähig, sie ist auch ganz besonders bewegungspflichtig. Unsere Muskulatur, also unser aktives Bewegungssystem, ist auf regelmäßige Bewegung angewiesen. Bleibt diese aus, dann treten Artrophien und Verkürzungen auf. Diese Änderungen in der normalen Längenausrichtung führen schließlich bei vielen Menschen zu massiven Schmerzen – vor allem im Rückenbereich. Aber auch unser passives Bewegungssystem, also die Knochen, Bänder und Gelenke, braucht dringend Bewegung, um gesund zu bleiben. Letztendlich profitiert das gesamte System von Bewegung, das Herz-Kreislaufsystem wird angeregt, denn die intensive Muskelarbeit benötigt schließlich ein höheres Blutvolumen, das vom Herzmuskel in den Körper gepumpt werden muss.

Das heißt, dass ich mich bewegen muss, damit mein Bewegungs-apparat nicht „einrostet" und seine Funktionalität verliert. Wie wirkt sich die regelmäßige Bewegung denn auf den restlichen Körper aus?

Die Auswirkungen sind vielfältig: Der Herzmuskel ist besser durchblutet und funktionsoptimiert, Ruhepuls und Ruheblutdruck fallen. Diese Wirkungen sind überaus wichtig, insbesondere für Menschen mit übermäßiger Stressbelastung, wie sie im 21. Jahrhundert sehr häufig ist. Wir wissen heute, dass Zivilisationserkrankungen wie Bluthochdruck, Herzrhythmusstörungen, koronare Herzerkrankungen, aber auch Diabetes mellitus durch eine moderate Bewegung deutlich verbessert werden können. Somit sind Bewegung und Sport zusammenfassend das beste Medikament mit der geringsten Nebenwirkungsrate, das deutliche Auswirkungen auf die sogenannten Zivilisationserkrankungen und somit auch auf unsere Lebenserwartung hat.

Auch der dreifache Race Across America-Ultraradsportler Christoph Strasser schwört auf PMA-Zeolith-Klinoptilolith

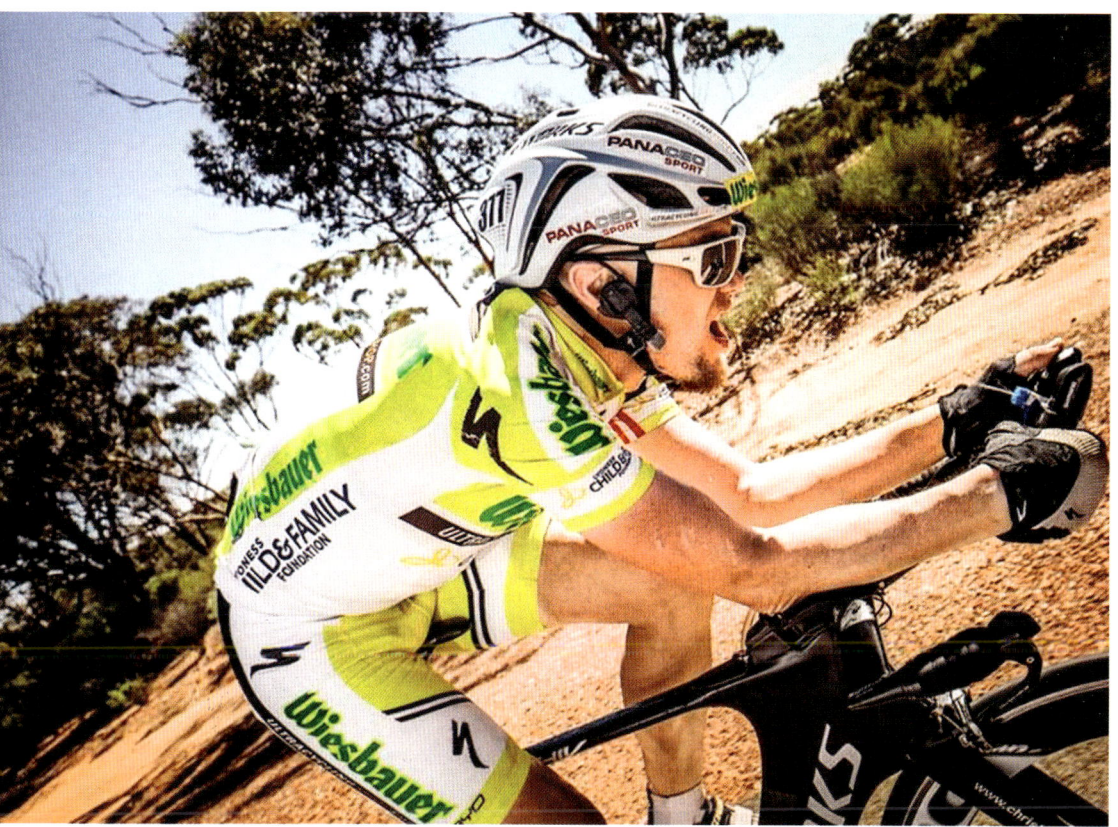

Und sie bescheren uns auch noch Glückshormone – wie viel Bewegung brauchen wir eigentlich, um eine positive Wirkung zu erzielen?

Allgemeine Studien empfehlen 10.000 Schritte pro Tag. Man kann mit Hilfe eines Schrittzählers überprüfen und feststellen, wie viele von diesen 10.000 Schritten man tatsächlich an einem Tag erreichen kann. Viele Menschen merken erst dann, welch einen Unterschied es macht, kurze Strecken zu Fuß zu gehen und sechs bis acht Stockwerke pro Tag zu bewältigen.

Und muss es dann gleich immer Sport sein, oder reicht auch ein aktives Leben?

Hier gilt vor allem der Leitsatz: „Geringe Reize sind wirkungslos, mittlere Reize fördern, höchste Reize schädigen". Hiernach kann man sich richten, wenn es um Bewegung geht. Wir müssen schon einen Trainingsreiz setzen, um positive Auswirkungen auf die genannten Systeme des aktiven und passiven Bewegungssystems zu erreichen. Aber grundsätzlich ist jede auch nur geringe Bewegung besser, als gar keine, denn auch der Stoffwechsel (Blutzusammensetzung) reagiert auf dosierte Bewegungen. Nur durch einen konsequenten Nahrungsaustausch zwischen Zel-

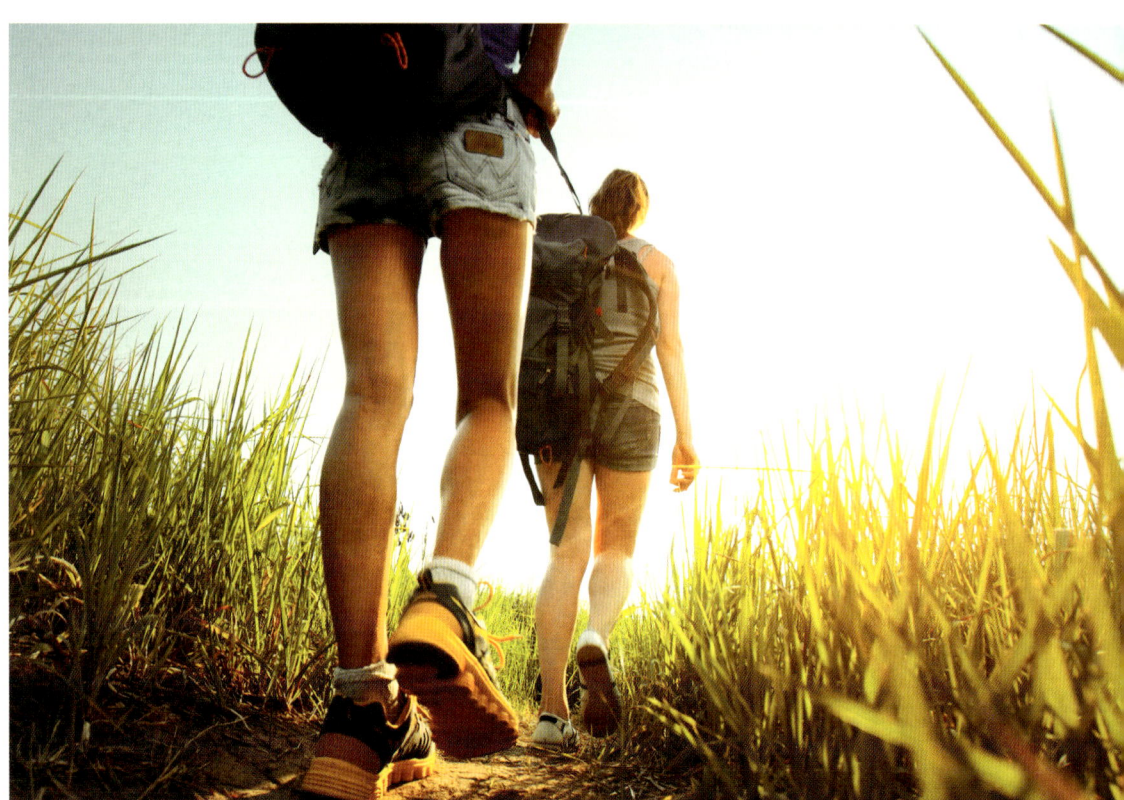

len und Blut bei einem „bewegten" Körper bleibt die Homöostase, also ein gewisses Gleichgewicht, bestehen und führt zu einem guten und problemlosen Austausch von Nährstoffen und Gasen.

Das heißt, dass es einen großen Unterschied macht, wenn wir regelmäßig Sport treiben und im Training bleiben, anstatt immer nur gemütlich spazieren zu gehen. Aber zur Not ist ein extra Spaziergang immer noch besser, als gar keine Bewegung. Wie kann ich denn beim Training sichergehen, dass ich einen Trainingsreiz setze?

Das ist zwar bei jedem Menschen individuell, man kann es aber mit Hilfe einer einfachen Formel berechnen: wenn man ein moderates Ausdauertraining macht, dann sollte die Herzfrequenz höchstens 60 Prozent der maximalen Herzfrequenz betragen. Diese lässt sich feststellen, indem man von 220 das Lebensalter abzieht. Nehmen wir einen Dreißigjährigen: seine maximale Herzfrequenz beträgt 190 und 60 Prozent davon sind 114 Schläge pro Minute. Allerdings wäre es genauer, bei einer symptomlimitierten Belastungsuntersuchung mit EKG die maximale Herzfrequenz zu messen und somit die Trainingsintensität genauer steuern zu können.

Diese Zahl sollte man sich also merken, wenn man auf das Laufband oder den Cross-Trainer mit integriertem Pulsmesser steigt – oder sich gleich eine Pulsuhr zulegen und bei allen sportlichen Aktivitäten tragen.

***

Leben ist Bewegung – Bewegung ist Leben

Regelmäßige Bewegung sorgt dafür, dass Muskeln aufgebaut werden, welche die Gelenke führen und die Haltung unterstützen. Außerdem sorgt Bewegung für eine gesunde Durchblutung, sodass alle Zellen ausreichend mit Sauerstoff und Nährstoffen versorgt und zugleich die anfallenden Abfallprodukte des Stoffwechsels abtransportiert werden. Ohne Bewegung und Sport wird es nicht funktionieren. Ein Trost für alle Bewegungsmuffel: Auch Menschen, die regelmäßig Sport treiben, kennen die Herausforderung, sich zuweilen besonders motivieren zu müssen, den inneren Schweinehund zu überwinden. Je länger die Pause zwischen der einen und der anderen Bewegungseinheit, desto überzeugender die Ausreden, das Sofa sei doch bequemer als die Yoga-Matte oder gar das Laufband. Und das Wetter draußen ist gar nicht schön. Im Fernsehen fängt sicher gleich eine Sendung an, bei der man richtig abschalten kann, und das hat man sich schließlich auch mal verdient.

Jeder kennt diese inneren Monologe, aber lohnt es sich tatsächlich, sich mit dem inneren Schweinehund auseinanderzusetzen? Gibt es ihn denn wirklich? Wenn wir mal ehrlich sind – der innere Schweinehund würde sicher nicht alt werden. Er hätte bestimmt einen dreistelligen BMI, diverse Suchtprobleme, keinen Job und es ist zweifelhaft, ob er überhaupt so lange leben würde, um in die Midlife-Crisis zu kommen.

Es scheint wohl ein großes Geheimnis zu sein, denn viele scheinen nicht zu wissen, dass Sport auch Spaß machen kann. Vor allem dann, wenn das Ziel der Aktivität nicht die purzelnden Pfunde auf der Waage sind. Wenn man sich eine Beschäftigung sucht, bei der es um andere Ziele geht, wie zum Beispiel einen Bewegungsablauf zu erlernen, wie etwa beim Tanz, ein Einzel- oder Mannschaftsspiel zu gewinnen oder eine bestimmte Strecke zu laufen, wird man sich automatisch bei jedem sportlichen Fortschritt freuen, anstatt Gramm und Milligramm auf der Waage zu zählen. Wichtig ist also, dass man eine Sportart entdeckt, die zu einem selbst passt.

Körperliche Aktivität und Sport sind jedenfalls Schutzfaktoren für Gesundheit, Fitness und lebenslange Vitalität. Zehn Ziele können nach Empfehlung der Deutschen und Österreichischen Gesellschaft für Sportmedizin und Prävention dadurch in Angriff genommen werden!

- Körpergewicht: Normalisierung des Gewichtes mit einem Body-Mass-Index (BMI) zwischen 20 und 24.9; Fettabbau an Bauch und Hüften. Die Bilanz zwischen Kalorienaufnahme (Ernährung und Getränke) und Kalorienverbrauch (insbesondere durch körperliche Aktivität, Sport und Training) bestimmt über Gewichtszunahme bzw. -abnahme! 250 kcal Essen pro Tag weglassen, dazu täglich zusätzlich 250 kcal Verbrauch durch Sport. So kann man ein halbes Kilo pro Woche verlieren.

- Ernährung: kalorienhydratangepasste (Stärkeprodukte bzw. Produkte mit niedrigem glykämischem Index – in einer Menge, wie man sie wirklich braucht), fettbilanzierte (ausgewogenes Fettverhältnis), ballaststoffreiche Kost mit ausreichender Eiweißversorgung, reich an Vitaminen, Mineralien und Spurenelementen, Antioxidantien und Phytosterolen (= mediterrane Kost). Es gibt keine Gewichtsreduktion ohne Ernährungseinschränkung! Für ein gesundes „Sportausüben" ist eine optimale Versorgung mit Haupt- und Begleitnährstoffen wichtig. Kein Überschätzen der motorischen Kalorien bei körperlicher Aktivität und Sport: In einer Stunde 4,5 km gehen entspricht ca. 200 kcal bei 70 kg Körpergewicht!

• Zuckerstoffwechsel: Normalisierung des Blutzucker-Nüchternwertes; Senkung des Insulinspiegels; Erhöhung der Insulinsensibilität. Körperliche Aktivität und Sport können den Zuckereinstrom in die Zellen erhöhen und damit präventiv und therapeutisch einer Insulinresistenz entgegenwirken. Eine tägliche Bewegungseinheit fördert ganz besonders die Entwicklung dieser „Bewegungswirkung"!

• Fettstoffwechsel: Gesamtcholesterin unter 200 mg/dl; LDL-Cholesterin unter 100 mg/dl; HDL-Cholesterin über 40 mg/dl (m), über 50 mg/dl (w); Triglyzeride unter 150 mg/dl. Der Fettstoffwechsel lässt sich durch regelmäßige und langdauernde, ausdauerorientierte körperliche Aktivität günstig beeinflussen. Erhöhte Fettstoffwechselparameter sind ebenfalls Risikofaktoren für viele Herz-Kreislauf-Erkrankungen.

• Blutdruck: Blutdruck von unter 135/85 mm hg; Bluthochdruck ist ein entscheidender Risikofaktor für degenerative Herz-Kreislauf-Erkrankungen. Regelmäßige körperliche Aktivität und Sport, insbesondere extensives Ausdauertraining sind nachhaltig im Stande, den Blutdruck durch verschiedene Einflussfaktoren auf das vegetative Nervensystem und den Stoffwechsel zu erniedrigen bzw. stabil zu halten.

• Blutgerinnung: Reduzierung der Gerinnungsneigung; Verbesserung der Fließeigenschaften des Blutes. Durch regelmäßiges ausgedehntes Ausdauertraining können beide Ziele gefördert bzw. erreicht werden, wodurch ebenfalls der Entstehung arteriosklerotischer Veränderungen vorgebeugt wird.

- Immunsystem: Steigerung der Infektabwehr; Verminderung des Krebsrisikos. Regelmäßige körperliche Aktivität, insbesondere moderates Ausdauertraining, vermag beide Ziele positiv zu beeinflussen und kann die Infektrate der oberen Luftwege senken. Epidemiologische Studien zeigen Schutzeffekte, insbesondere gegen Darm- und auch Brustkrebsrisiko (auch durch Mitbeteiligung der psycho-neuro-immunologischen Achse).

- Stütz- und Bewegungsapparat: Kräftigung der Muskulatur; Vermeidung muskulärer Dysbalancen und Einseitigkeiten; Erhöhung der Knochenmasse; Verminderung des Frakturrisikos. Unser „Fahrgestell" soll uns bis ins hohe Alter tragen und fortbewegen; Knochen, Gelenke, Sehnen und Muskeln müssen dafür gut zusammenspielen. Kräftigungs-, Beweglichkeits- und Koordinationsübung können sowohl Haltungsfehlern, muskulärer Atrophie als auch Osteoporose vorbeugen und dadurch zusammen mit Spielsportarten zur Verbesserung der kognitiv-koordinativen Teilbereiche Mobilität, Beweglichkeit und Lebensqualität bis ins höhere Lebensalter erhalten.

- Rauchen: Vollständige Aufgabe des Rauchens. Rauchen ist ein wesentlicher Risikofaktor für arteriosklerotische Herz-Kreislauf-Erkrankungen, genauso wie für das Entstehen von Lungenkrebs. Langfristiges Rauchen verringert die durchschnittliche Lebenserwartung gegenüber Nichtrauchern um etwa 10 Jahre. Vermeiden Sie auch Passiv-Rauch! Körperliche Aktivität und Sport bieten viele positive Anreize, die vom Rauchen ablenken und bei der Aufgabe des Rauchens helfen.

- Psyche: Verbesserung der Stimmungslage; Positiver Einfluss auf die Leistung des Zentralnervensystems. Durch körperliche Aktivität können stimmungsaufhellende Botenstoffe freigesetzt werden. Sport treiben in der Gruppe kann durch die Gemeinsamkeit und die Kommunikation die Stimmungslage deutlich verbessern. Körperliche Aktivität und die erwünschte nachfolgende Erholungsphase (auch z. B. mit Sauna und anderen Wasseranwendungen) tragen wesentlich zu einer guten Entspannung und Gesundheitsstabilität bei (siehe psycho-neuro-immunologische Achse).

Damit Sie länger gesund leben und biologisch jünger bleiben, müssen Sie aus der Sicht der präventiven Sportmedizin vier wichtige Funktionsbereiche verbessern.

1. physische Leistungsfähigkeit (Herz, Kreislauf, Atmung, Muskulatur, vegetatives Nervensystem)
2. metabolische Leistungsfähigkeit (= Stoffwechsel) (Muskulatur als Stoffwechselorgan: Intermediärstoffwechsel, Botenstoffe an das Immunsystem)
3. kognitive Leistungsfähigkeit (Kognition, Koordination, Gelenkigkeit und Gleichgewicht)
4. psycho-emotionale Leistungsfähigkeit (Zentralnervensystem, vegetatives Nervensystem, Hormon- und Immunsystem)

Durch viele Studien ist bekannt, dass körperliches Training oft auch ein Motivationsproblem darstellt. Dazu können folgende Tipps hilfreich sein:

In der Freizeit Sport treiben

- Suchen Sie sich einen Sport, der Spaß macht!
- Suchen Sie sich einen sportlichen Freundes- und/oder Kollegenkreis aus.
- Treiben Sie Sport in Gesellschaft, z. B. in der Familie, mit Freunden.
- Tragen Sie Bewegung und Sport als „jour fix" in Ihren Terminkalender ein.
- Setzen Sie sich erreichbare Ziele bzw. Zwischenziele.
- Belohnen Sie sich selber nach dem Training.
- Seien Sie stolz auf sich!

Ein sauberes und gesundes Zellmilieu für eine bessere Versorgung mit Nährstoffen

Je mehr wir uns bewegen, desto besser wird unser Knorpel ernährt. Schließlich werden die Knorpelzellen nur durch die Gelenkflüssigkeit ernährt – man spricht von einem sanften „Hineinwalken" der Gelenkflüssigkeit und der darin enthaltenen Nährstoffe in die Knorpelzelle. Wenn wir uns nicht bewegen und die Gelenke somit vollständig entlasten, führt dies dazu, dass die Knorpelzellen nicht weiter ernährt werden und der Absterbeprozess voranschreitet. Wie schon erwähnt: „Bewegung ist Leben und Leben ist Bewegung". Wenn wir dann noch genügend wichtige Nährstoffe zur Verfügung stellen, dann reichen schon „normale" tägliche Aktivitäten aus, um eine gute Versorgung sicherzustellen.

Grundsätzlich kann Arthrose jeden treffen, aber vor allem diejenigen, die ihre Gelenke ständig überlasten, zum Beispiel durch unverhältnismäßige sportliche Betätigung, falsche Techniken, übermäßige Stoßbelastungen beim Sport oder durch vorangegangene Operationen. Auch falsche Belastung oder generell zu hohes Körpergewicht können zu Arthrose führen. Je mehr Kilogramm die Knie und Hüften tragen müssen, desto höher ist ihre Belastung. Da kann es schon eher zu Abnutzungserscheinungen kommen als bei leichteren Personen. Bei Unfällen oder Operationen kann es zu Fehlstellungen der Gelenke kommen, die auch zu einem höheren Risiko für Arthrose beitragen. Außerdem spielen die Gene, wie so häufig, ebenfalls eine Rolle, da sie bestimmen, ob man eine Veranlagung für Arthrose hat oder nicht.

Die Bedeutung eines gesunden Zellmilieus, das wichtig für eine gute zelluläre Funktion ist, ist besonders relevant, wenn es um Gelenke geht. Eine Knorpelzelle erhält all ihre Nahrung über Diffusion, die nur gut funktionieren kann, wenn das Zellmilieu sauber ist. Bei der heutigen Belastung durch Gifte und Schadstoffe ist dieses Milieu oft verunreinigt, sodass ein wirklicher Austausch der Nährstoffe praktisch nicht möglich ist, selbst wenn man noch so gute Nahrungsergänzungsmittel zu sich nimmt. Bevor wir zum Beispiel eine reichhaltige Anti-Falten-Creme auf die Gesichtshaut auftragen, waschen wir schließlich unser Gesicht gründlich, um es von Schmutzpartikeln zu befreien. Im Inneren unseres Körpers sieht es ähnlich aus. Bevor wir also wertvolle Nährstoffe verschwenden, sollten wir unseren Körper von all dem „Giftmüll" befreien, der sich über die Jahrzehnte angesammelt hat. Menschen, die ein erhöhtes Risiko für Arthrose haben, sollten ganz besonders darauf achten, dass sie ihren Gelenken einen guten Stoffwechsel ermöglichen.

Die wichtigsten Gelenke sind am meisten gefährdet

Unsere wichtigsten Gelenke sind die, die wir am meisten benutzen und die, welche die größte Last tragen. Ausgerechnet diese werden aber gern von Arthrose befallen. Das sind zum Beispiel die Hüfte, das Knie und auch das Großzehengrundgelenk. Manchmal ist auch das Sprunggelenk betroffen. Gelenke, die in diesem Zusammenhang häufig übersehen werden, sind die kleinen Zwischenwirbelgelenke in der Wirbelsäule, denn auch diese können von arthrotischen Veränderungen befallen werden.

Doch gegen all diese Prozesse lässt sich einiges tun, wenn man die Initiative ergreift. Optimalerweise sollten wir daher sowohl Sport treiben, als auch prinzipiell darauf achten, dass wir uns jeden Tag genug bewegen. Außerdem müssen wir uns gesund und ausgewogen ernähren, denn allein durch die Nahrung liefern wir unserem Körper die benötigten Bausteine für eine erfolgreiche Regeneration der Zellen. Damit die Zellen ihre Funktion gut ausüben können, müssen wir uns um ein sauberes Zellmilieu kümmern, was durch eine tägliche Entgiftung gewährleistet werden kann. Leider kann uns die Ernährung nicht mehr alle nötigen Nährstoffe liefern, um uns optimal zu versorgen, sodass wir für einen optimalen körperlichen Zustand einige Stoffe zusätzlich brauchen. Was

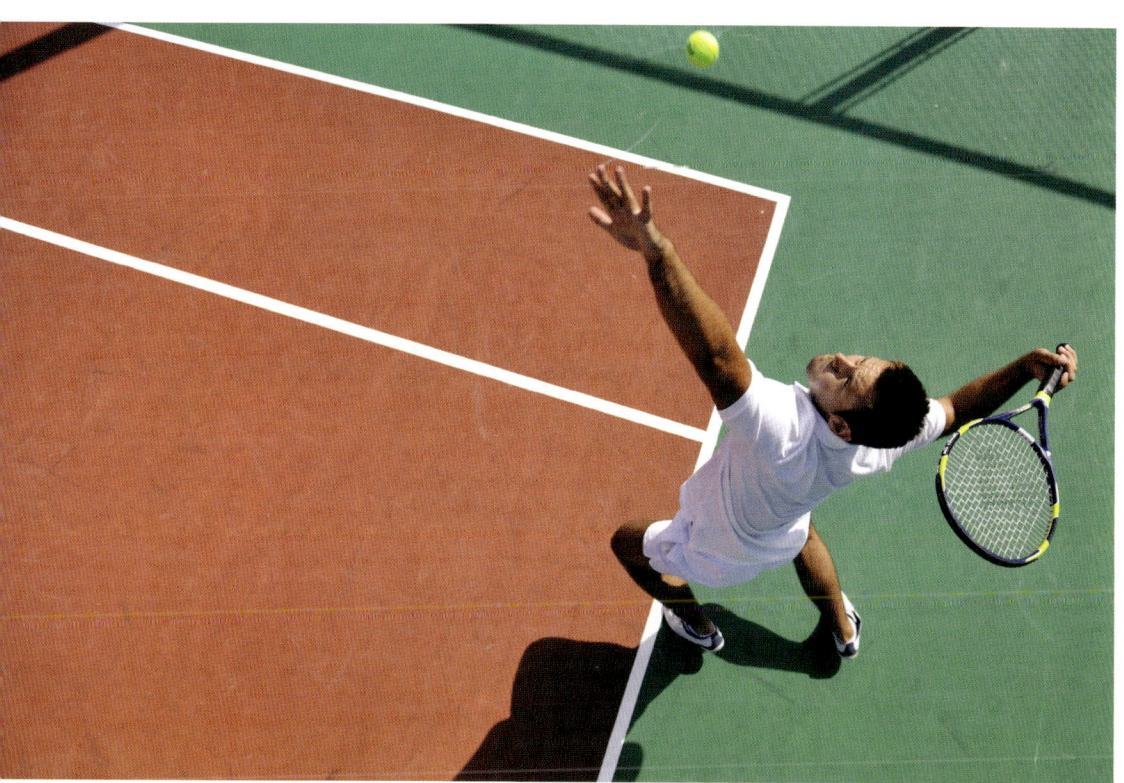

die Gesundheit unserer Gelenke angeht, kann man diese erhalten und positiv beeinflussen, wenn man hochwertige Nahrungsergänzungsmittel zu sich nimmt. Damit stellt man eine optimale Versorgung des Knorpels sicher und schützt ihn auf diese Weise vor Verschleiß.

Im Folgenden werden einige der wichtigsten Stoffe vorgestellt, die sich als besonders hilfreich bei der Erhaltung der Gelenkfunktion erwiesen haben. Wenn wir uns dazu entschlossen haben, ein Nahrungsergänzungsmittel einzunehmen, um unsere Beweglichkeit bis ins hohe Alter zu erhalten, dann sollte es mindestens die im Weiteren beschriebenen Wirkstoffe enthalten.

Diese Wirkstoffe unterstützen und erhalten die Beweglichkeit

- Chondroitin (Chondroitinsulfat)
- Glucosamin
- Hyaluronsäure
- MSM (Methylsulfonylmethan)
- Dänisches Hagebuttenextrakt
- Boswellia Serrata (Weihrauch)
- Vitamin C
- Vitamin D3 – für stabile Knochen, eine starke Immunabwehr und vieles mehr
- Vitamin E
- Mangan
- Selen

Chondroitin (Chondroitinsulfat)

Fangen wir mit der Substanz an, deren Name am schwierigsten zu merken ist. Chondroitin ist ein ziemlich großes Molekül (Makromolekül), das zu der Gruppe der besonders langen Zuckerketten (Polysaccharide) gehört. Es hat in unserem Knorpelgewebe eine wichtige Funktion, da es dafür sorgt, dass das hyaline Knorpelgewebe in den Gelenken ein stabiles Gerüst bildet und sich nicht so leicht eindrücken lässt. Diese Substanz kommt ganz natürlich in unserem Knorpel vor und findet sich im Bereich zwischen den Zellen. Auf diese Weise stellt

Chondroitin einen Großteil der gesamten Knorpelmasse dar. Es bindet sich in der Regel an Eiweiße und erfüllt damit sowohl strukturelle Aufgaben, indem es ein stabiles Gerüst bildet, als auch eine regulierende Funktion. Beispielsweise wird Chondroitin eine entzündungshemmende Wirkung nachgesagt.

Normalerweise verabreicht man Chondroitin bei degenerativen Gelenkerkrankungen, wie Arthrose, vor allem, wenn es sich um lasttragende Gelenke handelt, die besonders stabil sein müssen. Es wird bevorzugt mit einem weiteren Wirkstoff, namens Glucosamin, kombiniert. Die Studienlage hinsichtlich der Wirksamkeit von Glucosamin und Chondroitinsulfat ist zwar zur Zeit noch etwas unübersichtlich, eine relativ neue Studie aus dem Jahr 2012 zeigt allerdings, dass Chondroitin eine positive Wirkung bei vorliegender Arthrose hat. Die Einnahme sollte bei Dosierungen von bis zu 1200 mg/Tag liegen. Das Chondroitinsulfat ist in der Regel gut verträglich und Nebenwirkungen sind nicht bekannt. Dem Wirkstoff Chondroitin wird eine schmerzlindernde, entzündungshemmende und immunmodulierende, möglicherweise sogar eine antioxidative und neuroprotektive Wirkung nachgesagt. Es hemmt die Tätigkeit der knorpelabbauenden Enzyme, d.h. reduziert den Knorpelzelltod und macht den Knorpel widerstandsfähiger.

Glucosamin

Glucosamin ist ein Aminozucker, der sich ebenfalls im menschlichen Körper wiederfindet. Dort ist es Bestandteil von Bindegewebe und Knorpel und findet sich auch in der wichtigen Gelenkflüssigkeit. Die Hauptwirkung von Glucosamin ist ebenfalls, wie bei Chondroitin, die Stabilisierung und Erhaltung der feinen und empfindlichen Knorpelstruktur im Gelenk. Die Studie, bei der Chondroitin untersucht wurde, hat ebenfalls positive Wirkungen von Glucosamin beschrieben. Bei der Einnahme als Nahrungsergänzungsmittel ist es gut verträglich und der tägliche Verzehr sollte bei 1200 mg liegen.

Zusammenfassend kann Glucosamin schmerzlindernd und entzündungshemmend, vergleichbar mit einem entzündungshemmenden Antirheumatika, wirken. Es schützt die Knorpelsubstanz und unterstützt deren Aufbau, hemmt gleichzeitig den Abbau Knorpelmasse. Es kann die Symptome einer Arthrose lindern und deren Verlauf verzögern.

Hyaluronsäure

Hyaluronsäure ist eine Substanz, die heutzutage beinahe jeder aus Faltencremes kennt. Sie findet sich in vielen Geweben des menschlichen Körpers wieder und sorgt in der Haut für Spannkraft durch ihr hohes Wasserbindungsvermögen. Genauer gesagt befindet sich die Hyaluronsäure in dem speziellen Raum zwischen den Zellen, den man Interzellularraum oder extrazelluläre Matrix nennt. Gelenkflüssigkeit besteht beispielsweise zum Großteil aus Hyaluronsäure, die eine gute schmierende Wirkung hat und die Knorpelzellen zusätzlich noch ernährt. Außerdem ist die Hyaluronsäure an der Bildung der Riesenmoleküle zwischen den Zellen beteiligt und spielt auf diese Weise eine wichtige Rolle bei der Strukturbeschaffenheit der Gelenkflüssigkeit. Riesenmoleküle haben ebenfalls eine hohe Wasserbindungskapazität und wirken in der Gelenkflüssigkeit stabilisierend und schmierend. Sie füllen außerdem den Zwischenzellraum auf und sorgen damit für eine hohe Stabilität von Geweben. So findet man sie als Grundsubstanz auch in Knorpel, Sehnen und Gelenken.

MSM (Methylsulfonylmethan)

Aufgrund unserer oft unausgewogenen Ernährungsweise leiden viele Menschen an einem Schwefelmangel. Die Folge sind unklare Beschwerden in Gelenken und im Bindegewebe, die durch entzündliche Veränderungen ausgelöst werden. MSM oder Methylsulfonylmethan eignet sich hervorragend dazu, diesen Mangel auszugleichen. Nimmt man MSM regelmäßig ein, gehen die entzündlichen Veränderungen zurück und die Schmerzen nehmen nach und nach ab. Schwefel ist außerdem beteiligt an der Bildung verschiedener Enzyme und Hormone sowie der Antioxidantien, wie zum Beispiel Glutathion. Es ist maßgeblich an der zellulären Entgiftung beteiligt und muss jederzeit in ausreichender Menge vorhanden sein, da sich sonst Abbauprodukte aus dem Zellstoffwechsel, Schadstoffe und Gifte in den Zellen anhäufen können. Aus diesen Gründen ist eine ausreichende Zufuhr von Schwefel wichtig und kann notfalls durch Nahrungsergänzungsmittel sichergestellt werden. MSM kann die körpereigene Schmerzbekämpfung und den Knorpelschutz unterstützen und die Wirkung von Vitaminen und anderen Nährstoffen verstärken. Es eignet sich hervorragend zur begleitenden Behandlung von Gelenksbeschwerden und Durchblutungsstörungen.

Dänisches Hagebuttenextrakt

In der letzten Zeit sind Pflanzen in den Fokus vieler Studien und Untersuchungen gerückt. Das wurde auch Zeit, denn seit vielen Jahren gehören zahlreiche Heilpflanzen zu beliebten Hausmitteln bei der Behandlung vieler Erkrankungen. Erst vor Kurzem haben sich Forscher auch mit dem Hagebuttenextrakt beschäftigt und die entzündungshemmende Wirkung dieser Pflanze bestätigt. Die „Heil"Pflanze ist reich an Vitaminen, Lycopin und Galaktolipide. Die enthaltenen Galaktolipide bedingen in 2 Arthrose-Studien aus dem Jahr 2003 eine erhöhte Beweglichkeit und Reduktion des Schmerzmittelverbrauchs. Mittlerweile lässt sich sagen, dass Hagebuttenpulver zu den gut untersuchten Nahrungsergänzungsmitteln gehört, die gern bei Patienten mit schmerzhaften, verschleißbedingten Gelenkerkrankungen eingesetzt werden. Es entfaltet seine entzündungshemmende Wirkung, indem es Botenstoffe der Entzündung an verschiedenen Stellen des Entzündungsprozesses hemmt. Dies konnte in zwei groß angelegten Studien zweifelsfrei nachgewiesen werden.

Boswellia Serrata (Weihrauch)

Bei Boswellia Serrata handelt es sich um das natürliche Harz des Weihrauchstrauches. Es enthält bekanntermaßen ätherische Öle, die für den aromatischen Duft beim Verbrennen von Weihrauch verantwortlich sind. Die außerdem noch darin enthaltenen Boswellia-Säuren sind die eigentlichen Wirkstoffe, die wir uns bei der Einnahme von Weihrauch zunutze machen können. Studien haben belegt, dass Boswellia-Säuren eine entzündungshemmende Wirkung besitzen und

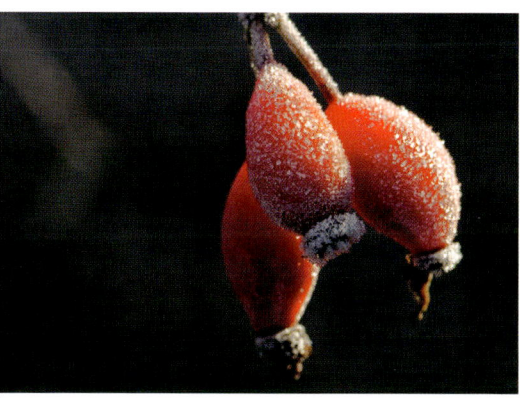

Hagebuttenextrakt wirkt entzündungshemmend.

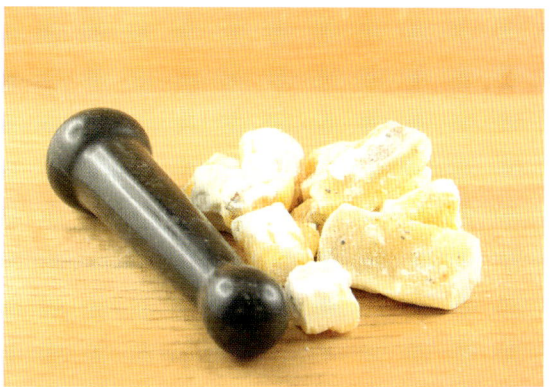

Weihrauch ist das natürliche Harz des Weihrauchstrauches.

insbesondere chronische Entzündungen stoppen können. Weihrauch kann zur begleitenden Behandlung bei Erkrankungen des rheumatischen Formkreises wie Arthrose/Arthritis oder Gicht und bei Entzündungen aller Art (auch chronisch entzündliche Darmerkrankungen wie z.B. Morbus Crohn, Colitis ulcerosa) eingesetzt werden.

Vitamin C

Vitamin C ist auch unter dem Begriff Ascorbinsäure bekannt und kommt vor allem in frischem Obst und Gemüse vor. Besonders viel Vitamin C ist in Zitrusfrüchten und Beeren enthalten. Es ist besonders wertvoll für unseren Körper, denn es wirkt als Antioxidans, kräftigt das Bindegewebe und verbessert auf diese Weise die Struktur und Elastizität von Sehnen, Bändern und Knorpel. Das Problem mit diesem Vitamin ist, dass es sich sehr schnell zersetzt, wenn es Hitze, Licht oder Luft ausgesetzt ist. Aus diesem Grund ist es ratsam, Obst und Gemüse möglichst rasch zu verzehren und es nicht lange zu lagern. Tiefkühlgemüse hat manchmal einen höheren Anteil an Vitamin C, da es kurz nach der Ernte eingefroren worden ist.

Vitamin D3 –
für stabile Knochen, eine starke Immunabwehr und vieles mehr

Vitamin D, auch als Calciferol bezeichnet, ist bekanntermaßen das „Sonnenscheinvitamin". Es hat eine ganze Reihe positiver Eigenschaften, zum Beispiel unterstützt es die Aufnahme anderer Vitalstoffe, wie Vitamin A, Calcium und Phosphor. Diese Stoffe haben immense Bedeutung für unsere Knochengesundheit. Zusätzlich hilft Vitamin D dabei, das Calcium in den Knochen einzulagern. Was viele nicht wissen, ist, dass das in den Knochen gespeicherte Calcium nicht nur für die Knochenstabilität wichtig ist – auch für die Kontraktionsarbeit unseres Herzens ist dieser Speicher von Bedeutung. Benötigt das Herz dringend Calcium, kann es schnell aus dem Knochen herausgelöst und zur Verfügung gestellt werden. Ist nicht ausreichend Calcium eingelagert, kann es unter Umständen zu akuten Herzproblemen kommen, die im schlimmsten Fall sogar mit einem unerwarteten Herzversagen enden können. Eine chronische Unterversorgung mit Vitamin D führt also zwangsläufig auch zu einer Unterversorgung mit Calcium, was die Knochen weniger stabil und sozusagen porös macht. Dieses Krankheitsbild bezeichnet man als Osteoporose.

Unser Körper kann Vitamin D unter der Einwirkung von Sonnenlicht auf der Haut (das mit Melanin, dem hauteigenen Farbstoff reagiert) selbst herstellen. Das Problem ist, dass die meisten von uns ihren gesamten Tag in geschlossenen Räumlichkeiten verbringen und sich nur wenig an der frischen Luft und unter freiem Himmel aufhalten. Viele Menschen meiden zudem bewusst die Sonne, um keine vorzeitige Hautalterung zu riskieren und das Risiko für Hautkrebs zu senken. Die Unbekümmertheit, mit der unsere Vorfahren einst Sonne und Luft genießen konnten, werden wir auch wegen des Ozonlochs vermutlich nie erleben. Dunst und Smog begünstigen noch zusätzlich den Mangel an Vitamin D, weil durch den Dunstschleier noch weniger Sonnenlicht unsere Haut erreicht.

Ältere Menschen haben zwei zusätzliche Faktoren, die einen Vitamin-D-Mangel begünstigen. Zum einen ist ihre Haut nicht mehr so gut in der Lage, Vitamin D durch das Sonnenlicht zu synthetisieren, zum anderen ist bei vielen die Aufnahmefähigkeit der Darmschleimhaut stark eingeschränkt. Vor allem ältere Menschen sind also darauf angewiesen, eine besonders hohe zusätzliche Dosis an Vitamin D zu erhalten. Wenn das nicht geschieht, dann drohen Knochenerweichung und Knochenbrüche. Nicht umsonst begegnet man in Kliniken zahlrei-

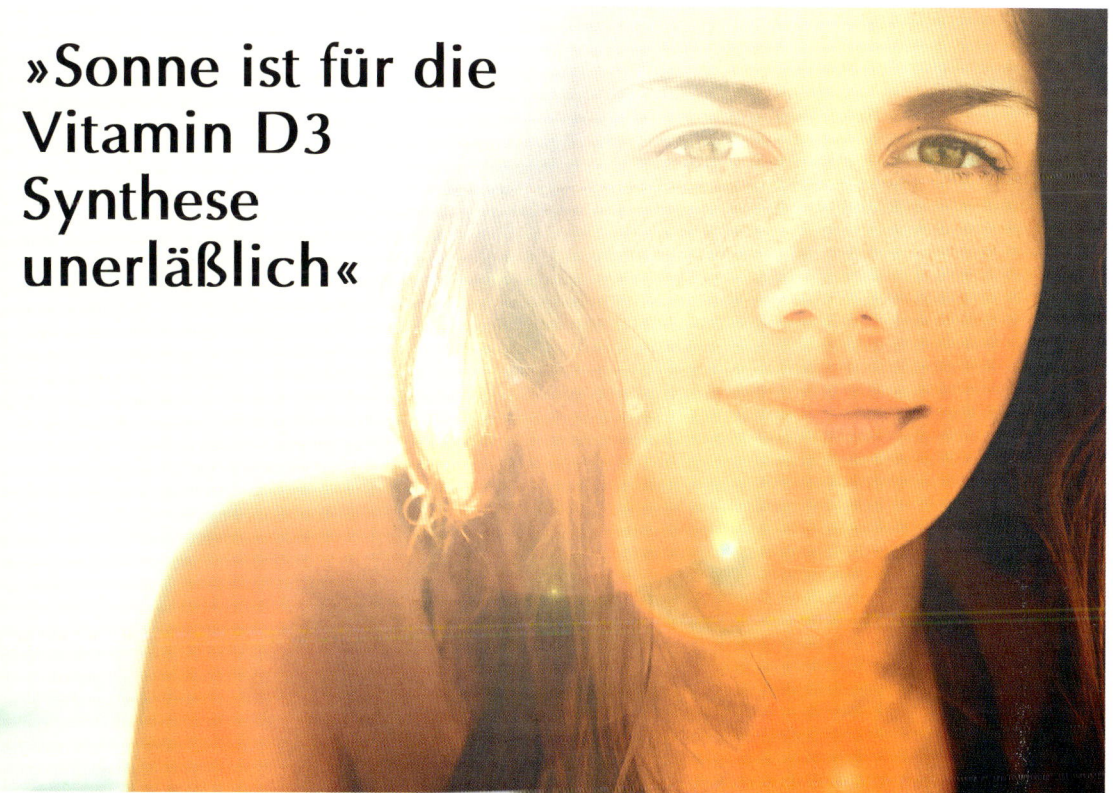

»Sonne ist für die
Vitamin D3
Synthese
unerläßlich«

chen Patienten, die nach einem Sturz einen Oberschenkelhalsbruch erlitten haben. Die Erholung nach einem solchen Trauma ist für Ältere besonders schwer und viele von ihnen erlangen ihre frühere Beweglichkeit nie mehr wieder. Eine gute Versorgung mit Vitamin D ist aber nicht nur für starke Knochen wichtig, sondern kann auch durch eine positive Wirkung auf die Muskelkoordination und -stärke dafür sorgen, dass es gar nicht erst zu einem Sturz kommt.

Auch in der Nahrung ist das fettlösliche Vitamin D enthalten, allerdings sind die Mengen eher gering. Ein Mangel an Vitamin D ist also bei vielen Menschen sehr wahrscheinlich. Das ist beunruhigend, denn Vitamin D ist nicht nur am Knochenstoffwechsel beteiligt, sondern hat auch eine Wirkung auf das Immunsystem, die Haut, die Muskulatur, das Herz-Kreislaufsystem, die Hormonproduktion sowie die Bauchspeicheldrüse. Darüber hinaus hat Vitamin D sogar krebsvorbeugende Eigenschaften. Dementsprechend sind die Folgen einer Mangelversorgung sehr vielfältig. Die wichtigsten, neben Osteoporose, sind dabei: erhöhte Infektanfälligkeit (vor allem obere Atemwegsinfekte), depressive Verstimmungen, Müdigkeit, Schwäche, Schlafstörungen, erhöhte Reizbarkeit, Herzmuskelschwäche, allgemeine Muskelschwäche, verminderte Insulinsekretion, erhöhtes Risiko für Typ-1-Diabetes, Bluthochdruck, Insulinresistenz und Multiple Sklerose. Schaut man genau hin, wird man in dieser Liste so einige ältere Familienangehörige oder Bekannte wiedererkennen.

Vitamin E
Vitamin E, oder Tocopherol, ist ein fettlösliches Vitamin, das eine ausgeprägte antioxidative Wirkung hat. Das bedeutet, dass es unseren Körper vor freien Radikalen und dem sogenannten oxidativen Stress schützt. Mitunter wird es sogar als das wichtigste fettlösliche Antioxidans beschrieben. Es kann entzündliche Prozesse wirksam aufhalten und die Reparaturmechanismen der Zellen verbessern. Bei Arthrose kann hochdosiertes Vitamin E auf diese Weise schmerzlindernd wirken und die Gelenkbeweglichkeit dadurch erhöhen. Darüber hinaus unterstützt Vitamin E das Immunsystem, die Sauerstoffversorgung in Geweben und sorgt dafür, dass das Blut eine bessere Fließeigenschaft hat.

Ein Vitamin-E-Mangel, der sich konkret und sichtbar äußert, ist bei Erwachsenen kaum anzutreffen. Das bedeutet aber nicht, dass eine Unterversorgung vernachlässigt werden könnte. Wenn auf Dauer zu wenig Vitamin E im Blut vorhanden ist, dann kann man Symptome wie Muskelschwäche und Zersetzung der roten Blutkörperchen beobachten. Wesentlich gravierender ist jedoch eine geringfügige Unterversorgung, die keine Symptome zeigt. Laut WHO ist das Risiko an der Koronaren Herzkrankheit zu sterben viermal höher, wenn man einen eher niedrigen Vitamin-E-Spiegel im Blut hat. Die Unterversorgung trägt langfristig dazu bei, dass sich das Risiko für verschiedene Erkrankungen erhöht. Dazu gehören beispielsweise Rheuma, Diabetes, Alzheimer, Schlaganfall, Infektionen und Krebs.

Mangan

Mangan ist ein Spurenelement, das als Co-Enzym fungiert und auf diese Weise eine große biologische Bedeutung bei der Bildung von mehr als sechzig Enzymen besitzt. Eine wichtige Stellung unter diesen Enzymsystemen nimmt die Superoxid-Dismutase ein, die der Bekämpfung freier Radikale dient. Außerdem ist Mangan wichtig für Entwicklung und Körperwachstum sowie für die Entgiftung (insbesondere durch die Neutralisierung freier Radikale) und eine gesunde Abwehrfunktion unseres Körpers. Es ist ein silberweißes und sprödes Übergangsmetall, dem Eisen nicht ganz unähnlich. Ein gravierender Mangel an Mangan ist zwar selten, jedoch sollte man die schwerwiegenden Folgen, wie Knochen- und Knorpeldeformationen, die durch Manganmangel entstehen, unbedingt vermeiden. Mangan kann nur mit der Ernährung aufgenommen werden. Besonders viel steckt davon in Getreideprodukten wie Haferflocken, grünem Gemüse, Hülsenfrüchten und Nüssen.

Selen

Selen ist ein Spurenelement, das normalerweise im Boden vorkommt. Auf diese Weise wird es von Pflanzen aufgenommen und gelangt somit über pflanzliche und tierische Produkte auf unseren Teller. Unglücklicherweise verschwindet Selen immer mehr aus unseren Böden, ebenso wie einstmals das Jod. Deutschland gehört scheinbar zu den Ländern in Mitteleuropa, die einen besonders gravierenden Selen-Mangel im Boden haben. Die Wirkungsweise von Selen wurde in den letzten Jahrzehnten immer besser erforscht, sodass man mittlerweile seine Bedeutung erkannt hat.

Die Folgen des Selenmangels sind gravierend. Durch die damit zusammenhängende Störung der Redoxprozesse (Abfangen und Neutralisieren der freien Radikale) führt ein Selenmangel zu vorzeitigen Alterungsprozessen, funktionellen Beeinträchtigungen von Geweben und Organen sowie auch zur Schädigung der menschlichen Gene. Um das zu verhindern, schützt Selen unsere Zellen vor freien Radikalen, unterstützt die Immunabwehr und Resistenz gegen Keime und Schadstoffe und schützt vor Krebs und giftigen Schwermetallen. Es ist also ein äußerst wichtiges Spurenelement, das wir nur in kleinen Mengen benötigen und beispielsweise in Fisch, Fleisch, Getreideprodukten, Sesam, Milch, Gemüse und Nüssen finden. Aber selbst diese kleinen Mengen lassen sich nicht über die Ernährung allein decken, da Selen aus unserer Umwelt verschwindet.

***

Einmal wöchentlichen treffen sie sich, zwei Läufer und zwei Läuferinnen, die im gleichen Unternehmen in unterschiedlichen Abteilungen tätig sind und die wissen, wie wichtig gesunde Ernährung und sportliche Betätigung für ihr Wohlbefinden sind. Einer von ihnen hatte die letzten Wochen aussetzen müssen.

„Hallo! Schön, dass du wieder kommst. Was war denn los?"

„Ach, es ist mir fast peinlich, es zu erzählen, aber ich habe es mit dem Sport und meinem Ehrgeiz übertrieben und zu viel gemacht. Und der Körper hat mich bestraft, mit kleinen Rissen in der Unterschenkelmuskulatur."

„Es scheint, als hättest du zugenommen."

„Klar, wenn du drei, vier Wochen keinen schnellen Schritt machst, dann wachsen wieder die Fettreserven am Bauch und in den Muskeln. Schade – ich wollte einige Langstreckenläufe bestreiten in diesem Jahr und gewisse Zielzeiten erreichen, und nun muss ich alles wieder überdenken."

Die Läuferinnen hatten dem Gespräch der beiden Männer interessiert zugehört.

„Es hängt eben immer davon ab, warum man sich bewegt", meinte die eine. „Mir ist es nur wichtig, dass ich meinen Organismus unterstütze und den Stoffwechsel ankurble. Sportliche Ambitionen habe ich keine."

„Aber jeder wie er glaubt", sagte die andere. „Es gibt jedenfalls das eine oder andere gute Mittel aus der Apotheke oder dem Reformhaus speziell für Sportler, das dir sicher weiterhelfen könnte. Speziell das Naturmineral PMA-Zeolith beispielsweise verschafft überdies eine Leistungssteigerung von zehn, elf Prozent – und das ist wissenschaftlich erforscht, klinisch getestet und bestätigt. Vielleicht solltest du das probieren? Und das mit 100 % Natur! Du regenerierst dich auch viel schneller. Auch das ist belegt."

„Zuerst einmal muss ich wieder ein bisschen in Form kommen", knurrte der Laufpartner. „Danach kann ich mich ja um Zusatzernährung kümmern."

„Du solltest keine Zeit verlieren", meinte sein Kollege, „es ist nie zu früh, den Körper zu entgiften und ihn mit hochwertigen Nahrungsergänzungen auf Vordermann zu bringen. Detox wird so wie individuelles Bewegungsprogramm sowieso immer wichtiger, um vorne dabei zu bleiben. Beruflich wie privat! Und dann bist du schneller wieder da, wo du schon einmal warst und wo du wieder hinwillst."

Die Gruppe setzte sich in Bewegung, zuerst langsam, dann etwas schneller.

„Geht doch", sagte die eine zu ihrem Kollegen, „und du wirst sehen, mit dem PMA-Sport-Zeolith das nächste Mal noch besser!"

„Und ich werde mir eine Dose dieses Naturwirkstoffes gleich anschließend in der Apotheke besorgen.

Danke für den Hinweis!"

3

WORK-LIFE-BALANCE: VON PUSH- UND PULL-EFFEKTEN

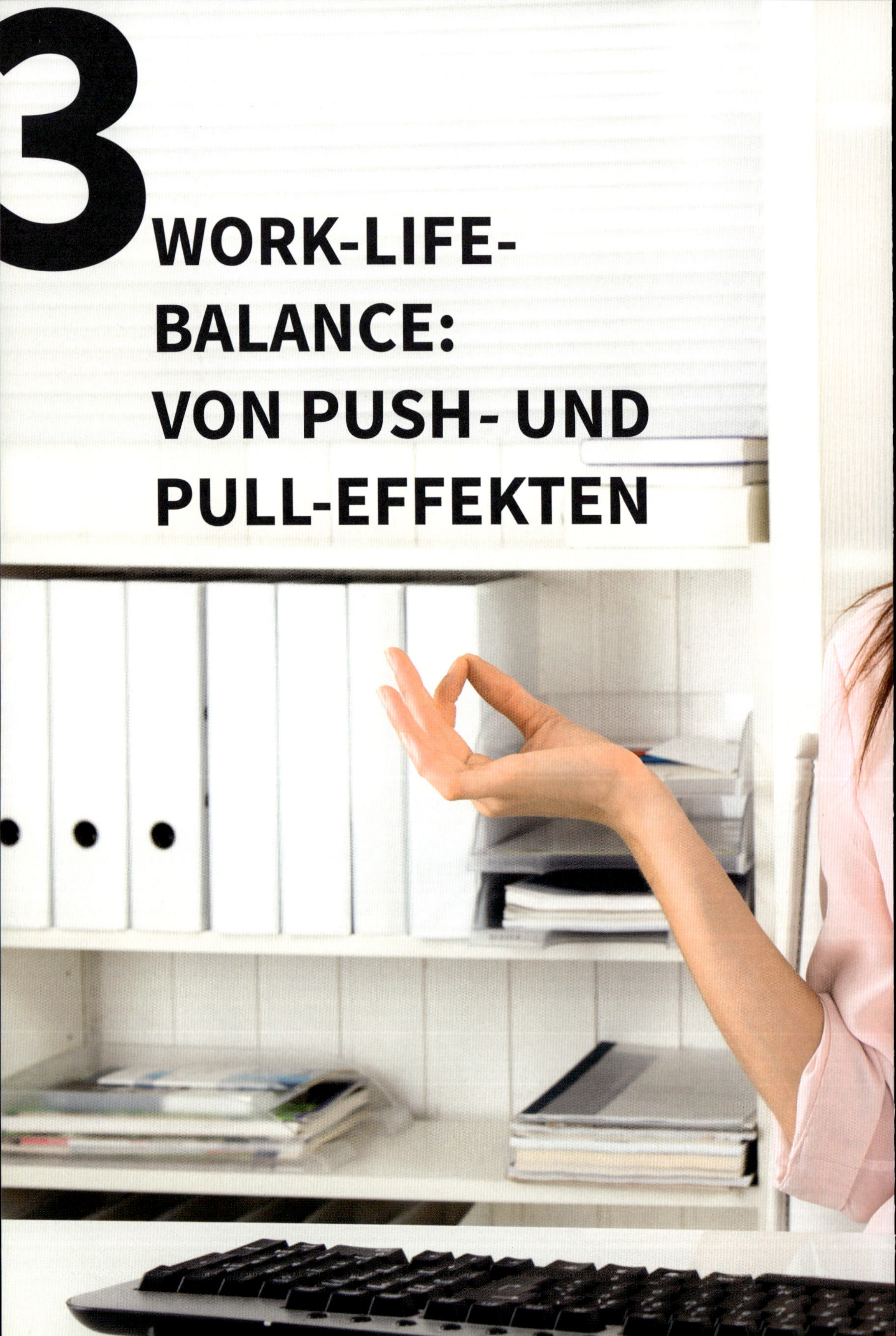

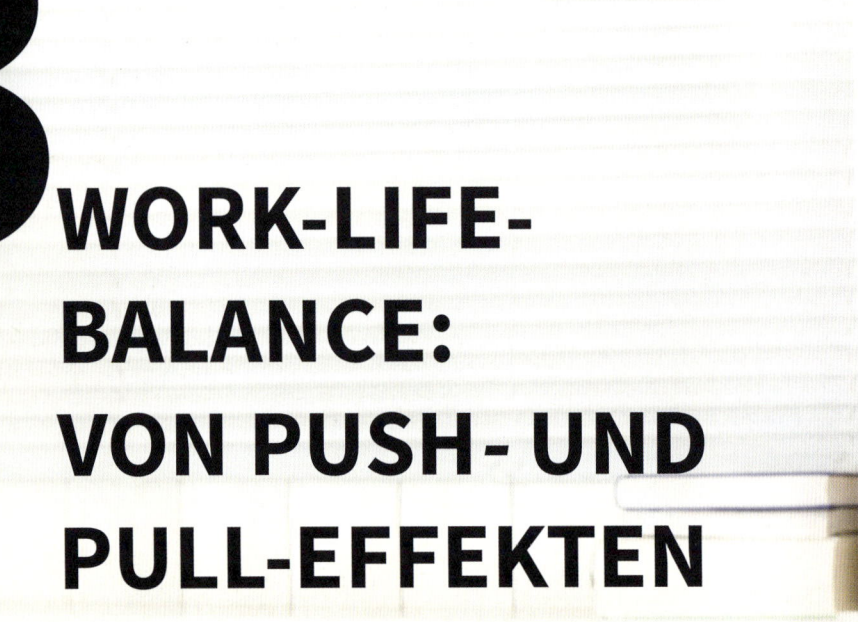

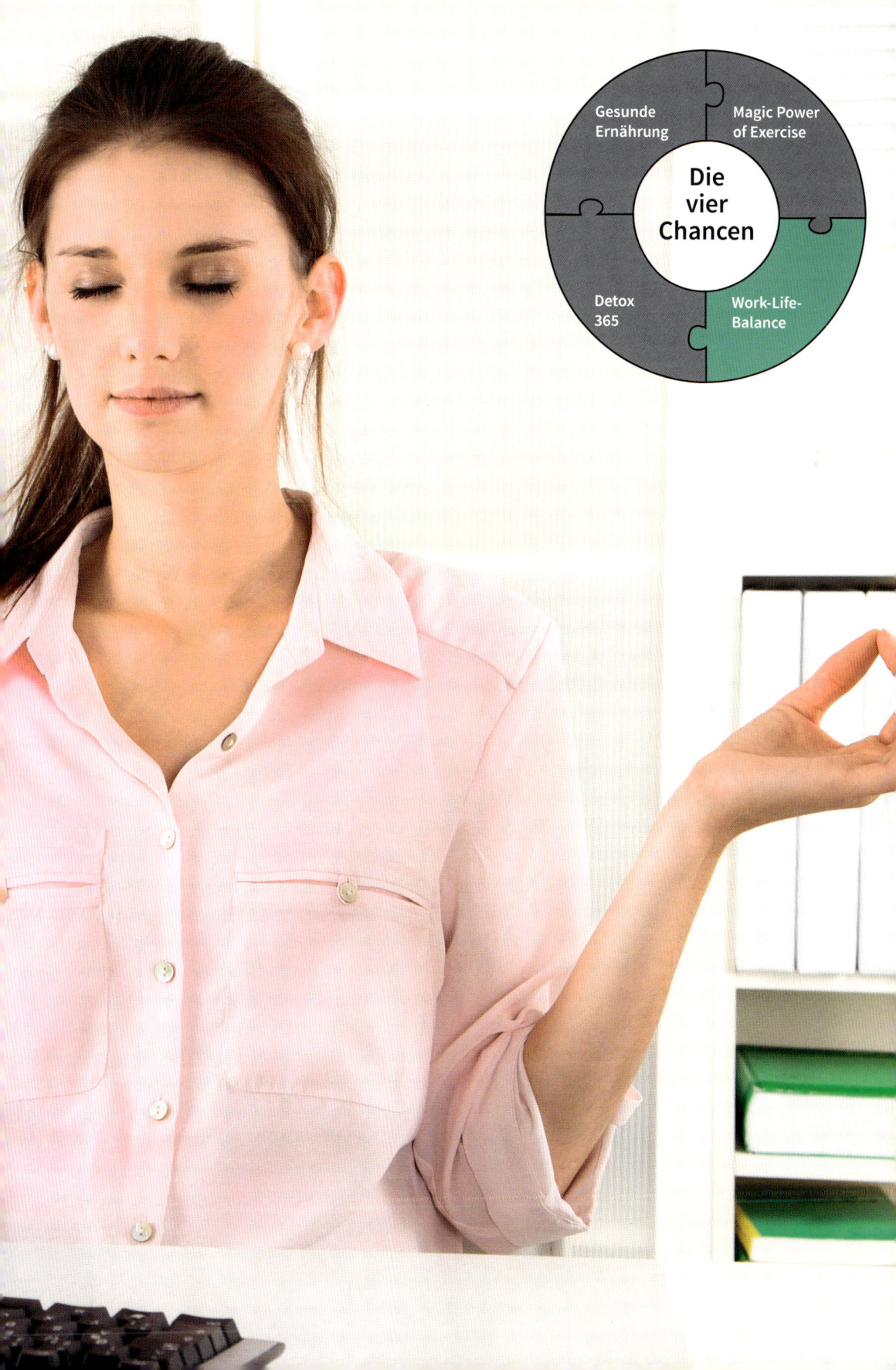

Die
vier
Chancen

Gesunde
Ernährung

Magic Power
of Exercise

Detox
365

Work-Life-
Balance

ARBEIT, LEBEN, FREUDE –
ALLES IM LOT?

Work-Life-Balance ist schon seit einigen Jahren in aller Munde. Jedoch suggeriert der Begriff etwas, das Teil des Problemdenkens und nicht Teil eines echten Lösungsansatzes ist. Denn die Annahme, es gebe einerseits die belastende stressige Arbeit und andererseits das erholsame echte Leben, stellt genau jene Einstellung her, mit der wir uns Montagfrüh mühevoll zur Firma schleppen, und den Freitag gar nicht mehr erwarten können. Wenn doch endlich das Wochenende da wäre, der Urlaub, die wohlverdiente Pension. So gesehen quälen wir uns mit so einem Mindset durch den Alltag. Das ist, wie wenn man einen mit schweren Steinen beladenen Rucksack auf Wanderungen mitnimmt. Fünf Tage die Woche trage ich den Ballast, zwei Tage gönne ich mir etwas Erholung. Nicht die allerbesten Voraussetzungen, um gesund und leistungsfähig zu bleiben.

Wenn es um die Motivation im Job geht, enthüllt der Gallup Engagement Index das ganze Drama. Nur 16 % der Beschäftigten waren

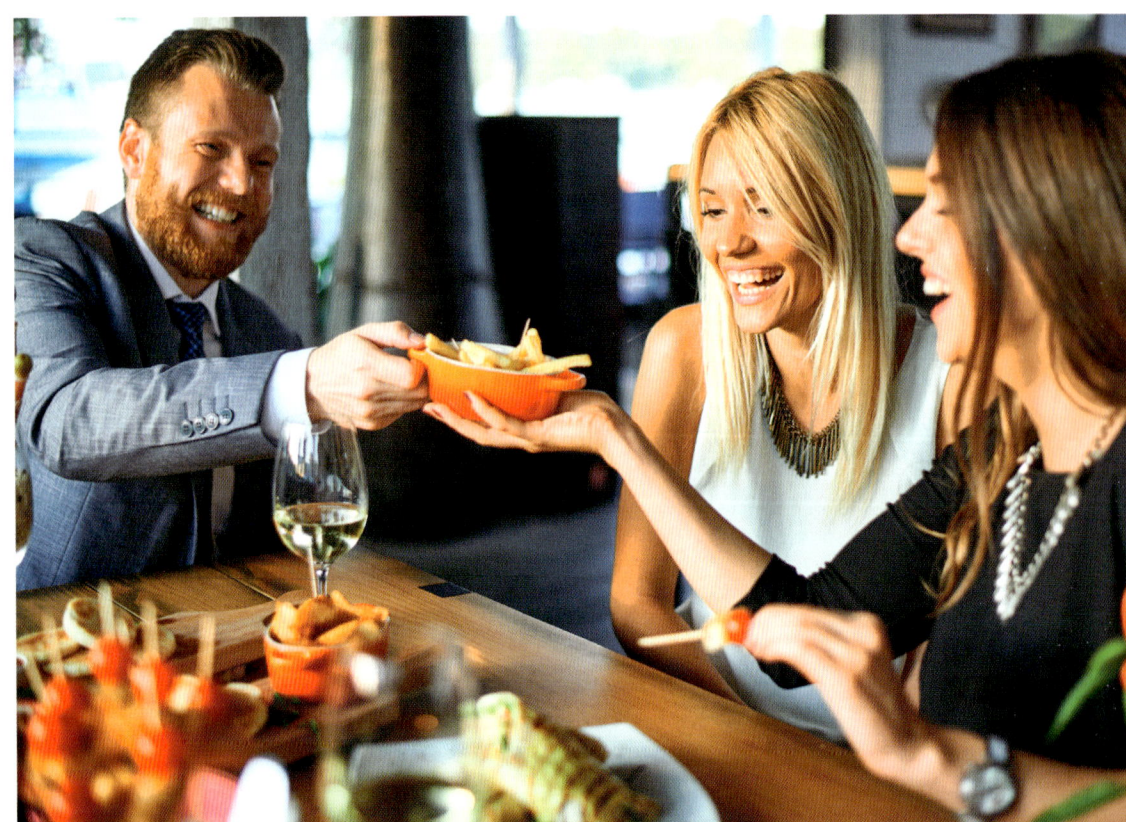

demnach 2015 in Deutschland motiviert, sich freiwillig für ihren Arbeitgeber und dessen Ziele einzusetzen. Die satte Mehrheit von 68 % leistet dagegen nur Dienst nach Vorschrift und 16 % verhalten sich überhaupt am Arbeitsplatz destruktiv. Ein solches Defizit bedeutet: Arbeitnehmer sind frustriert, werden krank, Unternehmen wiederum büßen an Produktivität ein.

MYTHOS GESUNDER STRESS

Doch der Irrtum zu diesem brisanten Thema beginnt nicht erst in einer Betrachtung von Arbeit und „Leben" als natürliche Gegensätze, sondern in einem völlig falschen Verständnis von Stress. Immer wieder finden wir in Ratgebern und Managementliteratur den Hinweis, es gäbe guten und schlechten Stress. Sogar im betrieblichen Gesundheitsmanagement werden immer wieder solche und andere Aussagen getätigt, die auf den Österreicher Hans Selye zurückgehen aber eben nicht mehr dem Letztstand der Forschung entsprechen. Äußere Belastungen werden als Stressfaktoren identifiziert; warum diese schädlich wirken und was Stress eigentlich wirklich ist, wird dagegen kaum näher erläutert. So gesehen bleibt es bei trivialen Tipps wie eben Entspannungsübungen zu machen. Einmal pro Woche eine Yogastunde im Unternehmen ergänzt den fast schon obligatorischen Obstkorb, löst aber nicht das grundlegende Problem.

Schauen wir uns also an, was es mit dem Stress auf sich hat. Dies zeigt ein Experiment an Ratten. Stellen Sie sich zwei Ratten vor, die alleine in einem Käfig sind und nichts voneinander wissen. Sie sind räumlich getrennt. Beide Ratten sind in einem Käfig, in welchem nach einem Licht- oder Tonsignal ein Stromschlag erfolgt. Die erste Ratte hat aber einen Hebel. Sie kann, wenn sie schnell reagiert, durch das Drücken des Hebels den Stromschlag verhindern. Die andere Ratte nicht. Dort folgt immer nach einem Licht- oder Tonsignal ein Stromschlag. Ratte 1 muss also ständig aufpassen, alert sein, schnell reagieren. Ratte 2 wiederum kann nichts tun, außer resignieren. Welche Ratte erleidet mehr Stress? Stress wird dabei gemessen als Menge des Stresshormons Cortisol ...

Die Antwort ist für viele verblüffend, aber eindeutig: Es ist jene Ratte, die keinen Einfluss auf die Situation hat. Ratte 2 wird eher krank und hat eine deutlich verminderte Lebenserwartung. Auf uns übertragen: Haben wir die Einschätzung, keine Kontrolle über eine Situation zu haben, reagiert unser Körper mit Stressprogrammen. Darum sind die meisten von uns auch im Auto lieber Lenker und ganz schlechte Beifahrer.

Kontrollverlust ist für uns biologisch betrachtet eine unmittelbare Gefahr für Leib und Leben. Aus Sicht der Hirnforschung stellt der Verlust von Einflussmöglichkeit einen Notfall dar. Unser unmittelbares Überleben steht auf dem Spiel. In dynamischen Märkten und mit permanenten Change Prozessen konfrontiert, kommt es recht leicht zum Eindruck, dass wir die Kontrolle verlieren.

Wenn uns etwas stresst, schaltet sich unser Überlebensprogramm ein. Wir kommen vom Status des Lebens in den Zustand des Überlebens. Das Stresshormon Cortisol durchflutet den Körper und führt zu einer Vielzahl von physiologischen Veränderungen. Unter anderem wird das Immunsystem unterdrückt, die Magen-Darm-Tätigkeit gestoppt, die Sexualität runterreguliert und der Herzrhythmus gestört. Gestresste Menschen brauchen schnell Energie, um zu kämpfen oder zu flüchten. Alles andere kann radikal eingespart werden. Sie sind damit aber anfälliger für Krebs und Infektionen. Bei ihnen schlägt der Stress auf den Magen, sie entwickeln Reizdarm, werden unfruchtbar und impotent. Und sie erleiden mehr Herzinfarkte und Schlaganfälle.

Die Emotion, die am direktesten mit unserem Überleben in Zusammenhang steht, ist Angst. Letztlich verhilft uns die Angst vor dem Verlust des Lebens dazu, größere Risiken zu vermeiden. Sie führt konkret zu Vermeidungsverhalten. Kein Wunder also, dass Stress meistens ein Platzhalter für Angst ist. Warum setzen wir uns unter Druck, alle Projekte rechtzeitig fertig zu machen? Wir haben Angst, wollen unbedingt vermeiden, es nicht zu schaffen. Dahinter steckt wiederum die Angst, dass unsere Leistung als ungenügend gesehen wird, wir den Job verlieren, uns das Haus nicht mehr leisten können und unter der Brücke landen. Unser Gehirn neigt dazu, sich sehr schnell Schreckensszenarien auszumalen. Diese Übertreibungen sollen uns „schützen", erzeugen aber unnötigen Leidensdruck. Sie sind wie Felsbrocken, die den oben erwähnten Rucksack noch weiter füllen. Wir schleppen eine schwere Last.

Apropos Last: Ist eigentlich ein Glas Wasser leicht oder schwer? Probieren wir es einmal aus. Eine Minute ein Glas Wasser zu halten, ist kein Problem. Dagegen tut eine Stunde dem Arm ganz schön weh. Wie sieht das im Alltag aus? Erreichbarkeit rund um die Uhr durch Handy,

Computer und Tablet, mediale Reizüberflutung mit Schreckensnachrichten, rasante Veränderungen in der Gesellschaft – wir müssten das Glas Wasser zwischendurch öfter mal richtig abstellen und uns nicht nur ein wenig abstützen.

An dieser Stelle müssen wir noch etwas ganz Wichtiges betonen: „Multitasking" macht uns krank. Entgegen einem Mythos sind wir – und das betrifft übrigens auch Frauen – nicht Multitasking-fähig. Wir können nur einen Gedanken pro Moment im Bewusstsein erfassen, unsere Aufmerksamkeit nur auf eine Sache in einem Augenblick lenken. Was wir tun, wenn wir versuchen an mehreres gleichzeitig bewusst zu denken, ist von einem Gedanken zum anderen und wieder zurück zu hüpfen. Das zerrt nicht nur an unserer Konzentrationskraft. Es macht unsere Leistung langsamer und produziert übermäßig viele Fehler. Multitasking wirkt sich nicht nur negativ auf unsere Performance aus: Es erzeugt auch einen hohen Stressfaktor.

Trotzdem lesen wir immer wieder in Stellenausschreibungen, der Bewerber solle Multitasking-Fertigkeiten mitbringen. Wer übrigens denkt, man könne Multitasking trainieren, um solchen Anforderungen zu entsprechen, irrt gewaltig. Je mehr wir versuchen, ein Multitasker zu wer-

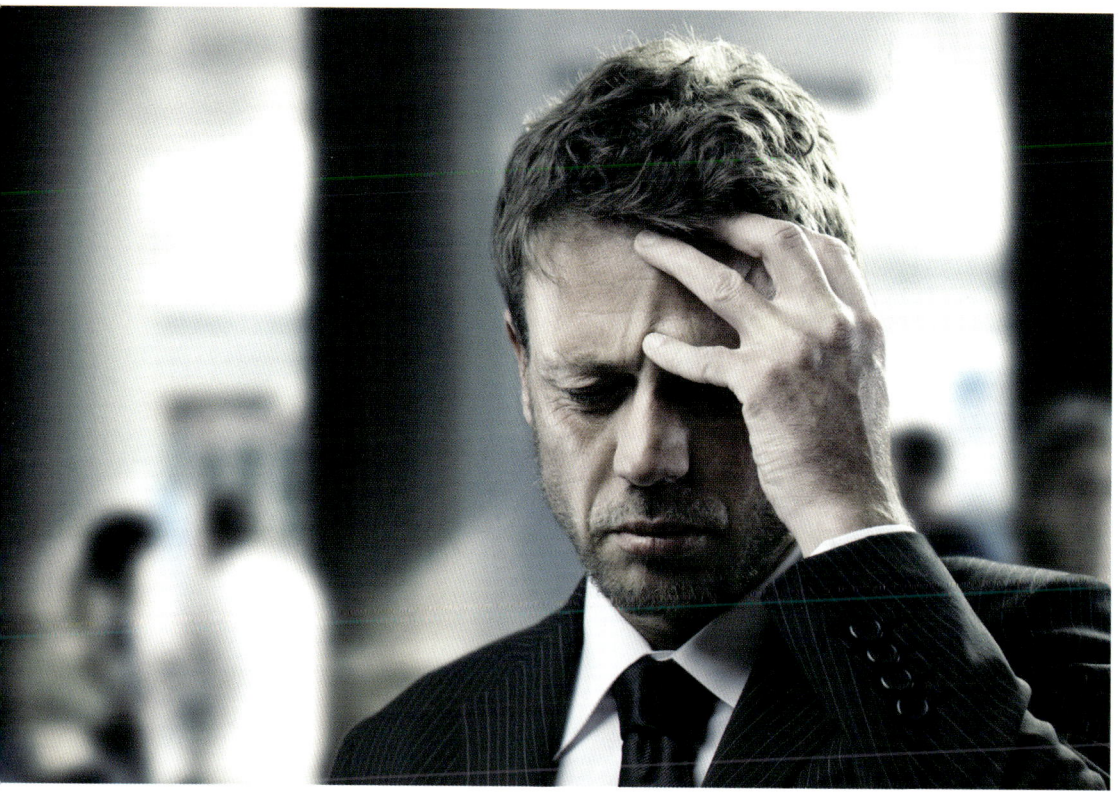

den, desto schlechter ist das für unsere kognitiven Fähigkeiten, aber auch für unsere Stimmung. Im schlimmsten Falle erwerben wir eine selbstgemachte Aufmerksamkeitsstörung: Unsere Aufmerksamkeitsspanne verkürzt sich, wir werden unruhig, unverträglich, nervös. Später werden wir noch sehen, welche Macht im Singletasking, dem Fokussieren liegt!

Wir sollten jedenfalls zusammenfassend festhalten und können dies gar nicht oft genug betonen: Einen guten chronischen Stress gibt es gar nicht. Nur kurzen Stress können wir sehr gut verkraften. Wie bei einem Muskeltraining kann dieser sogar zu Anpassungen führen, die unsere Leistungsfähigkeit erhöhen. Wir werden mental stärker. Aber: die Betonung liegt auf kurzem Stress. Keineswegs meinen wir hier Dauerfeuer über viele Tage, Wochen, Monate oder gar Jahre.

Für Unternehmen bedeutet das: ein gesundes, positives Ambiente ist transparent, bindet die Mitarbeiter aktiv ein und schafft Strukturen, die Stress kurz halten und Pausen unterstützen. Es gibt aber noch einen Bereich, der ein radikales Umdenken erfordert. Und hier docken Stressmanagement und Motivation aneinander an. Das Thema, das uns zu einer ganzheitlichen Betrachtungsweise führen wird, ist das der Ziele.

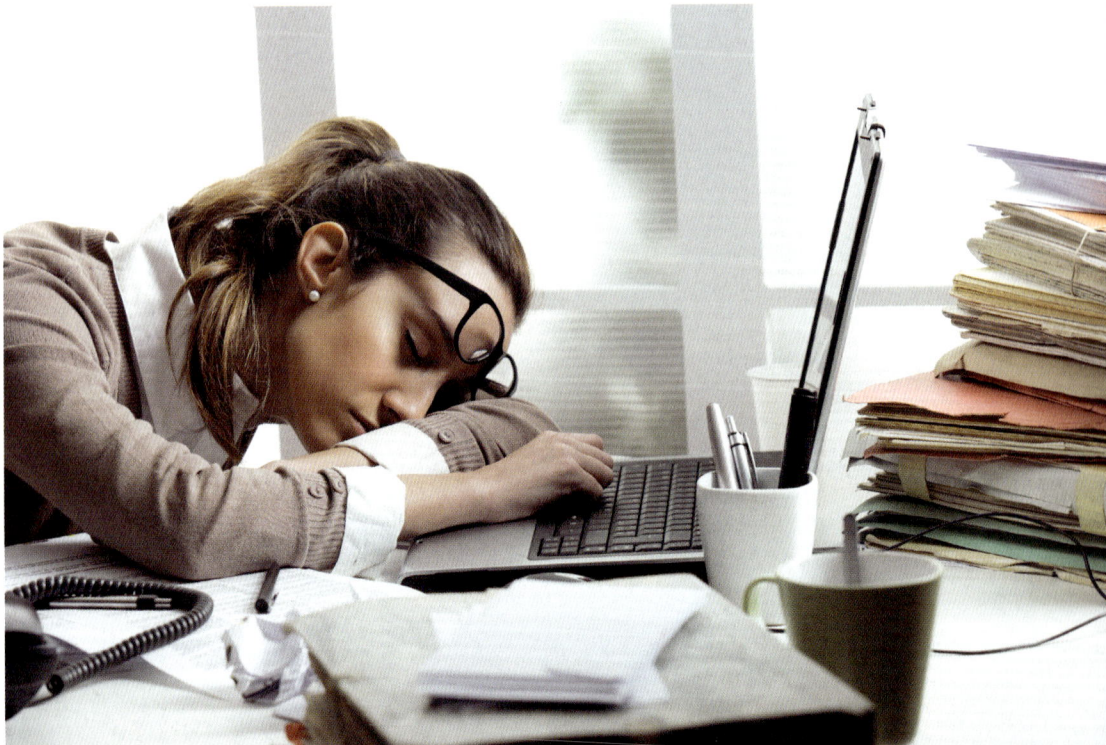

ZIELE – WARUM SMART NICHT IMMER SMART IST

Ziele spielen im unternehmerischen Prozess eine sehr wichtige Rolle. Aus psychologischer Sicht macht dies auch Sinn, da Ziele eng mit Motivation gekoppelt sind. Die Zielpsychologie hat mittlerweile sogar die Motivationspsychologie abgelöst.

Das deutsche Wort „Führungskraft" bringt sehr schön zum Ausdruck, was Vorgesetzte bewirken sollen. Kraft ist in der klassischen Mechanik die Ursache einer Bewegungsänderung. Sie ist eine vektorielle Größe aus zwei Komponenten: Stärke und Richtung. Und genau darum geht es in der Führung: die Mitarbeiter stärken und die richtige Richtung vorgeben. Motivierende Ziele können genau dies vollbringen.

Doch neben diesen positiven Effekten gleiten Ziele sehr schnell ins Gegenteil ab. Sie können ein vehementer Druckfaktor sein, unsere Existenzängste befeuern und in weiterer Folge einen Motivationskiller ersten Ranges darstellen. Schauen wir uns daher an, wie es zu dieser fatalen Fehlentwicklung kommt.

Klassischerweise setzen Arbeitgeber Ergebnisziele. Dabei gehen Manager und Führungskräfte oft nach einem gut bekannten Credo vor: Ziele müssen spezifisch, messbar, attraktiv, realistisch und terminiert – eben SMART – sein. Dieser vermeintlichen Erfolgsformel gemäß wird die neue Marschroute dann auch an die Mitarbeiter ausgegeben. Aber sind SMART-Ziele wirklich so smart?

Tatsächlich, das lapidare „gib dein Bestes" ist nicht geeignet, um Mitarbeiter zu unterstützen und im Sinne der Unternehmensziele auf die richtige Spur zu bringen. Solche Sprüche sind viel zu vage. Oftmals fühlt sich der Mitarbeiter damit alleine gelassen und kann mit diesem Rat wenig anfangen. Was ist das Beste? Wie erreiche ich das? Was genau soll ich tun? Von einem Chef darf man sich mehr erwarten.

Aus dieser Not heraus, haben sich konkrete und messbare Ziele entwickelt. Sie sind der Gegenpol des Unverbindlichen. Die wissenschaftliche Grundlage für die Wirksamkeit solcher Ziele lieferten Locke und Latham in ihrer Goal-Setting-Theory. Sie beobachteten, dass Holzfäller mehr Bäume schlägern, wenn sie eine genaue Anzahl an Bäume pro Tag vorgegeben bekommen. Ergebnisziele können also in der Tat die Performance steigern!

Doch jetzt kommt's: Die Managementtheorie hat auf diesen Erfolgen aufbauend das Kind mit dem Bade ausgegossen, und solche Ziele in alle Bereiche unternehmerischen Handelns drüber gestülpt. Über die USA fand dies rasch Verbreitung.

Was passiert, wenn uns SMART-Ziele überall begleiten? Nun, sie stoßen zunächst einmal rasch an ihre Grenzen. Nämlich immer dann, wenn es um dynamische und komplexe Vorgänge geht. Mit anderen Worten: Für einfache Tätigkeiten machen diese Ziele Sinn. Aber bessere Verkaufsgespräche oder eine bessere Mitarbeiterführung lassen sich durch SMART-Ziele nicht erreichen. Im Gegenteil: Studien zeigen, dass konkrete und messbare Vorgaben in einem solchen Setting schlechtere Ergebnisse bringen.

Und noch etwas ist wichtig, wir haben es bereits angedeutet: Ergebnisziele können ganz schön viel Druck erzeugen und so Leistungsfähigkeit und Lebensqualität mindern. Gehen wir dazu mal in einen Bereich, wo Leistung sehr gut messbar ist; nämlich im Sport. Stellen wir uns dafür vor, Marcel Hirscher würde im Starthäuschen ständig an die Goldmedaille denken. Was würde passieren? Unter Umständen würden Muskeln so anspannen, dass von eleganten, schnellen Bewegungen um die Slalomstangen nicht mehr viel zu sehen wäre. Unter Druck atmen wir auch flacher. Einem Langstreckenläufer könnte so sehr rasch die Luft ausgehen. Fußballer foulen häufiger und schenken dem Gegner günstige Standardsituationen. Ergebnisziele und Mitarbeitergespräche haben meistens einen Push-Charakter. Sie drücken uns mehr oder weniger sanft in eine bestimmte Handlung.

Unser Körper gerät durch ein überzogenes Ergebnisdenken in die Anspannung. Doch nicht nur der Körper spannt an. Auch unser Denken und die damit assoziierten Emotionen. Gedanken, die ständig bei der Siegerzeit sind, lenken uns ab. Wir machen vermehrt Fehler. Grübeln ist nichts anderes als mentale Anspannung. „Gewinner grübeln nicht" heißt dazu ein Buch, das zeigt, wie es besser geht.

Im Business ist das nicht viel anders. Ein Verkäufer, der den Deal braucht, verliert an Lockerheit in Wortwahl und Körpersprache, überträgt die Anspannung auf den Kunden. Stress ist wie eine Infektionskrankheit, sie breitet sich über Spiegelneuronen rasch von Mensch zu Mensch aus. Besonders leicht übrigens von Führungskraft auf Mitarbeiter.

Was ist der Ausweg? Mit anderen Worten: Wie setzen wir also richtig Ziele? Möglicherweise so, dass wir statt Push- lieber Pull-Effekte bewirken? Denn dass wir Ziele brauchen, gilt als psychologisch abgesichert.

Dazu sehen wir uns einmal die Kausalkette genauer an, die hinter Erfolg steckt. Unsere Resultate entstehen aus unserem Handeln, eben unserem Verhalten, wie wir etwas machen. Auch unsere Physiologie spielt dabei gehörig mit, denn sie stellt unsere körperliche Leistungsfähigkeit bereit. Und natürlich sind die Ergebnisse auch von den Umständen beeinflusst – anderen Menschen, den Rahmenbedingungen, der Umwelt insgesamt. Echte Kontrolle haben wir in erster Linie natürlich über unser eigenes Verhalten. Wie aber genau?

Die Handlungen unterliegen dem direkten Einfluss unserer Einstellung, unserer Wahrnehmung. Sie gründen sich auch in unseren Denkweisen und Emotionen. Der Einfachheit halber können wir vom „Mentalen" sprechen. Das „Mentale" führt zu unseren Handlungen, unsere Handlungen zu den Ergebnissen.

Die meisten Menschen scheitern mit ihren Veränderungswünschen, weil sie immer wieder an den Symptomen herumdoktern. Und das Grundlegende übersehen oder vernachlässigen. Auch das Feedback der Führungskräfte zielt meist auf Verhalten („mach das doch so") ab. Echte Freudensprünge tauchen so nicht in unserem Gehirn auf.

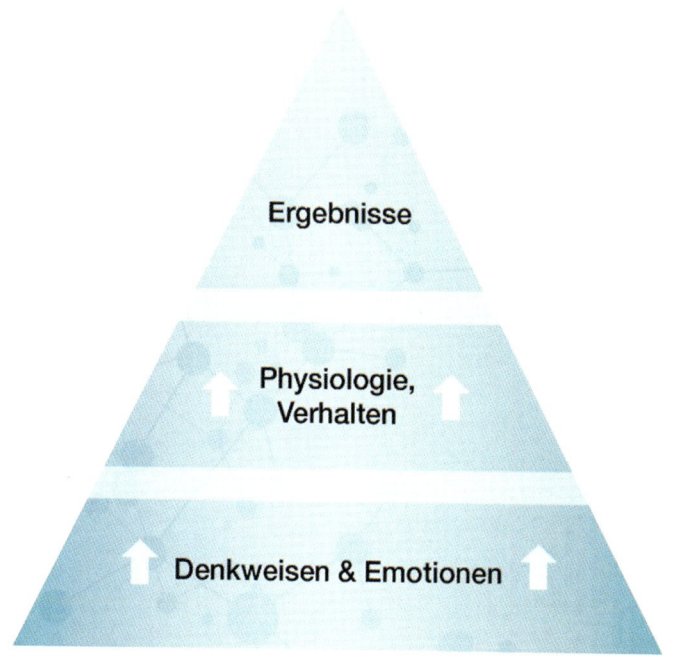

Ergebnisse sind das Resultat unseres Verhaltens, unser Verhalten wiederum wurzelt im Denken und Fühlen. Die beiden oberen Schichten sind, mit anderen Worten, nur das „Symptom", nicht aber die Ursache von Erfolg, Gesundheit und Zufriedenheit. Wollen wir die Sache an der Wurzel anpacken, müssen wir an das „Mentale" herankommen und dort Dinge zum gewünschten Ziel drehen.

Noch einmal, weil das wirklich entscheidend ist: Wollen wir Menschen tatsächlich wirkungsvoll bewegen, müssen wir ganz unten ansetzen, am Mindset. Und das betrifft insbesondere Ziele. Mit anderen Worten: wir brauchen ein Konzept, Mindset-Ziele zu definieren. Sie verändern über eine Änderung der inneren Haltung unser Handeln und so unsere Ergebnisse. Es entstehen Pull-Effekte.

Die deutsche Sprache bringt mit dem Wort „Haltung" ohnedies sehr schön zum Ausdruck, was wir meinen. Was kann „Halt" alles bedeuten? „Haltung" kann uns aufhalten, „Halt" ein Stopp meinen. Oder es kann uns eben Halt geben und uns so weiterbringen, wie eine Halterung.

Pflichtprogramm für Führungskräfte ist es daher, sich mit dem Thema Mindset der Mitarbeiter auseinanderzusetzen. Wie können nun ganz einfach gesagt Ziele aussehen, die am Mindset ansetzen? Die Kommunikation hat zwei Aspekte: verbal und nonverbal. Die Kombination von beiden ist immer am besten, vorausgesetzt die Signale passen auch zusammen.

Wir können also solche Ziele sprachlich formulieren, oder eben als Bild. Die starke Kombination wäre eine bildhafte Sprache mit Worten, die emotional aufgeladen sind. Konkrete Beispiele solcher Ziele könnten sein: „Ich bin stark wie ein Fels in der Brandung", „Ich bin sichtbar wie ein Leuchtturm" „Ich bin hartnäckig wie Christoph Columbus". Solche Zielformulierungen (plus die dahinterliegenden Bilder) sollten für jede Person individuell in einem Coaching-Prozess erarbeitet werden.

Den Vorteil solcher Ziele sehen wir: Sie mobilisieren unsere brachliegenden Fähigkeiten, geben uns Kraft und erweitern das Repertoire möglicher Verhaltensweisen. Je positiver wir übrigens emotional auf diese Ziele reagieren, desto stärker die innere Motivation, diese Ziele auch tatsächlich umzusetzen. Wir erhöhen den Pull-Faktor.

Dass intrinsische Motivation unsere wahre Energiequelle darstellt, hat sich mittlerweile auch in den Chefetagen herumgesprochen. Gelebt wird dieses Prinzip jedoch ganz und gar nicht. Externe Belohnungs- oder Bestrafungsmuster sind allgegenwärtig, wenn sie auch oftmals gut getarnt sind. Wer mit Belohnung (Prämien, Mitarbeiter des Monats) oder Bestrafungen (Andeuten von Kündigung, Performance

Improvement Pläne) arbeitet, folgt dem Push-Schema, das eigentlich mehr eine „Dressur" des Mitarbeiters als eine tiefgreifende Motivationsmaßnahme darstellt.

Unter dieser Tarnkappe versteckt sich die uralte Idee, der Mensch wäre eine Art Maschine, die Schmerz vermeiden und Lust maximieren möchte. Wir bringen zwar Menschen mit dieser Steinzeit-Psychologie zum „Funktionieren", vernachlässigen aber die Entfaltung des kreativen Potenzials und ersticken das Feuer nach innerlich getriebener Weiterentwicklung. Übrigens: nicht nur in Unternehmen wäre ein Umdenken sinnvoll, auch und gerade im Schulsystem. Denn externe Orientierung und Druck beschädigen das, wofür das Gehirn eigentlich gemacht ist: das eigenmotivierte Lernen und Streben nach Wachstum.

Fassen wir also zusammen: Ergebnisziele können bei einfachen Tätigkeiten und klaren Prozessen ihre Wirkung entfalten. Es spricht auch nichts dagegen, die Summe unserer Tätigkeiten in eine Zahl zu gießen und zum Beispiel ein Umsatzziel zu definieren. Wie bei einem Sportler („ich möchte die und die Zeit erreichen") können sie zur Erstellung eines „Trainingsplans" („dies und jenes brauche ich dafür") beitragen. Aber für den Alltag sind sie hinderlich. Unsere tägliche Arbeit benötigt Hilfestellung beim Handeln (wenn ich mich beispielsweise nicht auskenne, wie genau was zu tun ist) und vor allem und am allerwichtigsten das richtige Mindset. Wenn auf Dauer Mindset und erforderliches Handeln nicht übereinstimmen, ist das wie mit angezogener Handbremse zu fahren.

Noch ein wichtiger Punkt aus der Hirnforschung: innere Belohnung und Glücksgefühle empfinden wir dann besonders intensiv, wenn wir Erwartungen übertreffen. Daher ist es, auch wenn dies mit der Realität der Budgetplanung im Widerspruch steht und vermutlich das radikalste Umdenken und viel Mut von Managern erfordert, empfehlenswert, Ergebnisziele nicht zu hoch zu setzen. Sie sollten nicht nur erreichbar, sondern gut übertreffbar sein. Positives Feedback beflügelt, und Erfolg macht im wahrsten Sinne des Wortes süchtig. Das bedeutet weniger Stress und mehr Selbstbewusstsein, das uns in eine Spirale der Spitzenleistung bringen kann. Unglaublich, aber wahr: Weniger ist eben manchmal wirklich mehr.

WAS UNS ZUM WACHSEN BRINGT – DIE NEUROBIOLOGIE DES ERFOLGS

Aus Sicht der Neurowissenschaften ist unser Gehirn ein Organ, das zum Lernen gemacht ist. Unsere Emotionen, und damit in weiterer Folge unsere Motivation und unser Belohnungssystem unterstützen unsere Lernerfahrungen. Dadurch werden wir in unserer Lebensgestaltung vielseitig und flexibel. Wir können in Grönland überleben wie auch im Amazonas und in Manhattan, und vielleicht eines Tages durch die Tiefen des Alls reisen. Unser Hirn sucht nach Problemen, und freut sich, diese annehmen zu dürfen. Wäre dem nicht so, würden Menschen keine Kreuzworträtsel lösen, keine Krimis lesen und keine Jobwechsel anstreben. Jeder Hollywoodfilm arbeitet nach diesem Muster: Problem–Lösung (Happy End). Und auch der Heldenepos seit Homer.

Allerdings: Müssten wir dann nicht den Herausforderungen des beruflichen Alltags mit sehr viel Neugierde begegnen? Würden wir uns dann nicht über jede Umstrukturierung freuen? Und wären wir nicht auch froh, wenn die Umsätze laut nach einem Turnaround rufen?

Um diesen nur scheinbaren Widerspruch aufzulösen, fliegen wir mal in Gedanken in unsere Vergangenheit. Gehen haben wir gelernt, indem wir hingefallen und wieder aufgestanden sind. Die Muttersprache, indem wir der Mutter nachgeplappert haben. Und Türme bauen aus Legosteinen hat uns solchen Spaß gemacht, dass wir sogar unsere Leibspeise lieber hätten stehen lassen, um nur ja weiterspielen zu können.

Lernen gelingt am besten spielerisch, unter Nutzung von Neugierde und Entdeckergeist. Der sogenannte „Ernst des Lebens" setzt auf Wissen, Noten, Druck. Und kann uns so dauerhaft in unserer Lernfreude schädigen, wenn unsere Schwächen ständig zum Gegenstand von Druck und Dressur gemacht werden. Dies gilt nicht nur für die Schule, sondern auch für unsere Leistung im Job. Manche Organisationen haben das Problem bereits erkannt und setzen auf positives Leadership.

Zum spielerischen, positiven Umgang mit Herausforderungen gehört auch eine Kultur des Scheiterns. In einer Gesellschaft, in der Fehler rot angestrichen und mit Rufzeichen versehen werden, erfüllen uns Niederlagen allerdings eher mit Scham. Die Vermeidungsangst lähmt mutige Entscheidungen und macht die Komfortzone für uns noch attraktiver, als sie in Wahrheit ist. Der Pull-Faktor schießt rasant in den

Keller. Fehler gehören nicht vertuscht, sondern offen geteilt. Denn von ihnen können wir am meisten lernen.

Positives Leadership setzt die Erkenntnisse der Neurobiologie direkt in die Praxis der Unternehmensführung um. Ihre wissenschaftlichen Grundlagen liegen im Pygmalion-Effekt, der Wirkung von Imaginationstechniken, und den Erkenntnissen von Klaus Grawe und anderen, wonach „Hin-zu"-Ziele erfolgsversprechender sind als „Weg-von"-Ziele. Sie baut eine heliotrope, dem Positiven zugewandte Sicht der Dinge auf, und konzentrieren sich auf die Stärken von Menschen. Ein starkes Pull-Konzept also. Mit plattem „positive thinking" und dem unseriösen „Du kannst alles, was du willst" diverser Motivations-Gurus hat dies rein gar nichts zu tun.

Den eigenen **Pull-Effekt** zu entfalten, ist übrigens gar nicht so schwer. Wir können damit gleich heute anfangen und uns vier Wochen lang jeden Abend drei gute Dinge aufschreiben, die untertags passiert sind. Es ist erstaunlich, aber so eine banale Technik verbessert sogar Depressionen. Sie setzt dem Fokus auf das Negative ein positives Gegengewicht.

Eine andere einfache, aber wirkungsvolle Technik: Wir können uns Feedback über unsere Stärken geben lassen und einen Plan entwerfen, wie wir diese Stärken auf völlig neue Art und Weise nutzen. Solche Ansätze lassen sich in Organisationen integrieren. Stärkenorientiertes Management bringt Menschen zum Blühen.

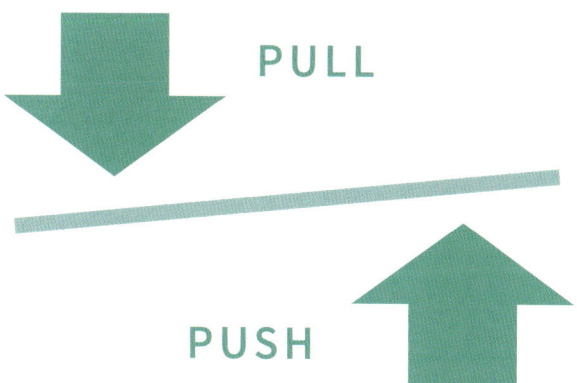

Zielorientierung kann entweder auf Basis von Push (Anspannung, Druck, Zwang) oder durch Pull (Entspanntheit, intrinsische Motivation, Attraktivität von Zielen) erfolgen. Meistens versuchen wir Dinge bei uns selbst oder anderen zu erzwingen, mit langfristig negativen Folgen für alle Beteiligten. Den Switch von Push zu Pull auf Grundlage wissenschaftlicher Erkenntnisse bietet die „Neurobiologie des Erfolgs"

Wir sehen schon: Immer wieder geht es um das richtige Fokussieren. Die gerichtete Aufmerksamkeit ist ein Schlüsselfaktor, um mehr Gelassenheit und Leistungsfähigkeit auszubilden. Sie beugt nicht nur der Überforderung, sondern auch der Unterforderung (Langeweile) vor. Sie ist ein wertvolles Gut, das wir gezielt gerade in der heutigen Zeit kultivieren sollten, da der bereits diskutierte Multitasking-Trend und der Lockruf von Social Media und WhatsApp unser Gehirn permanent zur Ablenkung verführen. Unser Fokus folgt unserem Interesse, Interesse lässt sich allerdings auch durch Fokus steigern. Wer stärker auf die Nuancen von Wortwahl, Körpersprache und Stimme achtet, wird auch aus dem langweiligsten Vortrag etwas mitnehmen können. Neugierde am Gegenüber intensiviert die Präsenz, wir sind ganz ins Gespräch vertieft und entspannen so jedes Gespräch, selbst wenn es ein Konflikt ist. Denn die Beziehungsebene wird ganz automatisch verbessert. Der permanente Dialog in unserem Kopf mindert die Qualität unserer Kommunikation und erhöht gleichzeitig unseren Stress-Level. Sich selbst und anderen mehr wertschätzende Aufmerksamkeit zu schenken, ist der vielleicht effektivste Weg zu einem entspannten Miteinander am Arbeitsplatz.

Am Institut für mentale Erfolgsstrategien wurde ein wirkungsvolles Konzept entwickelt, das über Stärkenfokus Menschen zu wahren Spitzenleistung verhilft, bei gleichzeitig gelassener Grundhaltung: Berufliches und persönliches Wachstum entsteht demnach aus der dreidimensionalen Vernetzung von Können, Interesse und Sinn. Jedes dieser drei Dinge ist individuell unterschiedlich ausgeprägt und kann in einem Test erhoben werden. Nur wenn wir alle drei miteinander verbinden, entwickelt sich jene Dynamik, mit der Menschen langfristig über sich selbst hinauswachsen können. Die Techniken, um diese drei Puzzlestücke zu einem Ganzen zusammenzufügen, sind Methoden aus dem mentalen Training. Neben der Aufmerksamkeitsregulation (dem Fokus auf Lösungen) gehören dazu Imaginationstechniken (deren Wirksamkeit bei Sportlern, Chirurgen und in der Rehabilitation wissenschaftlich umfassend erwiesen sind) und Autosuggestion (Affirmationen, die auf dem psychologischen Phänomen des Primings beruhen). Sie zielen darauf hin, dass wir weder in der körperlichen, geistigen und emotionalen Erschlaffung (zu wenig Engagement, Untertonus), noch mit zu viel Druck (Anspannung, Übertonus) an Probleme herangehen.

Um der Falle aus Anspannung zu entgehen, müssen wir in erster Linie umlernen. Statt ein Problem mit Druck und dem unbändigen Wil-

224

len es „lösen zu müssen" zu bekämpfen, sollten wir es auch einfach mal aushalten, beobachten und von „höherer Warte" aus analysieren. Weder Erschlaffung (maximale Entspannung) noch Anspannung (minimale Entspannung) sind ideal, sondern ein Zustand optimaler Entspannung. In diesem Zustand der „goldenen Mitte" können wir unsere inneren Ressourcen mit einer gewissen Leichtigkeit verbinden und so unsere beste Stärke entfalten.

Drei Schritte führen uns dahin:

- **Runter von der Bremse:** Unsere innere Haltung kann uns Halt geben oder aufhalten. Das richtige Mindset nutzt die inneren Ressourcen, setzt auf die richtige Mischung aus Routine und Entwicklung.
- **Unnötiges weglassen:** Meistens ist unsere ganze Aufmerksamkeit auf das Problem gerichtet. Dadurch kommen wir noch mehr in die Anspannung, gehen mit Druck und Krampf an die Sache und vergrößern so das Problem. Wenn wir lernen, das Ganze im Auge zu behalten und in unserem Lösen das weglassen, was zu viel ist (an körperlicher Kraft, an Emotion, an Denken), geht es leichter.
- **Der Lösung entgegen:** Nur wenn unser Denken, Fühlen und Handeln ganz in der Aufgabe aufgeht, erzielen wir das bestmögliche Ergebnis. Die Dinge einfach tun, aus einer entspannten Grundhaltung heraus Richtung Lösung, umschreibt diesen Zustand am besten.

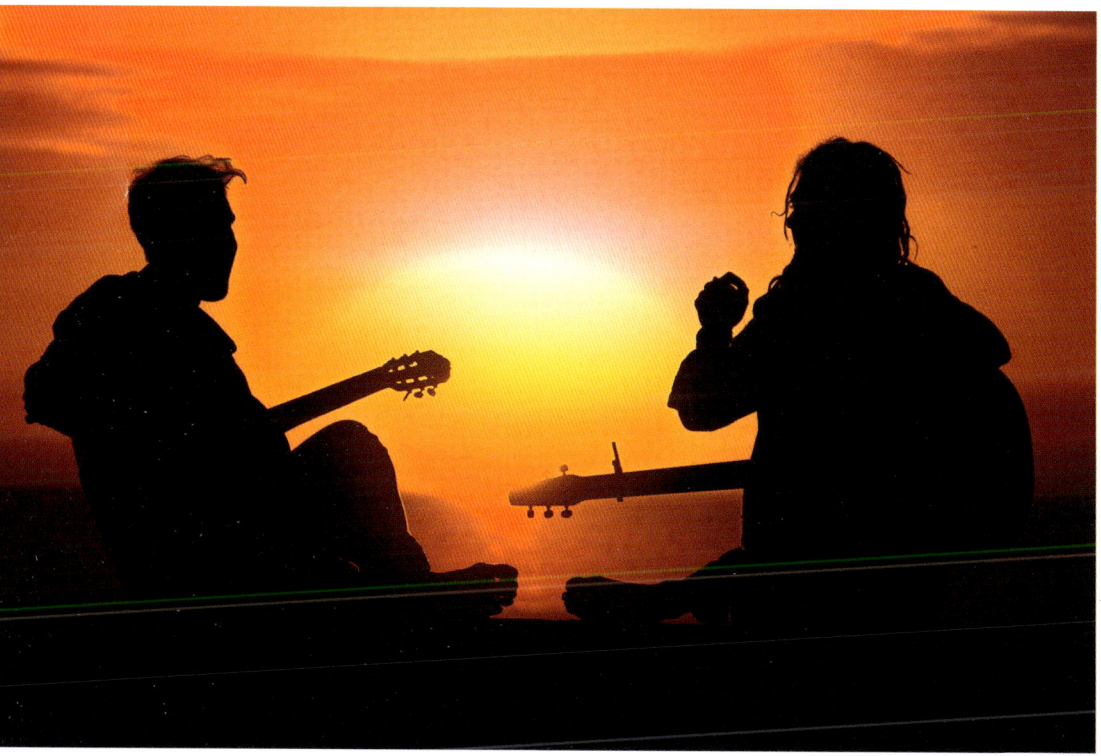

Spitzenleistung ohne Stress? Unglaublich, aber das geht. Ein solches Flow-Erlebnis – das Aufgehen in einer Tätigkeit – ist zielorientiert aber locker. Wir lassen die magnetische Kraft der Pull-Effekte wirken. Die Leichtigkeit im Denken, Fühlen und Handeln ist entscheidend, denn in Kombination mit Engagement und Motivation erzeugt sie eine verblüffende Power. Wir gewinnen an mentaler Stärke. Dieser Königsweg macht Menschen erfolgreicher, gesünder, zufriedener und nennt sich „Neurobiologie des Erfolgs".

Letztendlich führt dieses Konzept auch dazu, den eingangs erwähnten Widerspruch in der Idee der Work-LifeBalance aufzulösen. Denn Work-LifeBalance dividiert auseinander, was eigentlich zusammengehört und eine Einheit ist: unsere Persönlichkeit mit ihren Schwächen und Stärken, unsere Motivation und letztlich unser gesamtes Leben. Die „Neurobiologie des Erfolgs" propagiert daher eine Life-Balance. Wie können wir Können, Interesse und Sinn vereinen, wie können wir alle Facetten unserer Identität bündeln und dafür sorgen, dass wir unser Leben wie ein großer Baum gestalten: stark verwurzelt, aber mit dem Stamm Richtung Licht. Für unseren Erfolg und unsere Gesundheit ist es förderlich, dass wir uns vom veralteten Push-Konzept verabschieden und unsere Balance stärker auf die positiven Pull-Faktoren ausrichten.

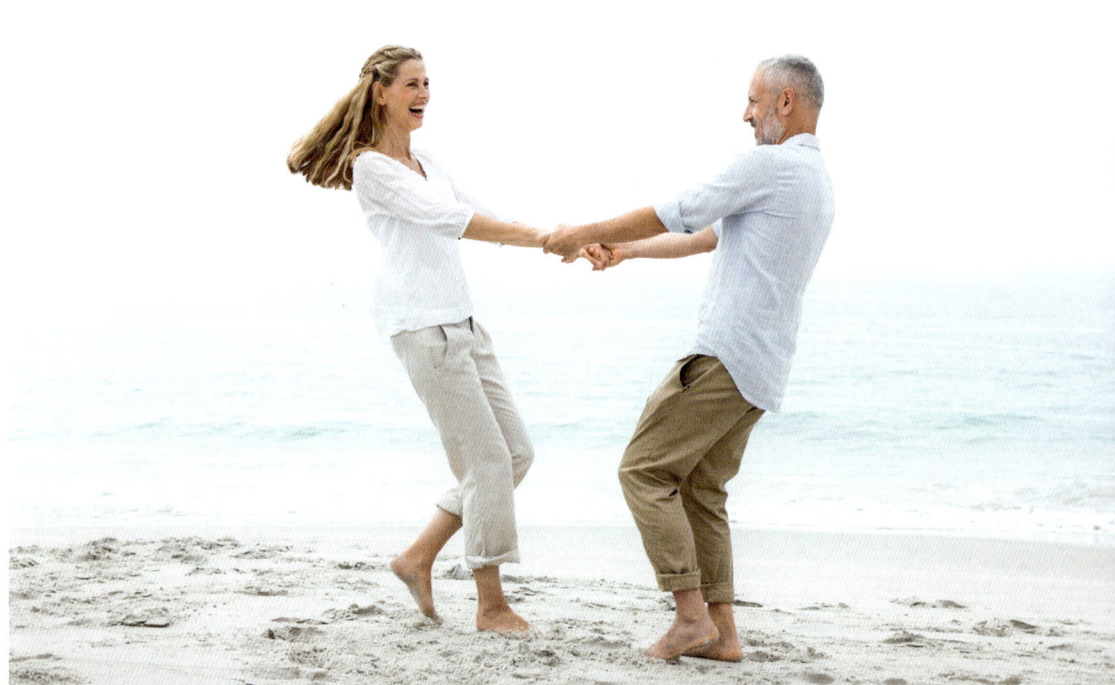

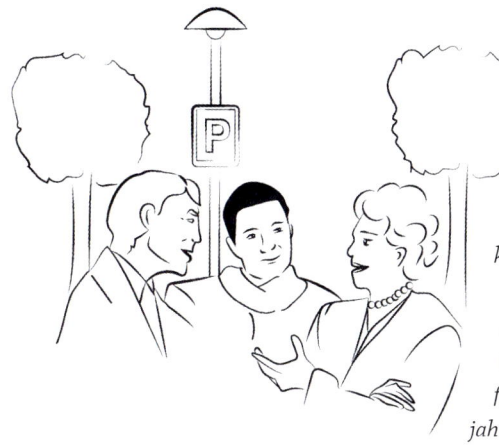

Diese Firmenfeier hatte es wirklich in sich. Es war vier Uhr in der Früh, als die letzte Gruppe den Raum verließ. Auf dem Parkplatz hielt die Geschäftsführerin zwei ihrer Führungskräfte nochmals auf.

„Ich wollte Ihnen nur nochmals, ganz persönlich, sagen, wie glücklich und zufrieden ich mit dem abgelaufenen Bilanzjahr bin und dass ich es sehr schätze, wie Sie sich ins Zeug werfen. Danke!"

„Gilt auch für uns Ihnen gegenüber", sagte der eine, „es macht Spaß, hier zu arbeiten!"

„Mir fällt auf, dass Sie beide nie krank waren und auch nie kränklich zur Arbeit erschienen sind. Was machen Sie für Ihre Konstitution?"

„Das, was Sie ja auch machen", meinte der andere. „Ich kann auch für meinen Kollegen und Freund sprechen – wir achten auf gesunde Ernährung, bewegen uns und treiben Sport und greifen zu Basis-Detox Entgiftungs- und Nahrungsergänzungs-Produkten. Und wir sind in Ihrem Unternehmen nicht die Einzigen, die so denken und handeln."

Die Geschäftsführerin nickte nachdenklich. „Ja, das stimmt. Wir haben tolle, gesunde Mitarbeiter. Und weil jeder und jede Einzelne Verantwortung für sich übernimmt und auch für eine ausgeglichene Work-Life-Balance sorgt, ist auch unser Unternehmen gesund. So fügt sich eins ins andere."

Sie verabschiedeten sich. „Und nicht vergessen, vor dem Schlafengehen noch ein paar Zeolith-Kapseln zu nehmen", sagte der eine vorsorglich lächelnd.

„Gute Nacht und bis morgen. Ach – kommen Sie ruhig etwas später, sagen wir, 12 Uhr?"

227

4

DETOX 365 – DAS NEUE GESUND- HEITSKONZEPT

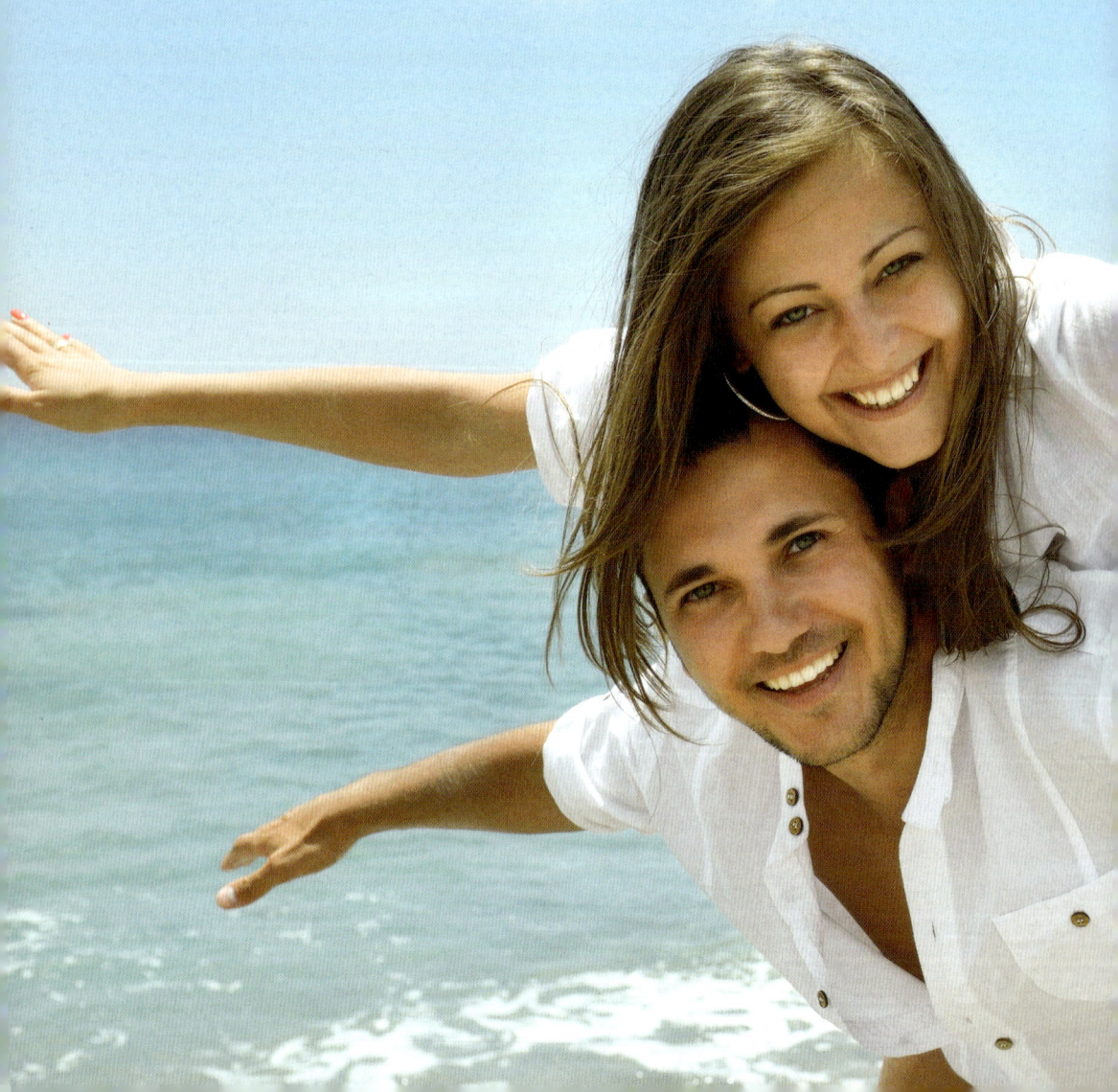

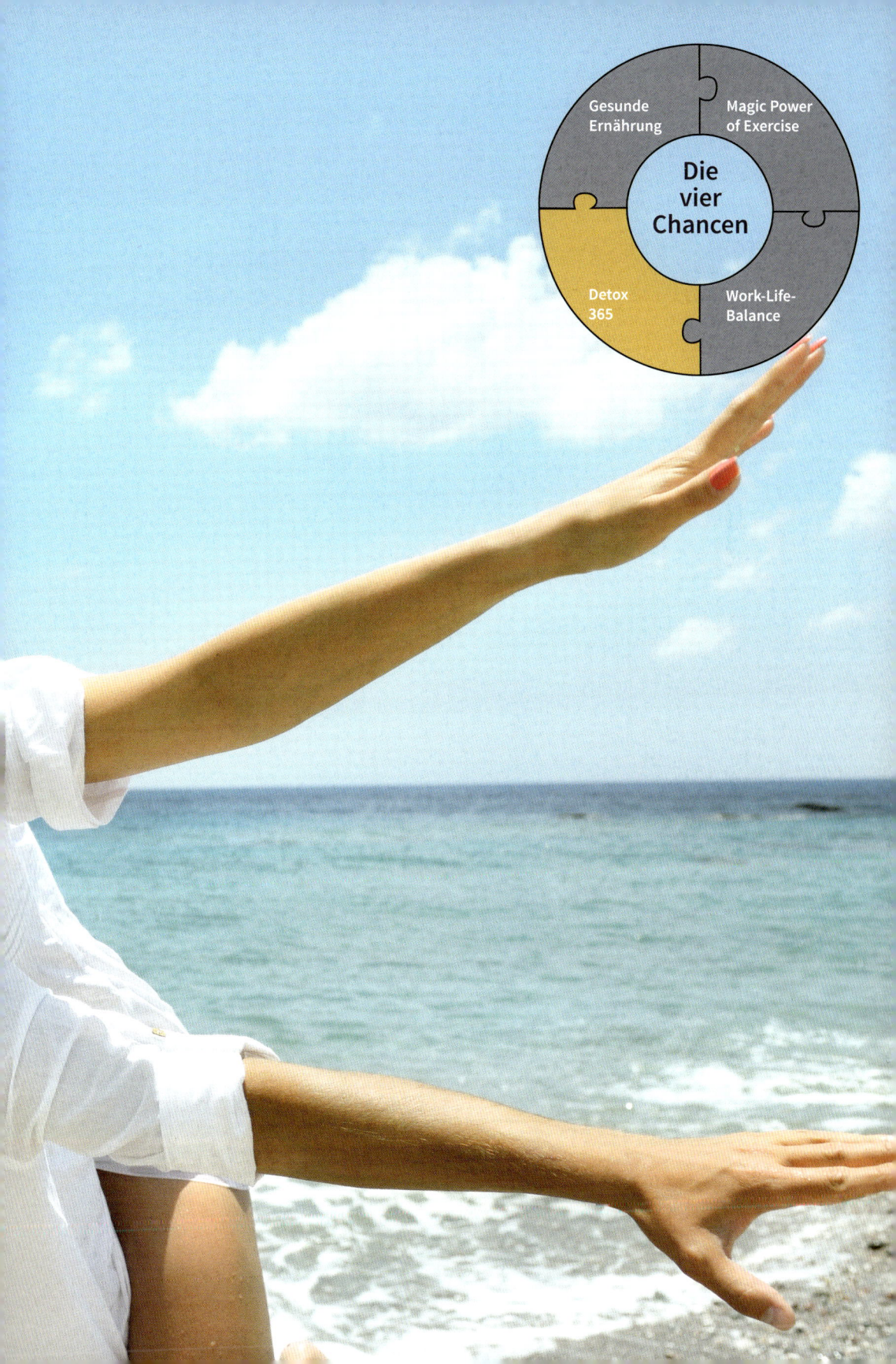

Die
vier
Chancen

Gesunde
Ernährung

Magic Power
of Exercise

Detox
365

Work-Life-
Balance

GESUNDHEIT SCHÜTZEN UND STÄRKEN: GESUND UND ERFOLGREICH ZU BLEIBEN – 365 TAGE IM JAHR!

Ihre Gesundheit und Ihre Leistungsfähigkeit wird in Zukunft die entscheidende Hauptrolle einnehmen, beruflich wie privat. Daher ist es heute wichtiger denn je, die Gefahren für Ihre Gesundheit zu erkennen, um sich davor auch schützen zu können – und gleichzeitig Ihre neuen Chancen für Ihr wertvollstes Gut, Ihre Gesund, wahrzunehmen.

Gesund zu bleiben wird mit Detox 365 jetzt einfach: Schützen Sie sich vor den zunehmenden Umwelt und Nahrungsmittelgiften. Und gleichen Sie die immer vitalstoffärmer werdenden Lebensmittel mit qualitativ hochwertigen Nährstoff-Ergänzungen aus.

Warum Gesundheit schützen?

Laut WHO sind bereits ein Viertel aller Krankheiten und Todesfälle in der EU auf Umwelt- und Nahrungsmittel-Schadstoffe zurück zu führen. 25 % aller Einwohner in der EU weisen auch bereits erhöhte Leberwerte (unser Entgiftungsorgan Nr. 1) auf. Umweltgifte und Schadstoffe in der Nahrung schaden uns ebenso wie Hektik, Stress und E-Smog (freie Radikale).

Neueste Erkenntnisse belegen, dass das 100 % Naturmineral PMA-Zeolith in der Lage ist, gefährliche und gesundheitsbedrohliche Umwelt- und Nahrungsmittelgifte, von denen Sie in diesem Buch gelesen haben, bereits im Magen-Darm-Trakt zu binden, Ihre Darmwand zu schützen und zu stärken sowie diese Gifte auf natürlichem Wege auszuscheiden. Ebenso werden aggressive freie Radikale gebunden und neutralisiert.

Durch die Reduktion von energieraubenden und krankmachenden Schadstoffen in Ihrem Körper wird die Gefahr gemindert, dass negative gesundheitliche Folgen auftreten, wie schleichender Leistungsabfall, erhöhte Infektanfälligkeit, Müdigkeit und Antriebslosigkeit, Konzentrations- und Schlafstörungen, Burnout, Depressionen, Allergien, Reizdarm und viele weitere Erkrankungen. Dieses Naturmineral beschützt gleichzeitig davor, dass krankmachenden Gifte in unseren Blutkreislauf gelangen.

Die Unterstützung der Entgiftung und Stärkung der Darm-wand-Barriere mit PMA-Zeolith Basic-Detox sorgt dafür, dass Ihr Zentrum der Gesundheit – im Magen-Darm-Trakt befin-den sich 80 % Ihrer Immunabwehrzellen! – aktiv und wach-sam bleibt und dabei hilft, den Organismus zu entlasten.

Warum den Körper stärken?

Der Mensch benötigt für die Aufrechterhaltung seiner Gesundheit und seiner Leistungsfähigkeit täglich lebensnotwendige Vitalstoffe. In unserer immer schneller werdenden Zeit gerät dieser Umstand leider immer mehr in den Hintergrund. Woher sollen Sie bei immer vitalstoff-ärmeren Lebensmitteln, welche Sie gleichzeitig mit vielen künstlichen Zusätzen belasten, die Kraft für Beruf und Alltag nehmen?

Die Antwort: Den Körper von Giften durch Detox befreien und gleichzeitig die richtigen Vitalstoffe für Körper und Geist zuführen.

Detox 365 – das Original

Das Ziel von Detox 365 ist, Ihnen als gesundheitsbewussten Men-schen von heute ein einfaches und wirksames Gesunderhaltung-Kon-zept zu bieten. Denn eine der wichtigsten Grundlagen für eine ef-fektive Aufnahme von Vitalstoffen ist ein von Giften befreiter Körper sowie eine funktionierende und von Verklebungen befreite Darm-wand, welche eine verbesserte Aufnahme von Nähr- und Vitalstoffen gewährleistet. Während also PMA-Zeolith Basic-Detox für die innere natürliche Reinigung und Stärkung der Darmwand steht, sind es die hochwertigen Nährstoff-Ergänzungen, die für die Aufrechterhaltung Ihrer Gesundheit sorgen. **Für ein gesundes, vitales, erfolgreiches Leben – 365 Tage im Jahr!**

Literaturverzeichnis

Herbert Löllgen, Petra Zupet, Jürgen Wismach, Norbert Bachl, Hans-Georg Predel: Körperliche Aktivität und gesundes Leben: Das Rezept für Bewegung, in herzmedizin, 2/2017

Marcus Täuber: Die Neurobiologie des Erfolgs. Unser Gehirn als Ansatzpunkt für Lebensqualität und Leistungsfähigkeit, in Soul@Work Band 3, GABAL Verlag, Offenbach 2017.

Pamela Obermaier, Marcus Täuber: Gewinner grübeln nicht. Richtiges Denken als Schlüssel zum Erfolg, Goldegg Verlag, Wien/Berlin 2016.

Ilse Triebnig, Ingomar W. Schwelz: Der Stein des Lebens. Wie das Vulkanmineral Zeolith-Klinoptilolith Ihre Gesundheit und Ihr Leben retten kann. Hermagoras Verlag, Laibach/Wien 2015.

Stephan Schimpf: Abnehmen … aber richtig! Hermagoras Verlag, Laibach/Wien 2014.

Martin Schriebl-Rümmele: Zeitbombe Umwelt-Gifte. Wie ein Naturmineral vor Nahrungsmittel- und Umwelt-Giften schützt. Hermagoras Verlag, Laibach/Wien, 2014

Claus Leitzmann: Die 101 wichtigsten Fragen. Gesunde Ernährung, Verlag C.H.Beck, München 2010.

Ingrid Kiefer, Wolfgang Lalouschek: Stressfood. Mit Ernährung und Stressmanagement aus der Burnout-Falle, Kneipp Verlag, Wien 2009.

Wolfgang Auer: Übersäuerung. Die stille Gefahr, Kneipp Verlag, Wien 2002.

Claus Leitzmann, Markus Keller, Andreas Hahn: Alternative Ernährungsformen, Hippokrates, Stuttgart 1999.

Tipps zum Weiterlesen

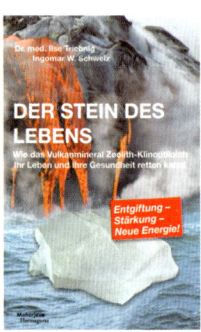

Dr. med. Ilse Triebnig, Ingomar W. Schweiz
DER STEIN DES LEBENS
Softcover, 21 x 14 cm, 214 Seiten
ISBN: 978-3-7086-0714-6
Preis: 19,80 €

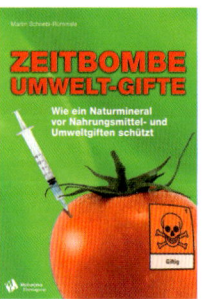

Martin Schriebl-Rümmele
ZEITBOMBE UMWELT-GIFTE
Softcover, 17 x 24 cm, 206 Seiten
ISBN: 978-3-7086-0767-2
Preis: 19,90 €